みんなで学ぶ
アスペルガー症候群と高機能自閉症

著

サリー・オゾノフ
ジェラルディン・ドーソン
ジェームズ・マックパートランド

訳

田中康雄
佐藤美奈子

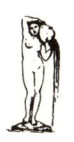

星和書店

Seiwa Shoten Publishers

2-5 Kamitakaido 1-Chome
Suginamiku Tokyo 168-0074, Japan

A Parent's Guide to Asperger Syndrome & High-Functioning Autism

How to Meet the Challenges and Help Your Child Thrive

by
Sally Ozonoff
Geraldine Dawson
James McPartland

Translated from English by
Yasuo Tanaka
Minako Sato

English edition copyright © 2000 by the Guilford Press,
A Division of Guilford Publications
Japanese edition copyright © 2004 by Seiwa Shoten Publishers

まえがき

　本書は，Ozonoff, S., Dawson, G., McPartland, J. の 3 名により著された *A Parent's Guide to Asperger Syndrome and High-Functioning Autism* を全訳したものです。Ozonoff 博士は，カリフォルニア大学にある M.I.N.D. 協会の自閉症スペクトラム障害センターの准教授という役職についており，自閉症スペクトラム，とくにアスペルガー症侯群と高機能自閉症の治療と教育に関して，ひじょうに優れた研究者として知られています。Dawson 博士はワシントン大学の臨床心理学教授で，大学に併設した自閉症センターの創立時からの指導者です。McPartland もワシントン大学の児童臨床心理学の博士課程にいる方です。

　近年，アスペルガー症侯群と高機能自閉症については，わが国でもことのほか関心が高まり，書店に行くとこの方面のさまざまな著書が積み置かれている状況です。

　この過剰とも呼べるような出版事情に，あえて翻訳者として参入した理由は，なによりも本書を一読していただければ，ご理解いただけるかと思います。

　本書の使命は，著者らが再三述べられているように，この課題のある方々の可能性を開花させるためにさまざまな工夫を提示すること，また関わるご両親を最高の理解者として尊重し，かつ大切な支援者として対応策を提示すること，そしてなによりもわが子に対して前向きに取り組めるようにすることにあります。その根底に，本人とご両親，および関係者への勇気づけに満ちたエールが鳴り響いています。

　本書は，基本的な障害の理解を促すため，医学的な立場からの診断と原因，そしてさまざまな治療方法を詳述したパートⅠと，幼児期から成人期にかけてアスペルガー症侯群や高機能自閉症のある方々の良い部分にいか

に光をあて，どのように伸ばしていくかという視点で多くの事例を引用したパートⅡの二部構成で成り立っています。

　医療的に役立つ興味深い情報もたくさん述べられていますが，なによりも生活の視点で，本人とご両親と関係者に具体的な提案を示しているパートⅡに，本書の大きな価値があるように思われます。あくまでも主役はアスペルガー症候群や高機能自閉症のある人々そのものであり，最も有力な支援者は親であるという視点が貫かれています。教育機関との調整においては，ほどよい折り合いを親に求めています。診断の告知については，ご本人はすでに知っていることを前提に，周囲にご本人が，いつどのような形で伝えていくかという視点で書かれています。私などは，いまだに，まず，ご本人への告知をいつ，どのように行なうべきかといったところで悩んでいるわけですから，読んでいて身が縮まる思いでした。これらの視点にこそ，これが誰の問題であるのか，この課題は誰のものなのかという主体的な課題が隠れているのではないでしょうか。今後，自分にとっても課せられたテーマであろうと思っています。

　しかし，本書に記載されている多くの情報と，それを支援する法的整備の面で，わが国は，ひじょうに立ち後れていると思わざるを得ません。本書を読んでいて，最も残念に感じる部分です。先日も親の会で，ある親御さんが，子どもたちへの学習の適切な支援の充実（本書でも触れているようなさまざまな学習支援サービス）を訴えられていました。成人を迎えた子どもの親御さんからの，就労，自立支援についての相談も数限りなくありますが，適切な解答すら持ち得ない状況で，申し訳なさ感だけが募っています。本書に記されるさまざまなサービスが，わが国にはそのほとんどが見当たらないのです。

　私たちの貧しさに気づき，ただただ悔やんでいても仕方ないので，できることから少しでも改善していかねばなりません。本書を羨望のまなざしで見つめ読み解くだけでなく，私たちができる事柄に，希望をもちたいと思います。

私たちは，本書を通して，単に欧米の文化・科学を表面的になぞり，取り入れるだけでなく，そこにある子どもへのあたたかいまなざし，親を支え続ける営み，あらゆる可能性を信じて挑戦し続ける強い意志を学ぶ必要があります。

　いつの日か，私たちの文化に応じた，応分な対応策を示すことができることを信じて，またそれらへの努力を惜しまずに前進していくことを使命とすることを心に留め置きたいと思います。

　なお，原著には多くの引用文献だけでなく，参考となる書籍，社会的な支援情報が満載でした。しかし，特に社会的な支援情報は，すべてアメリカ国内のものであり，残念ながらわが国で活用できるものではありませんので，一部の掲載を削除しました。

　参考となる書籍のうち，邦訳のあるものについては，できるかぎり調べて記載しておきました。また，わが国で著された書籍のなかで参考になるであろうと思われるものも載せてあります。ここにあるものだけが良書ということではなく，あくまでも私たちの独断によるものです。この方面の書籍は数百冊以上ありますが，すべてに目を通しているわけではありません。狭い理解による選出であることをご理解のうえ，ご容赦ください。

　本書は，佐藤美奈子さんが，とても丁寧に訳してくださいました。出版に際して，できるかぎりわかりやすく読みやすいものになるよう，検討と修正を重ね細心の注意を払ったつもりです。本書を読まれた方々に，なにかしらの益があれば，当然それは原著者の力に負うものであり，なにかしらの読みにくさとわかりにくさがあるとすれば，私たちの責です。ご指摘いただけば幸いです。

　編集の労を執っていただきました畑中直子さんには，さまざまなわがままをきいていただきました。ありがとうございます。

　　2004 年 10 月

　　　　　　　　　　　　　　　　　　　　　　　　　　　　田中康雄

謝　　辞

　本書の執筆は，自らの物語，苦しみ，そして勝利を私に語ってくださったご両親と子どもたちがいなかったら実現しなかったでしょう。私がお返しすることができたよりもはるかに多くのことを，私は彼らから学びました。みなさん方が最も暗中模索されていた瞬間と喜びの瞬間に，人生の一端に加えていただけたことを感謝しています。数々の助言をいただいた次の方々，自閉症の科学を教えてくださった Bruce Pennigton，自閉症の芸術を教えてくださった Sally Rogers，そして自閉症の文化に私をすっかり夢中にさせた Gary Mesibov，私は彼らから非常に多くのことを学びました。この 3 人の方々が，私を自閉症の世界へと導いてくださって以来，私はひたすらこの世界に専念することのみを求め，他には一切求めなくなったのです。また，本書の執筆に多大なご尽力をいただいた Guilford Press の Kitty Moore，Christine Benton 両氏は，ともすると私自身よりも私が言わんとすることをよくご存知なことが多々ありました。私の父，言葉に対する愛着を長年にわたって私の中に教え込み，書くことへと導いてくれた彼。そして母。私が執筆できたのは母の盛りだくさんの美味しい食事のおかげです。そして私の夫，私が心の平静を保つことができたのも，彼のおかげです。私のかわいい娘たち，Grace と Claire，私の執筆中，踊ったり，うたを歌ったり，ドレスアップして頬を赤く染めながら遊んでいましたね。

Sally Ozonoff

　私が共に取り組んできた子どもたちとご両親が教えてくださったことすべてに，心より感謝を申し上げます。彼らの経験，フィードバック，および創造性豊かなアイデアに，この何年もの間，私の考え方や実際の行動は

多大な影響を受けてきました。彼らの不屈の精神，情熱，快活さは，常に私のインスピレーションの源です。また本書の執筆においては，ワシントン大学自閉症センター（The University of Washington Autism Center）の私の同僚の方々，とりわけ Felice Orlich, Kimberly Ryan および Cathy Brock にはずいぶんお世話になりました。Seymour Weingarten, Kitty Moore, および Christine Benton をはじめとする Guilford Press のスタッフのみなさんとは，本当に楽しく一緒にお仕事をさせていただきました。本書は，彼らのご指導と技術の賜物と申し上げても過言ではありません。そして最後になりましたが，揺るぎない愛情と支援で私を支えてくれた夫，Joseph と私の子どもたち，Christopher と Margaret に心から感謝に気持ちを表したいと思います。彼らの支えがなかったら，私の仕事はあり得なかったことでしょう。

Geraldine Dawson, Ph.D.

　自閉症のコミュニティの，こんなにもたくさんの献身的なご両親と素晴らしい子どもたちと活動を共にすることができた幸運を実感しています。本テキストに対して私が何某かの貢献をしたといえるなら，それはみなさん方から学んだ教訓を統合したということでしょうか。みなさん方には，私と共に取り組んできてくださったことを感謝しています。Guilford Press のスタッフの方はもちろんのこと，この企画の執筆をご一緒させていただいた共著者の方々と共に制作に取り組めましたことは，楽しく有益な経験となりました。また，自閉症についてご指導くださった方々，とりわけ Geraldine Dawson, Felice Orlich および Julice Osterling に感謝申し上げます。そして誰よりも私のフィアンセ，Tara の励ましと，真夜中のタイプの音にもじっと辛抱してくれた彼女の忍耐力に深く感謝しています。

James McPartland

もくじ

まえがき *iii*
謝辞 *vii*

パートI アスペルガー症候群と高機能自閉症を理解する

第1章 アスペルガー症候群と高機能自閉症とは？ …………………… *3*
高機能自閉症スペクトラム障害とはどのようなものでしょうか？ *11*
先には何が？ *22*
みなさんと，みなさんのお子さんは，孤立無援なのでしょうか？ *26*

第2章 診断の流れ ………………………………………………… *31*
診断のバイブル：DSM-IV *33*
レット障害 *35*
小児期崩壊性障害 *36*
高機能自閉症 *37*
アスペルガー症候群 *41*
高機能自閉症とアスペルガー症候群の区別：両者に違いは
あるのでしょうか？ *44*
特定不能の広汎性発達障害（PDD-NOS） *46*
その診断は正確ですか？ *49*
評価の過程 *62*
診断の後で *73*
子どもには何と言って伝えたらよいのでしょうか？ *75*

第3章 自閉症スペクトラム障害の原因 …………………………… *79*
自閉症スペクトラム障害における脳の違い *80*
自閉症スペクトラム障害における遺伝学的影響 *91*
［空白を埋める］についてはどうでしょうか？：他に考えられる原因 *97*

第4章 アスペルガー症候群と高機能自閉症の治療法 …………… *103*
では，次は何を？ *104*
就学前の治療の選択肢 *108*
就学前と就学以降の介入 *120*
治療マネージャーとしての両親 *153*

パートⅡ　アスペルガー症候群，高機能自閉症とうまく付き合っていく

第5章　お子さんの長所を活かす：指導原則 ……………………………… 161
　　真の長所と生まれながらの才能　*167*
　　長所となり得る個性的な行動　*173*
　　みなさんのお子さんはどのような長所をおもちでしょうか？　*182*

第6章　家庭でのアスペルガー症候群と高機能自閉症 …………………… 187
　　基本：一貫性　*188*
　　対応困難な行動を理解する　*190*
　　好ましい躾方法　*204*
　　一日の困難な時間帯への対策　*206*
　　健康的な家族の態度の維持　*216*

第7章　学校におけるアスペルガー症候群と高機能自閉症 ……………… 229
　　アスペルガー症候群や高機能自閉症のある人の認知面と学問的な側面　*231*
　　学習障害とアスペルガー症候群，高機能自閉症　*234*
　　教育に配慮したクラス分け　*235*
　　結　び　*265*

第8章　アスペルガー症候群や高機能自閉症のある子どもたち，少年少女たちの社会的世界 ……………………………………………… 269
　　「やあ，こんにちは。もう，あっちへいってよ」　*269*
　　子どもの社会的行動を向上させるための対策　*276*
　　感情を上手に処理する能力を向上させるための対策　*306*
　　からかいやいじめへの対処　*310*

第9章　将来について考える――青年期後期と成人期におけるアスペルガー症候群と高機能自閉症―― ………………………………… 315
　　成長に関する朗報　*316*
　　青年期，成人期における重要な問題点　*320*
　　大　学　*340*
　　住居の手配　*346*
　　就　職　*351*
　　最後に　*358*

　　参考図書　*359*
　　文　献　*367*
　　人名索引　*374*
　　事項索引　*376*

パート I

アスペルガー症候群と高機能自閉症を理解する

第1章
アスペルガー症候群と高機能自閉症とは？

　ジョセフは，常に聡明な子どもと思われてきました。彼の姉や兄よりもずっと早く，1歳の誕生日前には言葉を話し始めました。大人顔負けに自分を表現し，いつも非常に礼儀正しかったのです。たとえば，映画館で彼の母親が彼におやつを買ってあげようかと言うと，ジョセフはこう答えました。「ううん，いらないよ。M＆M'sは僕の好きなタイプのお菓子じゃないからね」。彼は文字に対して非常に早くから興味を示し，生後18ヵ月になる頃にはアルファベットをすべて暗誦することができました。誰に教わったというわけでもなく，3歳前には見よう見まねで読み書きを覚えてしまったのです。ジョセフはボールや自転車などのいわゆる典型的なおもちゃにはあまり関心がなく，かわりに地理や科学などがお気に入りでした。このような素晴らしい息子をもって鼻高々な両親は，これを彼の"大人のような趣味"と考えていました。始まりは2歳の頃でした。彼はリビングルームの床に寝転び，何時間も地図帳を開いてはそれを眺めて過ごすようになったのです。そして5歳になる頃には世界中のあらゆる都市について，その地理的な位置説明（「ブラジル最北端の沿岸都市は？」など）から地名を言い当てることができるようになったのでした。実

際，彼の両親の推察通り，ジョセフは聡明な少年です。その一方で，彼にはアスペルガー症候群という一面も認められるのです。

9歳のセスは，母親がまもなく到着するお客さんたちのために家のあちこちを忙しく掃除して回っている間，テレビゲームをしていました。母親は電球を交換しようとして踏み台にのぼった際，バランスを崩し，後ろへひっくり返りました。母親が息も絶え絶えの状態で床に倒れているなか，セスはスナック菓子を取りに台所へ行きながら，その途中，母親の傍まで来ると，あろうことか母親を跨いでこう言ったのです。「やあ，ママ」。彼は高機能自閉症だったのです。

クリントはまもなく30歳になります。彼は工学の学位を取得して大学を卒業し，町の中でも落ち着いた地区のアパートに住んでいます。最近，中古車を買い，映画に行くのを楽しんでいます。しかしその一方で，彼は仕事をみつけ，続けていくことができず，困ってもいます。のんびりとした彼の仕事ぶりに加え，同僚とうまくやっていけないことに，上司たちは欲求不満を募らせることになるのです。クリントは細かいことにこだわり始めるとそこから前に進めなくなってしまい，最終的にプロジェクトを完遂させるための目標設定ができません。スキーリゾートでホテルの清掃の仕事をし，シーズンが終わると誰か新しく雇ってくれそうな人をみつけ，「暇を出された」と伝えることになります。しかし彼は，大概の人にとってそれが「首」を意味することに気がついていないのです。そして結局，何ヵ月間も仕事をみつけることができないまま，職業カウンセラーを訪れます。そこで心理学的な評価を受けるよう勧められ，検査の結果，クリントは高機能自閉症であることが明らかになりました。このとき初めて彼はそう診断されたのです。

ローレンは，モデルのような顔立ちの10代の女性です。このような容

貌をもちながら，彼女には友だちがひとりもいません。また彼女自身，友だちをもつことにこれといって関心がないようにもみえます。17歳の今でも，彼女はバービー人形をこよなく愛し，新しいモデルや着せ替えの衣装が売りに出されるとすべて買い求めています。学校でのローレンは，まるで白昼夢にでも耽っているかのようにみえることがよくあります。クラス全体に何か指示が出されたときでも，彼女はひとりニコニコと微笑を浮かべ，時おり穏やかな口ぶりで独り言を呟きながら，座ったまま反応しようとしません。にもかかわらず成績はすべて「A」，とりわけ数学と物理は群を抜いています。他の学生に廊下で声をかけられても気がつかないことがありますし，気がついたとしても口早に「こんにちは」と答えるだけで，目は遠くをみていることがあります。彼女が高機能自閉症か，もしくはアスペルガー症候群である可能性があることはすでに学校心理士（school psychologist）が彼女の両親に報告しています。美しく，非の打ち所がないわが娘に自閉症の疑いがあるなどということが本当にあり得るのだろうか？　そもそもアスペルガー症候群というのはいったい何なのだろうか？　彼女の両親は困惑し，本当のことを知りたいとあれこれ思い巡らすのです。

ジョセフ，セス，クリント，そしてローレン，いずれにも，医師たちが現在，高機能自閉症スペクトラム障害（high-functioning autism spectrum disorders）と呼ぶ症状が認められます。彼らと何らかの共通点がみられるお子さんをおもちの方なら，自閉症スペクトラムに包括される障害の名称，高機能自閉症やアスペルガー症候群について聞いたことがあるかもしれません。そしてちょうどローレンのご両親がそうであるように，これらの症候群について限りない疑問に駆られているのではないでしょうか。いったいこれはどのような障害なのだろうか？　両者の違いとは何なのか？　原因は？　個性豊かで魅力溢れるわが子はこんなにもたくさんの長所をもっているのに，なぜその一方でこのような困難も抱えているのか？　これから先，わが子に，そして自分たち親にはいったいどのようなことが

待ち受けているのだろうか？　本書は，これらの疑問はもちろん，もっと多くのさまざまな疑問に答えてくれるでしょう。本章においてはまず，本書がみなさんにとって適切なものであるか，みなさんの人生において，そして前述の4人同様の長所と困難を抱える本人にとって役立つものであるかどうか，判断の手がかりとなるであろういくつかの重要な用語を定義していくことにしましょう。また，これらの障害をもつ人々について，およびこれらの子どもたちやそのご両親たちの未来についても，私たちのもてるかぎりの知識を伝えていけたらと思っています。

　自閉症〈autism〉という言葉は，「自分」を意味するギリシャ語〈autos〉から作り出されました。この用語は1943年，アメリカ，メリーランド州ジョンズ・ホプキンス大学の児童精神学者レオ・カナーが行動について叙述するために用いたのが始まりでした。カナー博士はその画期的な論文において，他人に対してほとんど関心がなく，型どおりの所作にこだわり，手をパタパタ動かすなどの変わった動作を示す11人の子どもたちについて記述しています。これらの子どもたちの多くは，話をすることは可能で，なかには自分の環境内にある事物の正しい名称を言うことができる子ども，数を数えることができる子ども，さらには本を丸ごと一冊，一語一句暗誦できる子どもすらいました。しかしながら，彼らは他人とコミュニケーションを図るために言葉を口にすることは滅多にありませんでした。しかもこの子どもたちには，その変わった行動に加え，さまざまな学習上の問題が認められたのです。

　カナー博士の最初の記述から長年の歳月を経て，当初の症例の態度とそのタイプ，深刻さという点で非常によく似た態度を示す子どもたちがようやく自閉症と診断されるようになったのです。そしてゆっくりとではありますが，自閉症には非常に多様な面があり，正常な知能をもち，学習上の問題もほとんど認められないものがあるということ，またカナー博士によって叙述された症状よりも比較的軽症で，コミュニケーション技能も良好な子どもたちにも自閉症が認められる場合があることが認識され始めま

した。いわゆる高機能（high-functioning）と称される子どもたちです。この用語はこれまでさまざまに定義されてきましたが，一般的には，正常な知能とかなり良好な表出言語能力をもっていることを意味しています。現在では自閉症を状態だけに限って，狭義に定義することはなくなりました。むしろ，カナー博士によって叙述された古典的像から，優れた言語技能と認知（思考）技能をもつことが予想される，より軽症な異型に至るまで，深刻さにかなりの幅があるスペクトラムであることが明らかになったのです。このような理由から，現在では自閉症スペクトラム障害（autism spectrum disorders）という用語が使われています。本書ではそのうち，高機能自閉症スペクトラム障害を主題として取り上げていきます。

　優れた言語技能と認知技能をもつということは，これらの障害が認められる多くの子どもたちが，ジョセフやローレンのように，学校で実に素晴らしい成績を収め，大人ともうまく対応していることが多いということです。しかしその他の点で，ジョセフの風変わりな態度は彼の生活を難しいものにしています。ジョセフの関心があまりにも強烈であるために，しばしば家族の活動が中断されるのです。たとえば，ジョセフは科学の学習課題に取り組み出すと，いくら両親が説得しても机から離れようとしません。お風呂にも入らず，夕食も目に入らなくなってしまうのです。最近ではディズニーランドに出かける際，彼は自分のグローブを持っていくと言ってきかず，結局それをベビーカーに乗せて園内を移動して回らなければなりませんでした。ジョセフはその教授然とした話しぶりのせいで，同級生の間で浮いてしまいました。彼らはジョセフをからかっては喜び，遊びにおいでよという彼の誘いにも決して応じようとはしません。ジョセフは自分自身について否定的なコメント（「僕は嫌な奴なんだよ」）を口にするようになり，彼の両親はうつ状態ではないかと心配しています。一方，ローレンは事実上，友だちがいないも同然の状態ですが，一向に気にした様子はなく，両親は，彼女が社会的に孤立し，本来楽しめるはずの生活の機会を逸してしまっていることにひどく胸を痛めています。彼女の母親は，中

学校のダンスパーティのために彼女にドレスを買いました。しかし彼女は行くのを拒み，母親はその晩，泣いて過ごしたのです。また，クリントは明らかに成功するために必要な知能をもっているのですが，社会的に不器用で，同僚に対して歯に衣を着せない物言い（「さっさと立って，仕事をしろよ」）をすることから，結局，現在に至るまで，数週間以上ひとつの仕事を続けられたことがありません。彼もまた本来の自分の能力以下の仕事に就いていると言えるでしょう。クリントは工学技術の学位をもちながら，これまでさまざまな肉体労働や店の店員といった職業を転々としてきたのです。そしてセスは，高機能自閉症スペクトラム障害のある人々が抱える問題の中でも最も広い影響力をもつ問題のひとつである，親密で共感的な人間関係を育むことに明らかな困難を示しています。この問題はいくつかの点において，私たちの人間性の根本的要素に関わる問題と言えるでしょう。セスの母親は自分の息子が高機能自閉症と診断されるまで，自分が何らかの形で息子にひどいダメージを与えてしまい，その結果，彼がこのように他人や他人の感情を顧みない人間になってしまったのだと思い込んでいました。セスは幼い頃，レストランでとてつもなく大きな声で話をし，まったく突拍子もない態度（たとえば自分が食べたい料理があると，他人のお皿から取ってきてしまうなど）をとることがよくありました。そのせいで家族は店を出て行くように言われたこともあったほどです。セスの母親は，わが子が自分たち家族にはめている足枷（あしかせ）を思うとき，車椅子の娘さんをもつ隣人に共感を覚えたと言います。その隣人は，たとえば一緒にハイキングに行くことができないなど，自分たち家族にとって不可能なことをいくつか挙げたあと，驚いた様子でこう尋ねたそうです。「あなたたち家族ができないことというのは何なのですか？」。セスの母親は不意を衝かれ，答えました。「だって，ほら，何もできないじゃないですか！ セスは人前であまりにもせわしなく動き回り，不適切な態度をとるというのに，外見はまったく普通の男の子と変わりません。そのため誰もが異様な目で私たち家族をみつめるんです。私たちにとって，それは本当に過酷なこと

なんですよ。特にセスのきょうだいにとっては」。これらの障害は，それを抱える本人だけでなく，その家族をも犠牲にするのです。

　高機能自閉症に似たものの存在に科学者たちが気づき始めたのとほぼ時を同じくし，ロンドン精神医学研究所の著名なイギリス人研究者であるローナ・ウィング博士により，アスペルガー症候群と呼ばれる症状に英語圏の関心が向けられることになりました。それ以前，1944年にオーストリアの小児科医ハンス・アスペルガー博士がアスペルガー症候群について初めて記述したとき，彼がレオ・カナー博士の研究についてまったく何も知らなかったことは明らかです。アスペルガー博士の論文はドイツ語で書かれ，第二次大戦中に発表されたため，あまり広く読まれなかったのです。その後，1981年にウィング博士の論文が発表されるまで，この障害は米国をはじめ，その他の非ドイツ語圏では事実上ほとんど知られていませんでした。ウィング博士は自らの論文の中でアスペルガー博士の論文を要約するとともに，アスペルガー症候群と自閉症の類似点にも着目しました。こうして初めて，現在もなお問われ続けている疑問——アスペルガー症候群と自閉症は同じ障害なのか，それともふたつの異なる障害なのか？——が提起されることになったのです。

　アスペルガー症候群はある意味で20年ほどの歴史しかありませんから，これについて収集された信頼できる科学的データはまだ比較的少量にすぎません。アスペルガー症候群と高機能自閉症の違いは，現在のところ研究によってほとんど明らかにされていないのです。だからといって，ふたつの障害の間にまったく違いがないということではありません。依然として論争が行なわれている問題であることに変わりはありません。たとえば学習的側面もそのひとつです。これは高機能自閉症ほどではないにしても，アスペルガー症候群でもときどき問題となることがあります。そこで第2章では，これらふたつの障害の相違点についてより詳細にみていくことにしましょう。これらの障害のいずれかが認められるかもしれないお子さんをもつご両親にとって，重要なことはこれらふたつの障害が多くの同じ問

題を示すということ，および両方の障害に対しても同様の治療が有効であるということです。研究からは，これまで高機能自閉症（HFA）について記されてきたことが，アスペルガー症候群（AS）にも関連し，直接的に応用できることが窺えます。したがって，本書で紹介する実践的アドバイスは，いずれの障害のある方々でも役立つのではないかと思います。

　しかし，自閉症，高機能自閉症，アスペルガー症候群，および自閉症スペクトラム障害が実際どのように符合するかについては，専門家の間でまだかなりの意見の食い違いがみられることから，お子さんを診断する医師が使用する用語もひとつとは限りません。さらに状況を困難にしているのは，医師の中には高機能自閉症とアスペルガー症候群を類似のものと考える私たちの見解（詳細は第2章）に反対の人もいることです。さらに特定不能の広汎性発達障害（pervasive developmental disorder not otherwise specified, 略してPDD-NOS）と呼ばれる病状――自閉症またはアスペルガー症候群の特徴がいくつかみられるものの，いずれにもぴったりとは当てはまらない子どもたちに対するかなり包括的な名称――さえ存在し，私たちをいっそう混乱させてしまいます。親として，わが子には何としても可能なかぎり正確な診断を受けさせてやりたいと願うのは当然ですが，これらの障害の場合，正確さを求められると，私たち研究者にも今はまだ何とも言えないということを覚えておいていただく必要があります。重要なことは，障害名にかかわらず，みなさんが抱いているお子さん像が，お子さんを診察した医師の示すものと一致し，勧められた治療法はきっとお子さんの長所と障害にぴったり合うと，みなさんが自信をもつことです。

　アスペルガー症候群または高機能自閉症のある人と毎日一緒に生活している方の場合，ふたつの状態にはその日その日によって，またはその瞬間瞬間によっても多くの違いがあることに，おそらく気づかないのではないかと思います。しかし実際には，第2章をお読みになればわかると思いますが，ふたつの状態の間には，3歳以前の子どもたちの態度に主要な違いがあるのです。お子さんの早期発達について注意深く経過を観察してきた

医師なら，そのような違いに気づくことも可能でしょうが，特にお子さんがすでに学齢期もしくはそれ以上の年齢に達している場合，ほんのしばらく観察しただけの医師では，アスペルガー症候群と高機能自閉症とを区別するとなると，素人同然に言葉に窮してしまうことでしょう。

高機能自閉症スペクトラム障害とはどのようなものなのでしょうか？

　これらの障害の特徴をすべて示す人はいないでしょうが，逆に，ほんの2，3の特徴しかみられない人ならいるかもしれません。自閉症ではないふたりの人物が，たとえ一卵性双生児であっても完全に同一ではないのと同じで，アスペルガー症候群あるいは高機能自閉症のあるふたりの個人がまったく同じように行動することはありません。しかしながら，他人との相互作用になにかしら問題があり，奇妙な，または反復的な行動がみられることは全員に共通しているのです。

■（人との）社会的相互作用に関する問題：活発ではあるが奇妙

　極端によそよそしく，断固として他人を避けるなど，より古典的な自閉症にみられるような社会的なつまずきが顕著に現われることは滅多にありませんが，社会的相互作用に関する問題は，やはりアスペルガー症候群と高機能自閉症の本質と言えます。ローレンのように，わざわざ自分から出かけていって会話を始めたり，他人と協力し合うことはないものの，相手のほうから近づいてくれば実際に応じるという子どももいますし，人に興味を示し，人と一緒にいるのを楽しむ子どももいます。後者のような子どもたちは，集団に加わって友だちを作りたがることさえあるかもしれません。しかしながら，彼らは社会的状況でどのような言動をとったらよいのか理解できないことから，そのような集団への参加や友だち作りをうまくやるには，やはり能力に限界があります。言葉のやりとりの最中に，ぎこ

ちなく，不安になることもあるでしょう。しかも彼らは社会的相互作用の「ルール」に従うということをしませんから，自分のほうから話しかけていながら，相手に興味がないかのような印象を与えてしまうこともあるかもしれません。私たちの場合，ほとんどの人は自分が話しかけている相手の顔を見て，微笑み，時おり頷くなどして関心を払っていることを示すことが必要不可欠であると知っており，それは自然に身につきます。しかしアスペルガー症候群や高機能自閉症のある人たちは，これらの社会的な約束を正しく認識していないように思われます。このような社会的機微を捉えられないことに加え，世の中には口には出さず自分の心の内だけに留めておくべき問題があることや，個人的問題に立ち入った質問は控えるべきであるといった明らかな社会的慣習に違反する彼らの言動は，時おり不適切で人を困惑させてしまうことになります。確かに，お隣さんの二の腕は「でっぷり太ったソーセージ」のようにみえるかもしれません。しかしもちろんそれは禁句です。口にしてはいけないことなのです。

　高機能自閉症またはアスペルガー症候群のある人たちは，しばしば他人の感情や意図を理解していないようにみえ，そのために社会的相互作用がよりいっそう困難になります。これらの能力は私たち他の者にとっては自然なものなのですが，彼らの場合はその能力の発達が遅れていたり，まったく発達していないことがあるのです。共感性は通常，幼児期，子どもが他人の感情に興味や関心を示し始める頃に現われ始めます。保育所では，ひとりの幼児が泣くと他の幼児たちもつられて泣き出す場面や，よちよち歩きの子どもが友だちを慰めようとして，おもちゃや大人を泣いている子どものところへ連れて行くといった場面を目にすることは珍しくありません。学齢期前の子どもたちは，他人の気分に興味をそそられ，怒っている友だちや悲しんでいる友だちについて話すことがよくあります。ごっこ遊びのなかで，幼い子どもたちは登場人物が病気であったり，うろたえている場面を演じることで，そのような状況について理解し，それにどう反応したらよいかに取り組んでいるのです。

◆ 重要用語：その意味 ◆

●広汎性発達障害（PDDs）：社会的，コミュニケーション，行動，認知，時には運動技能など，多くの（「広汎な」）発達面における遅れ，もしくは変則的な発達に特徴づけられる一群の障害。この用語は自閉症スペクトラム障害と同義語。

●特定不能の広汎性発達障害（pervasive developmental disorder not otherwise specified: PDD-NOS）：自閉症に似た行動がいくつかみられるものの，高機能自閉症の定義にもアスペルガー症候群の定義にも一致しない子どもの状態。

●自閉症：広汎性発達障害（PDDs）の最も一般的で典型的なもの。重度の障害（言葉を用いない，完全な無関心，および非常に反復的）から，多少社会的に不器用で，会話のスタイルに若干異常な面がみられると共に，何かに特別な関心をもつといったような軽度の障害まで，その深刻さには幅がある。

●高機能：正常な知能とかなり優れた言語使用（表出言語）能力をもっていること。

高機能自閉症スペクトラム障害には次のものが含まれます。

●高機能自閉症：自閉症の定義には一致するものの，正常な認知，学習能力をもっている子どもを指す。言語の習得に最初は問題があったかもしれないが，結局，その年齢相応に近いレベルで話すことが可能になる。

●アスペルガー症候群：高機能自閉症のある子どもに似ているが，症状はより少なく，年齢相応の言語発達における問題はほとんど，もしくはまったくない。

自閉症スペクトラム障害の罹患率は人口の 0.6％，およびそれらの子どもたちの 3 分の 2 から 4 分の 3 は高機能であると思われる。

対照的に，アスペルガー症候群や高機能自閉症のある子どもたちのほとんどは，基本的に他人の感情を（おそらく自分自身の感情についても同様に）正しく評価するのが苦手です。セスの母親が証言してくれたように，これらの子どもたちの多くは，両親，きょうだい，または他の子どもたちが怪我をしたり，病気になったり，悲しんだりしているときでも気づきはしないでしょうし，たとえ気づいたとしても彼らが人を慰めるなどということは滅多にありません。それどころか，他人の感情を恐ろしいまでに誤解することさえあるかもしれません。ある少年は自分の父親が階段から転げ落ち，足首の靱帯が断裂したのをみてどっと笑い出しました。恐ろしくなった母親は，なぜおまえは笑っているのと尋ねました。すると彼はこう答えたのです。「だって，パパがぴょんぴょん跳ね回ってピエロみたいなおかしな顔をしているんだもん」。クリントは自分が冗談を言った後に，同僚が「妙な顔」をしたことについて話しました。クリントはそのときの同僚と同じ表情をしている人の絵を後になってみるまで，それについては大して気にも留めていませんでした。彼はその絵を母親にみせ，この人はどのように感じているのかと尋ねました。「そうねえ，癇に障るって思ってるんじゃないかしら」。クリントはそれ以来ずっと同僚を侮辱してしまったことを申し訳なく思っていますが，その一方でこうも言っています。「僕は人が直接何かを言うのではなく，顔や身体を使ってそれとなくほのめかしても，実際それがどういう意味なのかよくわからないんです」。彼はもっとよく人の気持ちを理解する助けになればという思いから，現在に至るまで美術の勉強に没頭しています。

　アスペルガー症候群や高機能自閉症のある人が両親，きょうだい，および理解ある大人との間で温かく愛情溢れる関係や安定した絆を築くことはよくあります。しかしその一方で，全員ではないにしても，彼らの多くはほぼ同年齢の仲間たちとはなかなかうまく馴染めないのです。なかには，からかわれたり，いじめられたりする子どももいますし，他の子どもたちに無視される子どももいます。さらにはローレンのように，むしろ友だち

がひとりもいないことに完全に満足している子どもさえいます。共通の関心（テレビゲームなど）を軸とした友情関係を育んでいく子どもたちもわずかながらいますが，それ以外のことで彼らが一緒に遊ぶことは滅多にありませんし，その活動が終わるとやりとりも終了してしまいます。子ども時代も半ばになる頃には，通常なら友だち同士の間で秘密を共有したり，お互いへの信頼を育んだりするものですが，彼らの場合，そのようなことはほとんどありません。自閉症スペクトラム障害の多くの子どもたちが，このような仲間関係をめぐる問題が原因で，ひとりぼっちで社会的に孤立している気がすると報告しています。その後，子ども時代後半もしくは青年期になると，他人との違いや，他の人ならごく自然にやってのけてしまう基本的な人との相互作用が自分には理解できないことに気づき，つらい思いをするようになることがよくあります。ある10代の少年はこう述べています。「人の目をみなくちゃいけないってことはわかっています……父や母がそうしなさいっていつも言いますから……でも，実際そうしたって，相手の考えや気持ちがよくわかるようになるわけじゃないんです。だからそんなことはもう全然しなくなっちゃいました」。しかしこのことが低い自己評価や自信のなさを招き，悪循環のなかで問題を永続的なものにしてしまうこともあるのです。子どもは社会的に成功する望みを失うと，他人との相互作用を試みることさえやめてしまいます。これでは社会的孤立を増すばかりですし，子どもの社会的行動がますますぎこちなく，目にみえて風変わりなものになっていくのに拍車をかけることにもなりかねません。最も極端なケースになると，このような悪循環から，治療が必要になるほどの深刻なうつ状態に陥ることさえあるのです。

■ コミュニケーション：雄弁ではあるが口下手

　社会的困難に加え，自閉症スペクトラム障害は通常，コミュニケーション問題を伴います。実際，古典的自閉症の最も顕著な特徴はおしゃべりができないことですし，少なくともそう考えている人が多いのではないで

しょうか。しかしアスペルガー症候群や高機能自閉症のある人も，コミュニケーションに何らかの問題を抱えているということはあまり理解されていません。実はこれこそ診断を混乱させている最も紛らわしい要因のひとつですし，子どもがまだ幼いときにはしばしば誤診を招く原因となることがわかっています。親であるみなさんも，人生の何らかの時点でお子さんに自閉症の可能性が考えられても，その後お子さんがかなり上手に話すようになったことから，結局そのようなことはあり得ないとして「除外」したか，あるいは自閉症の可能性は到底あり得ないと言われたことがあるかもしれません。実際には，子どもが評価のために診断を受ける年齢においてだけでなく2歳と3歳の時点においても言語が流暢であるということは，アスペルガー症候群の定義の一部なのです。数的にはより少数ではありますが，高機能自閉症のある子どもたちの中でも早期に言葉を話し始め，たちまち明瞭な発音で発達した話し方をするようになる子どもも少なくありません。そのため，初めのうちは両親も，わが子は早熟な言語技能に基づいた才能に恵まれていると思い込んでしまうかもしれません。しかし，ほとんど必ずと言っていいほど，言語の使い方，特に社会的状況における使用法には問題を引き起こしかねない違いがあるのです。アスペルガー症候群や高機能自閉症のある子ども，青年または成人は，他の人に一言も話す機会を与えずに延々と一方的に話し続け，会話を支配するかもしれません。ジョセフが用いるような過度に細かい，もしくは形式ばった話し方は，アスペルガー症候群と高機能自閉症のいずれにも一般的にみられるものです。ジョセフは7歳にして「意外に思われるかもしれませんが…」「確かにそう思います。なぜなら…」など，専門家のような口ぶりで盛んに主張し始めました。語彙が豊かで，長くて難しければ難しいほどよいといった様子で，普通はあまり使わないような単語を使うのが好きでした。いちばん好きな色は何？と尋ねられると，黄色の風船を指差し，ニッコリ笑って言いました。「シャルトルーズ（黄色がかかった薄緑色）」。また，クリントは定義の必要がない言葉を定義したりもします。彼は自ら進んで人に自分が自

第1章 アスペルガー症候群と高機能自閉症とは？　17

閉症であることを言い，まるで私たち他の人間は説明なしではその言葉の意味がわからないと言わんばかりに，慌てて「自閉症の〈Autistic〉っていうのはね，自閉症〈Autism〉という名詞の形容詞形なんだよ」と付け加えるのです。物事を非常に堅苦しい言葉で表現するということ自体には何ら技術的な誤りはありません。しかしそのせいでクリントやジョセフが同年代の仲間たちから浮き，しばしばからかいの対象になることは明らかです。ジョセフの母親は，彼の話し方のパターンを英語を第2言語として話す人にたとえ，こう説明します。彼が言おうとしていることは他の人にも理解できるのですが，彼は簡単なことでも難しい言葉で表現するため，まるで英語は彼の母語ではないかのように感じられるのです，と。

　アスペルガー症候群や高機能自閉症のある子どもの中には，他の人々が言うこと（またはビデオや本などの言い回しや会話）を記憶し，後に自分自身の話の中に取り入れる子どももいます。この記憶された話は遅延反響言語（delayed echolalia）と呼ばれ，特異ではありますが，その子どもが充分に発達した言語的記憶をもっていることを示唆しています。たとえばジョセフがディズニーの映画中のセリフ，「ああ，何てことだ，最悪の悪夢だよ！」を叫んだときのように，模倣された言い回しが，ふさわしい文脈で使われ，意味を成すこともあります。しかし，言い回しと文脈の間のつながりがいまひとつはっきりしないこともあります。セスの母親は彼が子どもの頃，帽子を被ったり脱いだりするときはいつでも「彼はまさにこの場の幸福な男です」と言っていたことを報告しています。長年，彼女とセスの父親はこの言葉がいったいどこから来たのかも，どういう意味なのかもまったくわかりませんでした。その後，ある日たまたま彼らは数年前に録画しておいた古いゴルフのビデオをみていました。ゴルファーのひとりがホールインワンを決めた後，観衆に向かって帽子をちょっとあげたとき，アナウンサーが「彼はまさにこの場の幸福な男です」と言ったのをみてびっくりしました。セスはこの言い回しを帽子と関連づけ，それが他人にはほとんど意味を成さず，自分の欲求やニーズを伝えるのに役立たないにもか

かわらず，このふたつのものは彼の心の中で結びついたままになっていたのです。

　アスペルガー症候群や高機能自閉症のある子どもたちにとってのもうひとつのコミュニケーション問題は，言われたことを字義どおりに解釈してしまうということです。これは私たちの誰もが承知していることですが，私たちが口にする言葉が必ずしもその言葉どおりではなく，伝えようとしていることと一致しないことはよくあるものです。ところが自分の部屋を掃除するよう求める母親を無視しているセスに，彼の母親が皮肉っぽく「あなたは本当に大変な仕事をしているのね」と言ったとき，彼はうなずき，任天堂のテレビゲームを続けたのです。彼は声の調子や顔の表情によって伝えられた母親の不満を正しく解釈せず，言葉と文脈のズレにも気がつかなかったのです。また別の子で，私が彼の家に電話をかけ，お母さんはご在宅ですかと尋ねたところ，「うん」と答え，そのまま電話を切ってしまった男の子がいました。彼は，私が彼の母親に話がしたいということを，私が礼儀正しくはあるものの間接的に表現したために，そうとは解釈せず，字義どおりいるかいないかという質問に受け取ってしまったのです。

　さらにもうひとつ，アスペルガー症候群や高機能自閉症のある人たちによくみられるコミュニケーション問題は，彼らの話し方です。これらの障害をもつ子どもたちは非常に大きな声で話すか，逆によく聞こえないほど静かに話すことが考えられます。言葉が息せき切ったようにものすごいスピードで転がり出てくることもあれば，まるで回転を間違えたレコード演奏のようにのろのろと這い出してくることもあります。また文中の不適切な単語を強調したり，疑問文のように文末を上がり調子にしたり，あるいは抑揚がほとんどなく単調な声で話すなど，彼らの話には不自然なリズムがあるかもしれません。また通常，会話で用いられるような自然な間がほとんどないため，長々と話が続いていくこともあるでしょう。話の最中，単語や語句の真ん中など，不自然な場所で息つぎをすることも考えられます。アスペルガー症候群や高機能自閉症のある子どもたちは自分たちの言

葉が他の人たちの言葉とどれほど違って聞こえるかに気がついていないのです。

■ 特異な興味と行動

　高機能自閉症スペクトラム障害のある人たちが他と異なる3番目の領域は，行動です。みなさんも，お子さんが比較的限られた活動範囲で集中して，飽きることなく何度も同じことを繰り返すことに気づいているのではないでしょうか。アスペルガー症候群や高機能自閉症のある人たちの間では，これらの特徴は通常ほとんど強迫的行動と紙一重とも言えるような非常に特定の関心として表われます。コンピュータ，テレビゲーム，恐竜，天文学――子どもたちならたいてい大好きですし，この障害をもつ子どもたちももちろん大好きです――ところが彼らの場合，それをとことん追求し，他はほとんどすべて排除してしまうほどのめり込むのです。わが子が何時間もコンピュータの前から離れようとせず，無理にでも引き離さないかぎりトイレにも行かず食事や睡眠もとらないことや，たとえ無理やり休憩させても相当強い抵抗を示すことは，多くのご両親が報告しています。このように子どもの関心があまりに強烈であることは，他の人々の目には奇妙にさえ映り，子どもをますます孤立へ追い込む要因になりかねません。これは子どもの関心の選択についても同様です。「典型的な」子ども(または大人)で，複雑な株式市場，7つの大罪（訳注：キリスト教の7つの罪；高慢，貪欲，色欲，怒り，大食，羨望，怠惰），スプリンクラーの仕組み，もしくは植物の分類をじっくり理解して味わうような人はほとんどいないでしょう。しかしアスペルガー症候群や高機能自閉症のある子どもたちは，こういった物事に熱中しがちなのです。彼らの関心は，大量の事実と情報を集めることができる話題を中心に展開します。しかも，これらの子どもたちは特異なコレクションをすることもあります。高機能自閉症の，ある10代の少女は，自分が今までに食べたバナナとリンゴに貼ってあったラベルをすべて取っておき，どこへ行くにも持ち歩いている宝物のスクラップブック

に保存しています。

　傍でみていて，アスペルガー症候群または高機能自閉症のある子どもたちについてさらにいっそう混乱させられることは，この子どもたちはこれらの関心にこれほどまでの時間を注いでいながら，しばしば自分のお気に入りのことについてさえ充分な常識的知識をもっていないということです。彼らは細かいことには神経を集中するのですが，「全体像」を捉えられないことが多いのです。私たちの研究室で何年間も診てきた高機能自閉症のある青年は，掃除機に大変関心がありました。彼は掃除機について知るべきことはすべて，値段，色，修理記録，そして市場に出回っている全メーカーの付属品の数と種類など，存在するかぎりのすべての事柄を知っていました。彼は私（サリー・オゾノフ）の家庭用掃除機についても，「チョコレート色っぽい茶色の縁飾りのついた黄褐色」でホースのようなものとブラシがついたものがそれぞれひとつずつで，ふたつの付属品がついているもの，と見分けていました。これの修理記録をみると，あまりよくないですよ，彼はそう言って私に説明しました。内部部分のほとんどが金属ではなくプラスチックでできているからということでした（実際，その掃除機はあまり性能がよいとは思えませんでした！）。ところが，ではもっとよいものと取り替えるにあたって何かアドバイスしてもらえないかなと尋ねると，彼は動揺してしまいました。結局，ロイヤル（Royal）がいいんじゃないかなと言いました。青い袋が付いてるからというのがその理由でした。アスペルガー症候群や高機能自閉症のある多くの子どもたちと同様，彼も細かなことの中で重要なことと無関係なことを区別することができず，結局，自分の記憶にある雑多なことに比重を置いてしまうようでした。アスペルガー症候群や高機能自閉症のあるお子さんをおもちの方なら，お子さんの様子をみれば，事実に対するすばらしい記憶力をもちながらも，抽象概念の理解や常識の利用においてはそれを上回る困難があることは明らかですから，その考え方全般に同じような問題がみられることに気がつくでしょう。このような子どもに何かルールを与えたとしても，微妙に異なる状況

で一般化することは難しいかもしれません。彼らは毎回まったく同じ方法で問題を解決したいと望みますから，新しい解決方法や物事の仕方を彼らに理解させようとすると非常に強い欲求不満に陥ってしまう恐れがあります。断片的な情報の関係を捉えて中心的パターンやテーマを把握したうえで，さらに物事がいったい何を意味しているのかを理解することが困難なため，アスペルガー症候群や高機能自閉症のある子どもたちにとって学習は困難な問題となる可能性があります。これについては第7章で詳しくお話しすることにしましょう。

■ 問題に伴う長所

　アスペルガー症候群や高機能自閉症があるということは，必ずしも悪いことばかりではありません。彼らには特別な能力，才能があります。これらの障害がみられる子どもたちや10代の若者たちの多くがすばらしい記憶力をもっています。家族旅行の詳しい思い出，町の道路，単語のつづりの一覧表など，苦もなく記憶しています。字の読み書きにおいてもすばらしく秀でている子がたくさんいます。ジョセフのように，誰に教わることもなく早い時期に字が読めるようになり，後に声に出して単語を読み，学年の水準以上に単語をつづることができるようになることもあります。また，複雑なジグソーパズルをつなぎ合わせる，地図を読む，もしくは電気設備を機能させることなど，同年齢の子どもたちよりもはるかに優れ，視覚 - 空間的認知能力が非常に発達している子どももいます。この子どもたちの特殊な関心を「現実世界」に適応させるための特別な方法をみつけることができれば，彼らの驚くべき集中力，記憶力，そして何時間もひとつの事柄に夢中になれる能力は測り知れない長所となります。コロラド州立大学の動物科学の教授であるテンプル・グランディン博士の噂を聞いたことがある方もいるでしょう。テンプル博士も実は高機能自閉症なのです。彼女は動物に対する強い関心を自身の優れた視覚 - 空間的認知能力と組み合わせて，動物の食肉処理場の設計に革命をもたらしました。能率的であ

るだけでなく，動物の苦しみを和らげられるものにしたのです。現在，彼女はこの分野の世界的権威となり，世界中で講演をしています。図書館管理，工学，もしくはコンピュータ科学など，細部への志向を基盤とする職業にとって，アスペルガー症候群もしくは高機能自閉症であるということはひとつの強みにすらなり得るのです。みなさんのお子さんは物事を考え，世界を捉え，情報を処理します。そして他の子どもたちとは違っているかもしれませんが，決して劣っているわけではない個性をもっています。困難な問題はその一方ですばらしい長所を伴ってもいるのです。私たちの課題はこれらの長所を活かし，行く手に立ちはだかる障害の克服にそれらを役立てていくことです。この課題の達成については第5章で実践的な提案をしていきたいと思います。

先には何が？

　これはアスペルガー症候群や高機能自閉症のある子どもたちにおいてしばしば認められることですが，その難題と才能が連携している様をみるにつけ，多くのご両親の胸中にはさまざまな懸念が広がるのではないでしょうか。子どもが抱える難点と長所，この先いったいどちらが優勢となっていくのだろうか？　わが子の生きにくさが，より深刻な自閉症のある子どもたちほどには極端なものではない今だからこそ，両者の狭間に陥り，よりいっそうひどい状態になることが決してないようにするために，私たちにできることは何なのだろうか？　わが子が大学へ進学し，よい職業に就き，結婚するためにはどのようなめぐりあわせが考えられるのだろうか？　このような難題と長所が混在するわが子の様子を前にして，その将来にいったい何が訪れるのか予測することは困難でしょう。当然のことではありますが，この先いったい何が起こり得るのかという質問は，ご両親が真っ先に尋ねることのひとつです。

　アスペルガー症候群や高機能自閉症のある子どもたちが成長するにつれ，

そのひとりひとりにより，実にさまざまな違いがみられるようになります。大学へ進学し，仕事ですばらしい成功を収め，永続的な友人関係を育んでいく人もいれば，家族のメンバーと同居を続け，就職もせず，自らの知性と特別な才能を活かしていない人もいます。テンプル・グランディンやリアン・ウィリーなど，成人したアスペルガー症候群や高機能自閉症のある人たちが幼少期の難題を克服し，社会適応に成功した様を雄弁に語った書を著しています。しかし対照的に多くの研究からは，いまだ説明されていないさまざまな社会的障害があることや，成人し非常に高度な機能をもちながら，自立した生活を営み，支援を受けることなくフルタイムで仕事に就いている成人の占める割合がいかに低いかが明らかにされていることも確かです。

　アスペルガー症候群や高機能自閉症のある子どもたちの将来を予測する私たちの能力にはまだ限界があります。さまざまな可能性が理解され始めている一方で，特定の初期症状を，後に明らかになってくる結果とどのように組み合わせたらよいのかはまだわかっていません。私たちが望むほどまでには調査が活用できない理由として，調査の対象者が，子ども時代により古典的な自閉症と診断された人たちか，もしくは人生の後になって診断された人のどちらかであり，したがって現在非常に有効と信じられている治療を受けてこなかったことが挙げられます。（この背景には，当領域で最近までアスペルガー症候群と高機能自閉症の存在が概して正当に評価されてこなかったということがあります）。カナー博士は自閉症のある人たちの将来は——ちょうど双極性障害や，かつては予後が悪いとされていたその他の障害と同様——当障害がもっとよく認識されるようになり，新しい治療が開発されるにしたがって今後改善される可能性があると予測しました。実際，最近の調査では，施設への収容など，きわめて悪い結果となることは現在では稀になっていることが明らかにされています。アスペルガー症候群や高機能自閉症のある人がもっと早期に正しく診断され，最も進んだ治療を受けるようになってくれば，職業や自立した生活に従事す

るなど，最善の結果に至る比率も高まるであろうと期待されます。そこで本章では，アスペルガー症候群と高機能自閉症の展開の様子と，成人期に起こる可能性のあることについて現在わかっていることを手短に説明していきたいと思います。詳細は第9章をご参照ください。

　子ども時代に始まる多くの状態と同様に，アスペルガー症候群と高機能自閉症においても困難な問題とその克服は当人の一生涯にわたり変化していきます。ほとんどの症例で症状は幼児期に始まり，数年間ほど増加の傾向をたどり，たいてい学齢期前にピークに達します。その後，症状は学齢期に横ばい，もしくは減少します。事実，アスペルガー症候群や高機能自閉症のある人全員が，時間の経過および年齢が増すにしたがってその症状が改善します。子どもたちは時を経るにつれて言語による自己表現ができるようになり，言語に対する理解力も向上します。社会的な接触に対する興味も高まり，会話を行ない，適切にアイ・コンタクトを用いるなどの技能を獲得します。しかしそれでもまだほとんどの子どもたちが10代の，もしくは成人のアスペルガー症候群あるいは高機能自閉症という診断に該当することが予想されます。チャペルヒルのノースカロライナ大学の児童心理学者であるジョセフ・ピヴン博士による最近の研究では，ピヴン博士たちが治療にあたった自閉症スペクトラム障害の高機能の青年および成人の82％が，社会的態度とコミュニケーション技能において子ども時代以降，顕著な改善を示してきたものの，それでもまだ自閉症スペクトラム状態の基準を明確に満たしていました。高機能自閉症またはアスペルガー症候群のある多くの成人が，他人に話しかけ相互作用を行なっているときに，依然として落ち着きのなさや自信のなさを感じることを認めています。話し言葉がまだかなり形式ばっていることが多いですし，どれほどの量を話してよいのか，またいつ話し終えたらよいのか依然としてよくわからないといった困難がみられます。これまでに行なわれた調査のすべてにおいて，子ども時代に言葉に関する能力に優れ，標準もしくはそれ以上の知能をもっていることが，成人期のよい結果を予測する鍵であるように思われま

した。つまり本書を読まれる多くの方々が，自分たちの子どもはより深刻な自閉症で言語能力と知能の両方において能力が低い子どもたちと比べ，比較的よい結果が期待できると考えても当然だということです。

　高機能自閉症のある子どもたちと比べ，アスペルガー症候群のある子どもたちの将来の様相については，現在のところ両者を比較した調査が2，3あるにすぎません。1997年に行なわれたスウェーデンの調査からは，アスペルガー症候群のある成人のほうが高機能自閉症のある成人よりも，普通学級に通っていた経験をもつ人や，すでに結婚している人の割合が高いことがわかりました。しかしながら，大学へ進学，もしくは就職している人の数については両グループに違いはありませんでした。とはいうものの，特にこの調査におけるアスペルガー症候群のグループは，平均して高機能自閉症のグループよりも知能が高かったことから，現在の両者にみられる違いが診断の違いによるものか，それとも知能の違いによるものか見極めるのは難しいと言わざるを得ないでしょう。ソルトレイクシティの私の研究室で行なわれている長期調査のひとつからは，アスペルガー症候群の青年のほうが，高機能自閉症で知能レベルが同等の青年たちよりも普通教育の就学年数が長く，言語表現が豊かで，想像力，創造力ともに，より発達していることが明らかになっています。それでもやはり，アスペルガー症候群のある人たちのほうが，高機能自閉症のある人たちよりも将来的な見通しが明るいと結論するのは時期尚早ではないでしょうか。そもそもまだこのふたつの障害の識別方法すら完全に確立されているわけではない（より詳しくは第2章参照）のですから，両者の違いについてはっきり説明できるまでには至っていないのです。パトリシア・ハウリン博士は，アスペルガー症候群や高機能自閉症のある人の成人生活における結果について詳細に記述したイギリスの心理学者ですが，彼女は，個々には大人になって成功する人がいることは確かなものの，そのような達成はそうそう簡単に訪れるものではなく，当人の人格と能力に拠るのとちょうど同じくらい，周囲の支援体系（親，介入プログラム，教育的便宜）にどれほど恵まれて

いるかどうかにも左右されると結論しています。彼女は，非常にさまざまな価値観をもつ文化に適応するよう圧力をかけることが，いかにストレスや不安，うつ状態など，大きな犠牲を払わせることになるかについて説明しています。アスペルガー症候群や高機能自閉症のある成人は，大学卒業，就職など人生における重要な節目に達しても，自立した生活を営むのは難しいかもしれません。セスの母親は，自らの希望と懸念の両方を次のように簡潔に述べています。「息子はきっとロケット科学者になると私は信じています。でも，たとえそうなっても，たぶん私は彼に洋服を着せ，仕事へ行くよう追い立てなければならないでしょうね」

みなさんと，みなさんのお子さんは，孤立無援なのでしょうか？

わが子がいかにして，またどうしてこのように他の子どもたちと違っているのかということについて答えを模索するなかで，みなさんは計り知れないほどの孤独感に襲われるかもしれません。長年，このような子どもをもつのは自分だけなのではないかと感じて過ごしてきた人もいるでしょう。事実，医師または他の誰かがその名を挙げるまで，高機能自閉症およびアスペルガー症候群という名前について一度も聞いたことがなかったかもしれません。しかし実際にはみなさんは決して，今みなさんが感じているほど孤独ではないのです。実際，これらの障害はかなり広範囲にわたって存在すると推定されています。自閉症スペクトラム全体で学齢期人口の1％，アスペルガー症候群に限っても0.2〜0.5％（すなわち1,000人に2人から5人の割合）にのぼると指摘されることもあります。確かに，これは少々高く見積もりすぎではないかと考える研究者も多いのですが，より控えめな推定によっても，自閉症スペクトラム障害は当初考えられていたよりもはるかに一般的であることが窺えます。つい最近，10〜15年前までは，自閉症関連の病状は10,000人にわずか2〜4人しかみられないと推

定されていました。しかし有名な*Journal of the American Medical Association*に発表されたごく最近（2001年）の調査によって，それよりはるかに高い率であることが明らかになりました。フランスの著名な疫学者（共同体における病気の流行を調査する科学者），エリック・フォンボン博士の研究チームは，英国のある地域における15,000人以上の人を調査し，その地理的区域における自閉症スペクトラム障害の全症例を確認しました（診断の正当性を確認したということです）。これによると，総人口の10,000人に63人の割合で自閉症スペクトラム障害が認められ，この障害はダウン症を始めとする，その他多くの子ども時代にみられる障害よりもより一般的であることが明らかになったのです。しかし，古典的自閉症と診断されたのは，この疫学調査における自閉症スペクトラム障害の約4分の1にすぎませんでした。残りの少なくとも4分の3の子どもたちは，自閉症スペクトラムの末端に位置づけられる高機能自閉症と診断されたのです。これは，みなさんのお子さんがいわゆる「典型的な」自閉症のある子どもたちよりもより一般的であるかもしれないことを示唆していると言えるでしょう。

　仮に今，自閉症スペクトラム障害が10年前よりも15〜30倍と，より一般的になっているとしたら，当然ひとつの疑問が生じてきます。これは自閉症の発生率が増加しているということなのでしょうか？　自閉症は現実に以前よりも一般的になったのでしょうか？　それとも発生率を示す数値の増加は，単に診断技術の向上と，連続体の最も軽症なものに対する自覚が高まったことを反映しているにすぎないのでしょうか？　いまだ審議会のようなものは発足していないのが現状です。しかしローナ・ウィング博士（アスペルガー症候群を最初に英語圏の人々に紹介した精神科医）とフランスの疫学者エリック・フォンボン博士は最近，自閉症スペクトラム障害の流行について，これまで行なわれてきたすべての研究を再検討しました。両者はそれぞれ別個に，自閉症の発生率が増加しているという証拠は一切認められないと結論しました。また，やはり両者とも，明らかな増

加はアスペルガー症候群と高機能自閉症の症状が，それらを正確に診断できる専門家に紹介される可能性が高まったこと，およびアスペルガー症候群と高機能自閉症の診断に用いられる基準について微調整が行なわれてきたことによるのではないかと推論しました。自閉症スペクトラム障害，特に高機能自閉症のある人を診断する専門家たちの技術は，現在ますます向上しつつあり，共同体からよりよいサービスが受けられるようになるにつれ，このような診断を下すことへの抵抗も減ってきています。しかし今でも科学者の中には，環境的要因が自閉症の危険を増加させ，発生率を高める原因となると予測する人もいます。これは，世界中の研究センターで積極的に調査が行なわれている領域です。

　もうひとつ，発生率の見積もりに影響を及ぼしていると考えられる要因として，誤診の率があります。アスペルガー症候群という名称が専門家の間で広まるにつれ，その使用，誤用ともに増加しています。毎日，複数のさまざまに異なる複雑な，発達的あるいは行動的問題を抱える多くの子どもたちが世界中のクリニックで診察を受けます。このような子どもたちを診察する専門家も，時として診断に迷うことがあることでしょう。「アスペルガー」という名称の登場により，これらの子どもたちがアスペルガー症候群と診断される場合がみられるようになりました。確かにそれが当てはまる子どももいますが，第2章でより詳しく説明するように，そうでない子どもも多いのです。同様の現象は，10年前に注意欠陥／多動性障害（ADHD）についても起きました。これらの障害については，現在でも過剰診断されたり不適切に使用したりする人がいます。このような現象の陰には，たいてい，子どもたちのために立ち上がり，彼らがサービスを受けられるよう力になりたいという願いがあるものです。しかし，その過程で障害の流行性が誇張されてしまうのです。高機能自閉性障害が新時代の注意欠陥／多動性障害となれば，確かに発生率の見積もりに増加が認められることになるでしょうが，必ずしもそれは障害の発生率そのものの実質的な増加によるとは限らないのです。

自閉症スペクトラム障害のすべては，女性よりも男性にはるかに多くみられます。これについては，レオ・カナーとハンス・アスペルガーの両者によって認められ，それ以来，数多くの研究によって確認されてきました。古典的自閉症の場合，女児1人につき男児4人の割合で診断が下されています。アスペルガー症候群や高機能自閉症などの高機能の場合，男女の格差はさらに大きくなります。これら比較的軽い病状の男子の割合は，女子1人につき10人に及ぶことを明らかにした研究者もいます。女の赤ちゃんをもつご両親で，特に上に自閉症と診断された息子さんがいる人たちにとっては，このような女児の低リスクは嬉しい知らせかもしれません。実際，ほぼすべての発達，行動，および学習上の問題の可能性は，男児のほうが女児よりも大きいと言えます。しかしながらこの資料はまた，自閉症スペクトラム障害の女児は，男児よりも高機能の状態を示す可能性が低いということも意味しているのです。
　男児と比べ女児のほうが罹患率が低い理由はまだ明らかではありません。第3章を読めばおわかりになると思いますが，自閉症スペクトラム障害には複数の原因があると思われ，障害の発生にはふたつ以上の要因が存在している可能性があります。女児であるということに関すること（おそらく出生前のホルモン環境の違い，もしくは性に関連する脳構造の違い）には，何か自閉症や他の発達上の問題から女性を"守る"ものがあるのではないかと予想されています。このような保護要因が存在するおかげで，男児よりも女児のほうが発達障害の危険性は低くなり，女児では原因となる要素をより多く必要とすることがあるのかもしれません。そのため脳に影響する複数の問題については，結局女児のほうが平均して，比較的，より重症になると考えられるのです。この仮説はあくまで推測ですが，この可能性については現在調査が行なわれているところです。
　この最初の章は，高機能自閉症スペクトラム障害，およびこれらの障害が子どもたちやその家族の生活に与える影響について説明しました。この章では，アスペルガー症候群と高機能自閉症が，みなさんが心配している

身近な人に関連があるのかどうか，および，みなさんが答えを探すうえで本書が役に立つかどうかを判断する目安となることを最終的な目標としています。次章では，どのようにして現在，専門家はアスペルガー症候群と高機能自閉症の診断へと至るか，およびアスペルガー症候群や高機能自閉症と混同される可能性のある病状とはどのようなものがあるかということについて説明していくつもりです。診断のプロセスについて知ることで，よりいっそう大きな力を手にすることができ，みなさんのお子さんも可能なかぎり正確な診断を受けられるようになるでしょう。

第2章
診断の流れ

ローレンの両親は，学校心理士からアスペルガー症候群の疑いについて話を聞いた後，この障害に関し，手に入る情報はすべて手に入れ，読み始めました。この障害名は特に友だちがいないことや人の目をみることができないことなど，いくつかローレンに当てはまる点もありましたが，その他の特徴，たとえば過度に形式ばった言葉や不器用さなどについては，とてもじゃありませんが，わが娘とは似ても似つかないものに思われました。学校心理士は内心，アスペルガー症候群の診断によってローレンの問題の理由が明らかになり，彼女が必要なサービスを受けるのにきっと役立つはずだと強く確信していましたが，それでもやはり自閉症スペクトラム障害について経験豊かな町の児童精神科医を推薦し，セカンドオピニオンを求めるよう両親に勧めました。ローレンの両親はその児童精神科医の要請で，かかりつけの小児科医から彼女のカルテのコピーを手に入れました。ローレンの3歳児検診の後に書かれた報告書には次のように記録されていました。「この少女は未熟児で生まれ，現在は順調に成長している。彼女の両親は彼女のことを非常に恥ずかしがりやで怯えやすいと述べているが，身体的にはよく発達しており，敏捷性にも優れ，幸せそ

うな様子である。発達評価にはいささか時間を要した。彼女は検診に訪れている間中ずっとひとりで遊んでおり，大人たちのほうを見上げることは滅多になかった。課題への集中には問題がある様子が窺われた——関係をもつことについては，おそらく年齢相応であろうが，ローレンの対人相互作用にはいくつか問題があることは明らかである」。ローレンの両親は，医師が当時すでに娘の孤独な様子に着目していたことに驚くとともに，その最後のコメントをみて肩を落としました。もっと早くこれを理解してやっていれば…。

　2歳になっても，セスはまだ言葉を話さず，きょうだいや両親のことは眼中にないといった様子でした。しかし，ガレージの自動ドアが開くと，たとえ家の中の離れたところにいても必ず耳をそばだてましたから，耳が不自由というわけではないということは両親も確信していました。それでも大事をとって，セスの両親は彼の聴覚検査をしてもらったのです。結果はまったく異常なしでしたが，その言語聴覚士（audiologist）は両親に，自閉症の可能性を疑ってみたことはありますかと尋ねました。その後，この診断はセスが3歳のときに児童心理学者によって確認されたのです。セスはすぐに自閉症のある子どものために特別な教育方針をとる幼稚園に入園しました。彼はたちまち言葉を話すようになり，すべての分野にわたって急速に進歩しました。そして，周りがほんの最小限手を貸しさえすれば，通常クラスの保育園に入園することができるようにまでなったのです。ところが彼が学校に行き始めたとき，両親は彼が実は自閉症ではなくアスペルガー症候群と呼ばれるものであると言われました。いったい誰の言うことが正しかったのでしょうか？

　診断にはいくつもの迷路のような道筋があり，方向性もひとつではありません。なかには袋小路に迷い込み，後々まで深い爪痕を残すことになってしまう場合もあります。そこで本章では，アスペルガー症候群，高機能

自閉症，および関連障害について，その類似点と相違点も含め，特定の診断基準を説明し，みなさんが今後の道筋を模索するうえでの参考にしていただきたいと思います。お子さんの診断評価がどのように行なわれ，どのように判断が下されるかということを紹介するとともに，自閉症スペクトラム障害と混同される他の病状についても触れていくつもりです。

診断のバイブル：DSM-IV

　診断の過程は，それぞれの機関によっても専門家によっても異なります。診断は包括的に，延々と長い時間をかけて行なわれることもありますし，比較的迅速に済まされる場合もあるでしょう。また，特別なテストを用いる専門家もいる一方で，実に打ち解けた態度で両親と話をし，お子さんと一緒に遊ぶ方法をとる専門家もいるでしょう。いずれにしても，お子さんの早期の発達と，自閉症スペクトラム障害に関連する3つの領域において，現時点で秀でている点と劣っている点について，特定の情報を収集しようとしていることに変わりはありません。これら3つの領域というのは，第1章でその概要を説明したように，お子さんの社会的相互作用技能，他者とのコミュニケーション能力，および特殊な関心または不自然な態度を指します。いったんこの情報が収集されれば，お子さんが自閉症スペクトラム障害の基準を満たしているかどうか，また満たしているとすればそのどちらの症状であるかについて判断が下されます。この判断のために専門家が用いるのが，アメリカ精神医学会の『精神疾患の分類と診断の手引き(DSM)』です。これは，それぞれの病状に関連する特定の態度や問題について概説したものです。現在一般的に用いられているのはその第4版で，DSM-IVとして知られています。DSMは精神衛生の臨床医や研究者たちによって集められた新知識を反映するために，5年から10年ごとに改訂されます。したがって，みなさんのお子さんが診断を受けられたのがかなり前だとすると，そのとき引用されたのはもっと前の版，おそらくDSM-III

（第3版）か，もしくはDSM-III-R（第3版の改訂版）だった可能性があります。また，アメリカ合衆国以外の国に住んでいる人なら，『国際疾病分類（ICD）』と呼ばれる手引きが代わりに用いられたことも考えられます。アスペルガー症候群がこれらの診断の手引きに初めて登場したのは1990年代ですから，ここ数年間に評価された人しかこの診断を受けていないということになります。

DSM-IVは，精神衛生の専門家が，うつ病，不安，過動・多動性，統合失調症も含めた，あらゆる情緒的，行動的および精神的病状を診断する際に参照されます。具体的な個々の診断はすべて何らかの範疇に分類されます。たとえばうつ病は「気分障害」の範疇に収められますし，恐怖症は「不安障害」の範疇になります。自閉症スペクトラム障害が入るのは，「広汎性発達障害」と呼ばれる範疇です[注1]。この包括的な用語は，自閉症スペクトラム障害を，学習障害などのより特定的な発達障害と区別するためにDSMの著者らによって用いられました。アスペルガー症候群と高機能自閉症も含め，広汎性発達障害のある子どもたちには，複数の（すなわち「広汎な」）発達領域にわたって（社会的，コミュニケーション，態度，認知，ときには動作技能にさえ）困難がみられます。対照的にディスレキシア（読み書き障害）のような特定の発達障害のある子どもたちは，ひとつの特定の学習領域（読むことなど）には問題がみられるものの，他の点に関しては機能に問題はなく，社会的にも行動的にもきわめて正常ですし，少なくとも標準的な運動技能をもっています。

広汎性発達障害すなわちPDDの範疇には次の5つの特別な障害が含まれます。すなわち自閉性障害，アスペルガー障害[注2]，レット障害，小児期崩壊性障害，および特定不能の広汎性発達障害（PDD-NOS）です。この5つの障害は，具体的な細かな点については互いに異なっていますが，す

注1）広汎性発達障害という用語は，自閉症スペクトラム障害と同義語と考えていただいて結構です。

べてに共通する点については等しく重要であることに変わりはありません。第1に，5つのPDD圏のそれぞれには，いずれも複数の発達領域にわたり広汎な困難がみられるということです。第2に，いずれの場合も他者との社会的な関係が著しく損なわれています。精神遅滞（ただし自閉症はみられない）などの他の障害のある人にも，複数の領域にわたって広汎な困難がみられますが，そのような場合は社会的に重大な困難を抱えることはありません。むしろ彼らの社会的な能力は，彼らの精神能力と同等の，つり合いのとれたものと言えます。対照的にPDDのある人の社会的障害は，彼らの精神能力からみて予想されるよりもしばしば深刻です。

　自閉症スペクトラムのふたつの疾患，つまりレット障害と小児期崩壊性障害は，ほとんど必ずと言っていいほど重大な認知障害と関連があり，高機能自閉症スペクトラム障害とみなされることはありません。これらのふたつの疾患について，以下で簡単に説明することにしましょう。

レット障害

　レット障害と小児期崩壊性障害のある子どもたちは両方とも，社会的，コミュニケーション，および行動的問題に加え，思考能力，学習能力にかなり深刻な障害がみられます。いずれの障害も正常な発達期間の後，能力が失われるという事態に見舞われるものです。レット障害は女児にのみ認められます。赤ん坊は誕生の時点では健康そうな様子で，少なくとも生後5ヵ月間（多くはもっと長く）は正常に発達し，首が据わり，目で物や人

注2）みなさんはアスペルガー症候群や自閉症という言葉の方が聞き慣れているかもしれませんが，DSMではこれらの用語は用いず，より厳密な判定による名称として「アスペルガー障害」と「自閉性障害」という名称を用いています。これらの用語の間には何の違いもありませんので，同義語と考えていただいて結構です。別の言い方をすれば，主治医の先生が，みなさんのお子さんはアスペルガー症候群ですと言ったとしても，アスペルガー障害ですと言ったとしても別に大した問題はなく，いずれも同じだということです。

を追い，寝返りを打ち，ひとりで座れるようになります。ところが生後6ヵ月から1歳または2歳までの間にかけて，他者や社会的相互作用への関心を失い始めるのです。おそらく脳の発達スピードが落ちてきていることの反映かと思われますが，頭部の成長に遅れがみえ始めます。退行が始まったときの年齢によっては，レット障害の幼女は特定の発話能力，思考能力，および運動能力を失うことも考えられます。発症年齢が幼い場合，これらの領域の発達が停滞し，両親が期待する能力（指差し，おもちゃで遊ぶ，歩く，言葉を話すなど）が獲得できなくなります。レット障害の少女が直面する最も困難な問題のひとつは，両手が自由に使えないということです。彼女たちは，遊びや，物に触れて世界を探索していくため両手を使うかわりに，繰り返し全身をねじり，「手を洗うように」くねらせ，叩き，身体の真ん中で両手を擦り合わせたりします。しかもこのような動作がほとんど絶え間なく続くため，明らかに他には何もできないといってよいほど，幼い少女たちの行動は妨げられてしまいます。レット障害のある少女たちは，アスペルガー症候群や軽い自閉症などの高機能自閉症スペクトラム障害のある子どもたちよりも，はるかに深刻に発達が限定されているのです。

小児期崩壊性障害

レット障害と同様，小児期崩壊性障害の場合も正常な発達期間に続いて能力の喪失が起こり，結局，認知能力，自助自立，およびその他の能力に深刻な障害がみられることになります。ただし，レット障害の場合と幾分パターンが異なることから，両者の区別は容易です。小児期崩壊性障害は男女のいずれにも起きる可能性がありますが，男児にはるかに多くみられます。レット障害にあれほど典型的な手の動きは小児期崩壊性障害にはみられません。また，正常な発達期間はレット障害の場合よりも長く，退行の発生は少なくとも正常発達の2年（から最長10年）後です。退行以前

は子どもの年齢相応のレベルで他者との相互作用や遊び，自分の身の回りの世話（たとえばトイレを使う，自分で食事をするなど）をし，完全に正常にみえます。その後，技能が失われていき，子どもは引きこもり，もはや話をしなくなります。思考能力，排便コントロールなど，さまざまな能力が失われていきます。レット障害も小児期崩壊性障害も，他の自閉症スペクトラム障害よりもはるかに稀です。子どもの能力の喪失は自閉症による退行現象と呼ばれることが多いのですが，これが2歳前に生じると，小児期崩壊性障害ではなく自閉症と診断されるので注意が必要です。現在のところ，PDD圏のある子どもたちのなかで，なぜ幼児期早期から症状が現われる子もいれば，より年齢が増すまで症状が現われない子もいるのか，よくわかっていません。これは現在盛んに研究が進められている分野です。

高機能自閉症

DSM-IVにおいて，自閉症の正式名称である自閉性障害と診断された子どもは，次の3つの領域，すなわち社会的相互作用，コミュニケーション，および態度と関心に問題がみられます。表1に，DSM-IVで説明されている自閉症に特有の行動（症状）を一覧表にして挙げました。これらの行動のより詳しい説明については第1章を参照してください。DSM-IVの自閉症の基準を満たすためには，ここに挙げられた12の症状のうち，少なくとも6つの症状がお子さんに認められる必要があります。ある特定の症状に関連する行動（表1の右側の欄に掲載）[注3]がひとつないしそれ以上みられる場合は，その症状の基準を満たしている可能性があります。お子さんが自閉症と診断されるためには，「社会的相互作用」領域の少なくともふたつ，「コミュニケーション」の領域で少なくともひとつ，そして「限定的，反復的

注3）しかしもちろん，特定のどの症状がみられるかどうかの判断は，適切な訓練を受けた医師に委ねる必要があります。

行動」の領域で少なくともひとつ，それぞれ症状が認められる必要があります。3歳前に，少なくともひとつは何らかの問題が現われていたに違いありません。お子さんがこれらの基準（3つの領域にわたる症状の数，症状のパターン）を満たしている場合，自閉性障害と診断されることでしょう。

　では，高機能自閉症についてはどうでしょうか。高機能自閉症というのは，自閉症の診断基準を満たしてはいるものの，比較的正常な思考や学習能力をもち（つまり知的な遅れはみられません），言語能力についても同様な（その子どもの年齢相応のレベルに近い程度に話すことができる）子どもたちに対して用いられる用語です。最近の調査では，その割合はもっと高い可能性が窺えますが，少なくとも自閉性障害と診断された子どもたちの4分の1から3分の1は，いわゆる私たちが「高機能自閉症」と呼ぶ独自の下位範疇に入ります。

　自閉症と診断された子どもたちの必ずしも全員に，表1に挙げられた症状すべてがみられるわけではありません。基準を満たすために必要とされるのはこのうち6つの症状だけですし，自閉症と診断された全員が必ず示す特定の行動や問題があるわけでもありません。これは，みなさんが自閉症についての記述を読んでみても，みなさんのお子さんとは一致しないように思う点もあり得るということです。近所に自閉症のお子さんがいるけれども，みなさんのお子さんとはかなり違っているように感じた経験がある方もいるのではないでしょうか。自閉症のある子どもたちはいずれも情愛に欠けているという話を聞いたことがあるかもしれません。しかし，みなさんのお子さんはぎゅっと抱きしめてもらうのが大好きで，キスもすれば，みなさんの膝に寄り添って眠ったりもするかもしれません。ローレンの両親が経験したように，診断に関し，みなさんのお子さんにぴったり一致する点もいくつかある一方で，そうでないものもある，ということはあり得ることです。しかしだからといって，必ずしもみなさんのお子さんの診断が正確ではなかったということではないのです。

表1　DSM-IV　自閉症の診断基準

DSM-IV の症状	例
	社会的相互作用における質的障害
1a. 対人的相互関係を調整する非言語性行動の使用の著明な障害	・他人の目を見つめることが困難 ・発話の最中に身振りをほとんど用いない ・顔の表情が乏しい，もしくは不自然 ・他人との距離のとり方がわからない ・イントネーションや声の質が不自然
1b. 発達水準に相応の仲間関係をつくることができない	・友だちがほとんどいないか，まったくいない ・当の子どもよりもかなり年上か，逆にかなり年下の子ども，もしくは家族のメンバーとしか関係しない ・特別な関心に主に基づいた関係 ・集団内での相互作用やゲームの協力的なルールに従うことが困難
1c. 喜びや達成，または興味を他人と分かち合うことがほとんどない	・自分の好きな活動，テレビ番組，おもちゃをひとりで楽しみ，他の人間を巻き込もうとはしない ・活動，興味もしくは成し遂げたことに他人の関心を引こうとしない ・誉められることにはほとんど関心がないか，反応しない
1d. 社会的または情緒的相互性の欠如	・他人に反応しない；「耳が不自由にみえる」 ・他人に対する自覚がない；他人の存在に「気がつかない」 ・孤独な活動を強く好む ・他人が怪我をしたり，調子が悪くても気づかない；慰めようとしない
	コミュニケーションにおける質的な障害
2a. 話し言葉の発達の遅れ，または完全な欠如	・2歳までに単語を用いたコミュニケーションを一切行なわない ・3歳までに簡単な句を用いることがまったくない ・発話がみられるようになった後も，文法は未熟で間違いが繰り返される
2b. 会話を維持することが困難	・会話の開始，継続，あるいは終了の方法がわからない ・話を前後させ，あれこれ話題を交えて語ることはほとんどない；会話を独り占めし延々と話し続ける ・他人の発言に応じることができない ・特別に関心のある話題以外の話をすることが困難

表1 つづき

DSM-IV の症状	例
2c. 不自然もしくは反復的な言語	・他人に言われたことを繰り返す（エコラリア：反響言語） ・ビデオ，本，またはコマーシャルの言葉を不適切なときや文脈を無視して繰り返す ・子どもが自分で作り上げた，もしくは自分にしかわからない特別な意味をもつ単語や語句を用いる ・過度に形式ばり，学者ぶった発話スタイル（「小さな教授」のような口ぶり）
2d. 発達水準に不相応な遊び	・おもちゃを使った物まね遊びはほとんどしない ・物を他の物に例えるごっこ遊びを滅多にしない（例：バナナを電話に例えるなど） ・おもちゃを何かに例えるのではなく，具象的に用いることを好む（例：ブロックを組み立てる，人形の家具を配置するなど） ・子どもが幼い場合，いないいないばあ，ring-around-the-rose（訳注：子どもたちが手をつないで歌うあそび。日本でいう「かもめかもめ」のようなもの）などのような社会性のある遊びにほとんど興味がない

行動，興味および活動が限定され，反復的

3a. 興味が限定的に集中し，その程度や対象が，過剰に強烈かつ／または不自然	・他の話題を排除してしまうほど，特定の話題に強烈に集中する ・特定の話題または活動を「手放す」ことが困難 ・他の活動に支障が及ぶ（活動に集中するあまり，食事やトイレが遅れる） ・年齢に不自然な話題に興味をもつ（スプリンクラーのシステム，映画の評判，天体物理学，ラジオ局のコールサインなど） ・特定の関心事の詳細について，抜群の記憶力をもつ
3b. 変わりがない，ということに頑なにこだわり，いつも同じ道筋をたどる	・正確な手順を踏んで，ある特定の活動を行なうことを求める（例：特定の手順で車のドアを閉める） ・いつもの日課に些細な変化があっただけで混乱する（例：学校からいつもと違う道を通って帰るなど） ・いかなる変化に対しても予め警告を求める ・いつもの日課や儀式に従わないと，ひどく不安になり混乱する

表1　つづき

DSM-IVの症状	例
3c. 反復的で奇妙な運動	・興奮や混乱すると手をパタパタさせる ・目の前で指をゆらゆらさせる ・奇妙な手の位置や，その他の手の動き ・長時間にわたり，くるくる回転したり，身体を揺らす ・爪先立ちで歩いたり走ったりする
3d. 対象の一部に夢中になる	・不自然な物の用い方をする（例：人形の目をパチパチと開いたり閉じたりする，おもちゃの車のドアを繰り返し開けたり閉じたりする） ・対象の感覚的な質に興味をもつ（例：物の匂いをかいだり，しげしげと見つめることを好む） ・動く物を好む（例：扇風機，流水，回転する車輪） ・不自然な対象への執着（オレンジの皮，糸など）

アスペルガー症候群

　それでは，次にアスペルガー症候群に移ることにしましょう。その症状は表1に示した自閉性障害の症状と同じですが，第2の範疇にあるコミュニケーションにおいて，子どもに重大な問題がみられるという条件は一切必要ありません。言い換えれば，アスペルガー症候群のある人には，自閉症のある人と同じタイプの社会相互作用における質的な障害と，限定された反復的行動が認められるものの，言語に関しては同様の困難はみられないということです。子どもの年齢にかかわらず，言語能力はほとんど年齢相応に発達しますし，文法，語彙，および発音の領域においては特にそうです。実際のところ，2歳までに単語を話し，3歳までに簡単な句（「行く，バイバイ」「僕のボール」）を使うようになるなど，正常な時期に言語が発達していることが，アスペルガー症候群の診断に特有の必要条件なのです。ときどき，言語が通常を上回るスピードで発達することさえあります。アスペルガー博士が記述した子どもたちの中には，歩くより先に言葉を話し始めた子どももいました。多くは，ジョセフのように，赤ちゃん言葉を完

全に飛び越え，わずか2, 3歳でまるで大人のような口ぶりで話すようになります。アスペルガー症候群の診断の基準として，言語発達が正常であるということ以外に，もうひとつ知能が正常であるということがあります。これは一般的に，知能テストでIQスコアが70以上と定義されています（この件については，検査に関する項でより詳しく説明します）。アスペルガー症候群のある子どもたちが優れた言語認知能力をもっていることから，彼らの両親は，子どもが学校に入り，他の子どもたちと比べて，彼らの社会的不器用さや強迫的なまでの関心がよりいっそう際立つようになるまで心配したことはなかったかもしれません。

　1980年代，ローナ・ウィング博士によってアスペルガー症候群に英語圏の関心が寄せられるようになって以来，研究者たちは高機能自閉症との類似点と相違点に強く興味をそそられてきました。学習と思考の面でみられるさまざまな長所，短所の違いが，これらふたつの病状と何らかの関係があるのかもしれません。レオ・カナー博士は，自閉症について初めて記述した人です。博士は視覚 - 空間的認知能力に並外れた能力をもつ子どもたちについて書いています。たとえば，カナー博士の論文に登場するある男の子は，パズルを「ピースの上下の向きがまったく何の関係もないほど，完全に形のみによって判断して並べ」，完成させることができたと言います。一方，アスペルガー博士は，これといって特別な視覚 - 空間的認知能力については一切触れていませんが，彼の患者さんの想像的，理論的，全体的にバランスのとれた見方で物事を捉える能力について述べています。この症候群について記述した最初の論文で，彼は次のように記しています。「彼らは並外れて豊かな思考力をもっている——ある幼い少年は状況を実に見事に理解し，人を正確に判断した発言をし，私たちを驚かせた。彼は自分の周囲の状況について，みたところまったく注意を払っていないようであったため，なおさらこれは大きな驚きだった」。アスペルガー博士はまた，彼の患者さんたちは，「自分たちに好意をもっていてくれるのは誰であり，そうでないのは誰であるかをわかっている」とも記しています。他

人の意図を理解し，つり合いのとれた見方で状況を判断する能力は，自閉症のある人たちよりもアスペルガー症候群のある人たちの方が優れている可能性については，いくつかの研究からも窺えます。

　アスペルガー症候群のある人たちは，言語，想像力，つり合いのとれた判断力という点において，高機能自閉症のある人たちよりも平均的に発達している一方で（ただし，実際これが正しいのかどうかは完全に明らかというわけではなく，アスペルガー症候群についての私たちの理解はいまだ発展段階にあります），あらゆる領域について，すべて障害が軽いというわけでもありません。アスペルガー博士は，彼の患者さんたちは全員かなり不器用で，歩き出すのが遅く，その他に運動技能の発達において遅れがみられることが多いことにも注目しています。ほとんどがスポーツは苦手で，学校の体育の授業をひどく嫌っていました。彼らの手書きの文字について，アスペルガー博士は「恐ろしくひどい」と述べています。実際，最近の研究の中には，アスペルガー症候群のある子どもたちは，高機能自閉症のある子どもたちよりも，不器用であることを明らかにしているものもあります。もちろん不器用でない子どもたちがいることも確かです。現在のところ，まだ何とも判断しかねる状況です。今後さらなる研究が求められます。

　ふたつの病状を分けるもうひとつの領域として，彼らの反復的行動の性質があります。アスペルガー症候群のある子どもたちのほうが，狭い，もしくは特異な事柄に関心をもつ傾向が大きいのに対し（ジョセフが地学に魅了されたように），自閉症（より重症の自閉症だけでなく，高機能の自閉症）のある子どもたちには手の動きに反復的な特徴がみられ，不自然に対象を用いる傾向が大きいことが何人かの研究者によって明らかにされています（表1参照）。しかしながら，不器用さに関する研究と同じように，これらの反復的行動の調査結果も一致していないことから，このパターンによって両疾患が本当に互いに区別されるのかどうかはいまだ確かではありません。

高機能自閉症とアスペルガー症候群の区別：
両者に違いはあるのでしょうか？

　自閉症をアスペルガー症候群と区別する特徴は，あまりにも不確かであるため，現在のところ DSM-IV では考慮されていません。たとえば DSM-IV には，子どもが不器用であることがアスペルガー症候群の診断基準を満たす要件であるという記載は一切ありません。同様に，自閉症のある人は全員パズルが得意である（もしくは，アスペルガー症候群のある人はパズルが不得意である）などといった要件もどこにもありません。ではいったいどのようにして両者を区別したらよいのでしょうか？　残念ながら，ある専門家からはアスペルガー症候群と診断され，別の専門家からは実際には高機能自閉症ですと言われるといった経験は，ご両親方にとって往々にしてあることなのです。現在のところ，みなさんのお子さんがどちらの障害であるかを見分ける，唯一信頼のおける方法としては，お子さんが自閉症の基準を満たすようであればアスペルガー症候群の診断については除外するという方法しかありません。DSM-IV では常に，自閉症の診断をアスペルガー症候群の診断よりも優先します。つまり，お子さんが自閉症の基準を満たす（表1の症状のうち社会的範囲で少なくともふたつ，コミュニケーションの範囲でひとつ，そして反復行動の範囲でひとつをそれぞれ満たし，現在少なくとも6つの症状を示しており，しかも3歳までに少なくともひとつの症状がすでに存在していた）という場合は，アスペルガー症候群の診断にも該当するように思われるかどうかにかかわらず，一様に自閉症と診断されるということです。別の見方をすれば，アスペルガー症候群と正しく診断された子どもは，何か自閉症の基準に合わない点があるということです。ひょっとしたらお子さんには3歳前には何の困難もみられなかったということもあるでしょうし，コミュニケーションの範囲で何の症状もみられないということも，または DSM-IV の自閉症の診断に求め

られる6つの症状を満たしていないということもあるかもしれません[注4]。

　ところで，こうおっしゃる方もいるかもしれません。うちの息子は確かに自閉症の診断には該当しているようですが，ジョセフのようにとても早くから話せるようになりましたし，常に語彙の発達はとてもよかったのです，と。興味深いことに，アメリカとオーストラリアの両方の研究者によって行なわれた研究からは，高機能自閉症と診断された子どもたちの中には，実際，平常と変わりなく言葉を話し始める子どももいることが明らかにされています。適切な時期に話し始めるということは，アスペルガー症候群の診断の充分な決め手とは言えません。言葉を話すことには遅れはなく，かつこれまで自閉症の診断基準を満たしていなかったということでなければなりません。

　ここまでの説明ですでにおわかりかもしれませんが，高機能自閉症とアスペルガー症候群は，持続するいくつかの症状と，2歳と3歳時の言語の発達について，特定の質問をすることでしか区別できません。これらの違いが些細なものであることに，多くの専門家は賛成するのではないかと思います。アスペルガー症候群と診断された子どもたちもいれば，高機能自閉症と診断された子どもたちもいる集団を観察しているとき，ご両親も専門家も共に等しく，どの子どもがどちらの病状か，返答に詰まることでしょう。両者の違いは事実上，大して重要ではないのかもしれません。2歳の時点でみなさんのお子さんの言葉が多少遅れていたからといって，お子さんが今，何ら問題なく話しているのならば別に構わないのではないでしょうか？　実は，2歳の時点で上手に話せるようになっていたお子さんも，現在，人の目を見，友だちを作ることができないということであれば，必要としている治療は同じなのです。だからこそ，本書は両方の症状に向けて書かれているのです。

注4）私たちの経験では，アスペルガー症候群のある子どもたちの大半は，第3の理由，つまり彼らの示している症状が表1の症状の6つに満たないという理由から，自閉症の基準に該当しません。

特定不能の広汎性発達障害（PDD-NOS）

　PDDの分類に入る5つ目で最後のものは，特定不能の広汎性発達障害（すなわちPDD-NOS）です。この名称は，他者との関わり合いに明らかに問題があり，さらにコミュニケーション問題か反復動作のどちらか一方が認められるものの，他のPDDのどんな基準も満たさない子どもたちに対して用いられます。表1で概説したものと同じ症状のリストがPDD-NOSの診断にも用いられますが，これらの子どもたちには，「相補的な社会的相互作用」の範囲内で問題がひとつと，「コミュニケーションにおける質的障害」か「反復的で，限定的な行動」のいずれかの範囲で症状がひとつみられるだけです。自閉症によく似た行動と困難が認められますが，自閉症の基準もアスペルガー症候群の基準も完全には満たしていないのです。たいてい症状が少なすぎるか，症状のパターンが適合しないかのどちらかです。

　チャドは人の眼をみることが困難で，習慣が変わるのを嫌い，集めているアクション・フィギュアの入札のために毎日インターネットのオークションをチェックします。しかしながらその他には何も，自閉症スペクトラム障害の明らかな症状は認められません。親しい友人も何人かいますし，ごく普通に他の人たちとおしゃべりをします。非常に想像力豊かで，声もこれといって他の9歳児と異なっているようには聞こえません。

　チャドは，自閉症に関連する問題がいくつか認められることは確かなものの，高機能自閉症やアスペルガー症候群の診断に求められる症状を，数的にもパターン的にも示していないことから，PDD-NOSと診断されています。高機能自閉症やアスペルガー症候群の場合は，相補的な社会的相互作用において，少なくともふたつの質的障害が認められる必要がありますが，チャドにはひとつしか認められないのです（他人の目を見つめること

が困難)。しかも，自閉症の診断には少なくとも6つの症状が必要とされるのに対し，彼にはすべて合わせても3つの症状しかみられないのです。

　専門家の中には，あまりにも雑然としているという理由で，PDD-NOSの範疇を嫌う人もいます。この範疇に入る症状をもつ子どもたちは，互いに似ても似つかないほど異なっている可能性があります。結局，12のリストのうち，PDD-NOSの診断に必要なのはわずかふたつだけなため，考えられる症状の組み合わせは膨大な数にのぼることになるのです。さらにPDD-NOSのもうひとつの問題は，これが誤って用いられることが多いということです。DSMの第3版(DSM-III)がどれほど有効であるかを検証し，第4版(DSM-IV)に必要な改訂をするために調査を行なっていたとき，科学者たちはPDD-NOSのある子どもたちの多くが誤った診断をされていたことに気づきました。彼らの約3分の1は，実際には自閉症の基準を完全に満たしていましたから，より適切には高機能自閉症という診断がなされてしかるべきでした。しかもその他，自閉症スペクトラムに関する症状がまったくみられない子どももたくさんいたのです！　この研究から，自閉症かアスペルガー症候群のいずれかに関係する症状が一切みられず，PDD-NOSと診断された子どもたちの多くは，実際にはふたつの範疇に分けられることが明らかになりました。ひとつは言語または学習全般に問題があり，社会的能力に軽い遅れがある子どもたちのグループ，もうひとつは多動で注意散漫であり，非常に混乱した行動を示す子どもたちのグループです。臨床家は，どちらの症例においても，他の診断(たとえば精神遅滞や注意欠陥／多動性障害)では障害がこれほどまでに深刻で広範囲にはわたらないだろうと判断しました。そのためこれらの子どもたちは実際には診断基準を満たしているとは言えませんでしたが，PDD-NOSの診断が下されることになったのです。以上の理由から，今後本当にそれが正確な障害名であるのかどうか確かめるために，PDD-NOSと診断された子どもたちについて，再度検討されるようになるのではないかと思います。確かに，その基準を満たしている子どももいるでしょうが，過剰に診断されて

その一方で，現実に問題を抱えていることは間違いないものの，いずれの範疇にもきっちりとは一致しない子どもたちを，とにかくどこかに分類する必要があることを説いて，PDD-NOS の範疇を支持する人もいます。何の診断もないことには，これらの子どもが抱える問題の性質を正しく評価する人がいなくなってしまいます。そうなると，ますます彼らは制度の隙間に陥り，おそらく必要なサービスを受けることもできなくなってしまうでしょうし，反抗的でわがまま，もしくは関わりにくいというレッテルを貼られることにもなりかねません。私たちが好むと好まないとにかかわらず，自閉症やアスペルガー症候群など，DSM に挙げられた特定の障害は，子どもたちに現われる可能性のある全種類の症状をあますところなく網羅しているわけではありません。実際，DSM も，すべてのタイプの障害に「不特定」（NOS）という診断項目を設けることでこの真実を認めています（たとえば，うつ病の症状がいくつか認められるものの，うつ病の診断基準を完全には満たしていない場合，不特定な気分障害［mood disorder NOS］と診断されると考えられます）。概して，DSM における NOS 診断は，いずれも症状が型どおりではない，もしくは他の診断に含めるまでには至らないものの，現実に重大な障害や苦痛（生きにくさ）が現われている人向けに設けられているのです。

　PDD-NOS は，正確に診断すると自閉症スペクトラムに相当することは明らかです。PDD-NOS のある子どもたちにみられる問題は，他のどの範疇の障害によっても説明できません。たとえば，学習障害，注意欠陥／多動性障害，もしくは強迫性障害のある子どもたちは，チャドにみられるような関心への強い集中やアイ・コンタクトをめぐる困難はみられません。したがって，PDD-NOS は「非定型自閉症（atypical autism）」として考えるのが最も適切と言えるでしょう（実際，ヨーロッパの医師たちはそう呼んでいます）。この中には自閉症に典型的な症状も含まれますが，それほど深刻ではありませんし，症状のパターンも高機能自閉症やアスペル

ガー症候群を思わせるものとまったく同じというわけではありません。しかし，これらの病状を示す子どもたちに有効な介入は，PDD-NOS のある子どもたちにも有効ですから，本書は PDD-NOS のあるお子さんをおもちのご両親にとっても参考になるのではないかと思います。

その診断は正確ですか？

　ここ数ページほどを読んでみて，わが子がこの先正確に診断される（またはすでに正確に診断されている）ということは，結局大した問題ではないのだろうかと疑問に思った方もいるかもしれません。また，セスの母親がそうであったように，お子さんの問題に対して実際ふたつの異なる名称を与えられ，いったいどちらが正しいのか判断の方法を知りたいと思っている方もいるかもしれません。ひょっとしたら，自分が受けた診断はわが子の問題を大げさに捉えすぎている，もしくは軽く考えすぎているとお考えの方もいるかもしれません。では，どうしたらよいのでしょうか？　お子さんが受けた診断に対し，ご両親が確信をもてないときには，みなさんがよくご存知のお子さんの状況，および PDD についてみなさんがご存知のことを照らし合わせ，その説明に納得がいくまで，第 2，第 3 の意見を求めることが助けになることもあります。残念ながら，このためには時間もかかりますし，出費も大きいことから，多くのご両親にはその余裕がありません。そこで，PDD の診断についてよく寄せられる質問に対し，以下，できるかぎり適切に，簡潔にお答えしていこうと思います。

■ 評価する人によって，どうして診断が異なるのでしょうか？

　これは非常によく起こることです（よくあることですから，ちっともがっかりするようなことではありません）。これは，DSM-IV で概説された診断の「規則」をどれほど厳密に支持するかということに，それぞれの専門家によって違いがあることが原因です。通常，DSM-IV に最も忠実な

のは，自閉症スペクトラム障害についての研究を行なっている心理士や精神科医です。なぜなら，高機能自閉症とアスペルガー症候群の間のいかにも微妙な違いが，実は彼らの研究に重要であるかもしれないからです。一方，専門家の中には，さほど厳密にではなく幾分柔軟に DSM 基準を用いる人もいます。たとえば，現在自閉症に似た行動が認められ，2歳までに言語が発達していたお子さんに対しては，その他の基準を満たしているかどうかにかかわらず，一様にアスペルガー症候群と診断する人もいます。また，アスペルガー症候群や PDD-NOS といった名称が，ご両親方や教育制度，および保険会社にとってあまり馴染みのないものであることから，お子さんが今後，サービスや援助，および給付を受けられる際にマイナスの影響が及ぶことを危惧し，これらの名称を避けようとする人もいます。実際，「図書館や書店で PDD-NOS に関する情報をみつけようとしたんです。でも何ヵ月も探し回った挙句，ようやく息子が通っている学校のある方から，PDD-NOS が自閉症に関係があるというお話をうかがえただけでした」と言って怒りをあらわにした母親もいました。だからでしょう，専門家によっては特定の診断基準については考慮せず，とにかく自閉症スペクトラムの軽い症状がみられるお子さんすべてに高機能自閉症という診断を下す人がいるのかもしれません。その一方で，自閉症の基準を満たしている場合でさえ，ご両親方にとって，お子さんが「自閉症」であると言われるよりも PDD-NOS と言われたほうがまだ安心できるだろうという気持ちから，PDD-NOS という名称を頻繁に使う臨床医もいます。また，(DSM では子どもがひとつの診断から別の診断へ「成長する」などということは認めていないにもかかわらず) ご両親に対し，お子さんは幼いときには自閉症でしたが，現在はアスペルガー症候群です，と言う専門家もいるかもしれません。このように診断基準が評価者の裁量に委ねられてしまうのも，たいてい，お子さんの人権を護り，またはただでさえ心配しているご両親への衝撃を少しでも和らげるためなど，よかれと思ってのことなのです。また，この程度診断に柔軟性があったところで，実質的な意味は

ほとんどありません。これらの3つの症状がいずれも互いに関係が深く，特定の治療が必要な深刻な問題を孕んでいることを理解しているかぎり，このうちのどの診断をお子さんが受けたかは大した問題ではないのかもしれません。要は，すべてが自閉症スペクトラムの症状であること，さらにこれらの障害のどれにでも当てはまるサービスや情報源は，3つの診断のどれを受けた子どもたちにも等しく意味のあるものであることを，ご両親が理解していることが重要なのです。

■ ある専門家からはお子さんはPDDですと言われ，別の専門家からは正常ですと言われたら？

本書でこれまで強調してきたように，自閉症に類する行動は連続体（スペクトラム）になります。お子さんの症状はどれほど頻繁に起こり，その深刻さはどれほどでしょうか。またどれほど広範囲にわたってさまざまな状況で起こり，どれほど生きにくさに結びついているでしょうか。さらにはどれほど大きな障害をもたらしているでしょうか。これらすべてが，お子さんがこのスペクトラムのどこに位置し，いわゆる「正常」とみなされる域にどれほど近いかを判断する要因となります。アスペルガー症候群や高機能自閉症の診断を，私たちの誰にでもある些細な癖や風変わりな行動と区別することが大切です。アスペルガー症候群と高機能自閉症の症状の（おそらくすべてではないでしょうが）ほとんどは，アスペルガー症候群や高機能自閉症ではない人にも存在することはありますが，通常はもっとずっと軽いものです。ある話題——たとえば，模型列車やコンピュータなど——に取りつかれたように夢中になっているけれども，他の点ではどうみてもごく普通で，自閉症などでは決してないように思える人をみなさんも多分ご存知でしょう。私（サリー・オゾノフ）の近所にも，他のすべての点においてはまったく普通なのですが，ケーブルテレビの天気予報を一日に10回以上チェックする人がいます。彼は世界中の都市における日の出と日没の時刻を一覧表にして記録してもいます（たいてい，彼と彼の奥

さんが旅行で訪れたことがある都市です）。しかしながら，アスペルガー症候群や高機能自閉症のある人たちと異なり，彼はこの関心について口外しません。それどころか，ある日たまたま私が彼の自宅でペンを探していてその一覧表をみつけたとき，彼は少々決まり悪そうな様子でした。また，みなさんは社会的な場だと言葉が出てこなくなってしまい，かなり緊張してみえるという人をご存知ではないでしょうか。みなさんの知り合いの中にも，耐え難いほどに細かいことを延々と話し続け，いつまでたっても要点に行き着きそうにないという人はいませんか。きわめて几帳面で，計画が変更されると不安になるという人もいるでしょう。私たちの同僚の中にも，とても親しみがあり社交的な女性なのですが，前もって自分の丸一日の計画を立てておかずにはいられない人がいます。たまたま誰かが計画になかった会議を召集したり，何とはなしに彼女をランチに誘ったりしようものなら，彼女は非常に動揺し，可能ならば変更を断りますし，不可能な場合は自分の一日に起こった混乱にひどく不満を訴えます。このような人たちも，それぞれがもつ風変わりなことの他に，何かアスペルガー症候群や高機能自閉症の典型的な症状を示していれば，アスペルガー症候群や高機能自閉症である可能性がないとは言えません。しかしながら，これらの奇妙な行動のひとつひとつが単独で生じ，その他の点では正常な社会的関係とコミュニケーションが図られている状況であれば，単なる正常な個人的差異にすぎないのです。アスペルガー症候群や高機能自閉症のある人々の行動は，アスペルガー症候群や高機能自閉症ではない世界の人々にとってもときどき経験するかもしれないこと，あるいは「ふつう」に感じられることです。しかし，アスペルガー症候群や高機能自閉症のある人とそうでない人との間には，「奇妙な行動」または自閉症に類する行動の数と，これらの奇妙な行動が日常生活やそれぞれの役割の遂行の妨げになる程度において，深刻さに差があるのです。

■ わが子にはアスペルガー症候群や高機能自閉症があり，注意欠陥／多動性障害や強迫性障害，あるいは他の何でもないと，どのように確信したらよいのでしょうか？

　自閉症スペクトラム障害の有病率の見積もりは，ここ 20 年の間に急激に上昇しています。この急速な上昇の原因はまだ明らかではありませんが，確実に貢献したと言えるひとつの要因は，自閉症スペクトラム障害が専門家や一般の人たちにより知られるようになるにつれ，そう診断される子どもたちの数が急激に増えたということです。同時にこれらの診断が普及したことに比例して，誤診が起きる可能性も高まっています。ときどき専門家による適切な評価により，この診断が間違いであることが明らかになることがあります。数年前までは私たちの専門クリニックへ診断評価のために紹介されてきた子どもたちのほぼ全員が，実際，自閉症スペクトラム障害の基準を満たしていました。ところがこの 1 年間に限っては，当クリニックの診断評価によると，4 分の 1 が，先に下されていた高機能自閉症かアスペルガー症候群という診断を覆したのです[注5]。ほとんどすべての子どもたちが，複数の深刻な行動上の問題を抱えていました。これは，明らかにディスレキシア（読み書き障害）もしくは注意欠陥／多動性障害であるにもかかわらず，アスペルガー症候群と誤診されてきたというような単純なものでは決してありませんでした。これらの子どもたちは，多くの深刻な問題から成る複雑な状態像を呈していたのです。研修中，ほとんどの専門家はその専門にかかわらず，ひとりひとりに対する診断の数は極力最小限にとどめるよう指導されます。複数の問題に応じて，3 つも 4 つもそれぞれ病名をあげつらうのではなく，無理がない場合は，複数の問題をひとつの診断にまとめるようにします[注6]。広汎性発達障害という用語は，

注5) 子どもの「脱ラベリング (delabeling)」率は，他のコミュニティでもほぼ同等です。ボストンの大きなセンターも，患者さんの 15 〜 25％が，それ以前に自閉症スペクトラムの病状があると診断されていたにもかかわらず，実際にはその基準を満たしていなかったと報告しています。

その人物が抱えている問題が広範囲にわたり、いくつもの発達領域にまたがっていることを強調しています。臨床医がこの特定の診断基準について熟知しているわけではないなら、言語の遅れ、いらいら、過活動、および学習上の問題など、複数の複雑な問題を抱える子どもにこの診断が下されることになるでしょう。彼らの問題が広汎なものであることは明らかだからです。しかし本章を読めばわかるように、広汎性発達障害という用語は、広範囲にわたる、もしくは一般的な障害ということでなく、自閉症に類する特定の問題を抱える子どもたちのためにあるのです。

　誤診のもうひとつの要因は、アスペルガー症候群や高機能自閉症の症状と、少なくとも表面的に一部重複する症状をもつ障害があるということです。たとえば、強迫性障害は、しつこい考えやアイデアがなかなか頭を離れない状態を言います。この障害のある人は、ある特定の行動や儀式的行為を実行せずにはいられない、きわめて強い渇望に駆られます。彼らは、物事が「まさにその通り」の状態になっていることを好み、物が本来の使われ方をされていなかったり自分の予想と異なる様子をしていると、不安に陥り、動揺することがよくあります。クリスは強迫性障害と診断された12歳の少年です。彼には好みの数字「4」があり、強迫的に行動し、かつて耳にしたことがある特定の文句を4回繰り返さずにはいられませんでした。そうしないと、極度に神経が過敏になってしまうのです。彼がこの不安を解き放つ唯一の方法は、片方の手の甲でサッと床をすばやく拭く動作をすることでした。このような特異な儀式的行為は、自閉症スペクトラムにみられる機能的でない儀式を髣髴とさせます（表1に症状3bとして挙

注6) この訓練は「簡潔化の法則 (law of parsimony)」もしくは「オッカムのかみそり (Occam's razor)」（訳注：無用な煩雑化を避け、最も簡素な理論をとるべきだという理論）と呼ばれることがあります。ウィリアム・オッカム (William of Occam) は、未知の現象を簡単に説明しようとまず最初に努めることが科学の目的であると述べた14世紀初頭のイギリス人哲学者です。簡潔化の法則は、「ひづめの音が聞こえたら、シマウマではなく、馬を考えなさい (When you hear hoof-beats, think horses, not zebras)」という例によって、医学診断を説明しています。

げられています)。たとえば，アスペルガー症候群のあるマークという少年を例にとって考えてみましょう。彼は，家族が車のドアを閉めたうえで時計回りでシートベルトを締めないと，泣き叫び，全員車から降りて「正しい」順序でその同じプロセスを繰り返すよう頑として言い張り，譲りません。そして彼の家族も，そうしなければマークがひどく苦しむことになりますから，それを避けるために快く彼の言う通りにします。マークのこのような儀式はクリスのものと同様，他人にとってはまったく意味不明ですし，どう考えても機能的とは言えません。しかしどちらの少年も，物事がまさしく自分の望む通りに行なわれないと，とてつもない不安に襲われます。しかし，一方の少年は強迫性障害と診断され，もう一方の少年はアスペルガー症候群と診断されます。その違いは何なのでしょうか？

　答えは簡単そうにみえて実はそうではありません。車のドアの習慣がマークの唯一の問題であるなら，彼も強迫性障害と言えるかもしれません。しかし，他人の目を見つめることを避ける，ウイルスについて延々と話し続ける，そして友だちにまったく興味を示さないなど，さまざまな他の問題と組み合わさっていることから，はるかに複雑なアスペルガー症候群という診断になるのです。強迫性障害という名称は，マークの問題のほんの一部分しか説明することにならないでしょう。強迫性障害のある人たちは，他人との相互作用に問題はなく，ごく自然に人と話をすることができます。強迫観念や衝動性の他には不自然な行動はほとんどみられません。たとえば，特別な興味に非常に集中するということは，強迫性障害の特徴ではないのです（もっとも，これは広く誤解されており，おそらく多くの誤診の原因だと思われます）。混同される恐れがある他のすべての病状と，自閉症スペクトラム障害を区別するものは，社会的相互作用における質的な障害と不自然なコミュニケーションスタイルです。表1でその概要を紹介したような，アスペルガー症候群や高機能自閉症の決め手となる症状がみられるようであれば，そのときこそその子にはアスペルガー症候群，もしくは高機能自閉症があるということになるでのす。

では，アスペルガー症候群や高機能自閉症に加え，強迫性障害でもあるかどうかを専門家はどのように判断するのでしょうか？　強迫性障害のある子どもたちおよび青少年のほとんどは，自分の行動が不自然であることを認識しており，それを煩わしく，無意味に感じています。強迫性障害のある人たちの大半は，他の人からみればこのような儀式的行為が奇怪に映ることを自覚していますから，自分の行為についてはあくまで秘密主義に徹します。実際には，障害のある人自身，その行為を奇妙に感じており，できることなら消えてほしいと切に願っています。しかし当人が何とかそれを抑えようとしても，その行動を実行せずにはいられないのです。これは，アスペルガー症候群や高機能自閉症のたいていの子どもたち，もしくは青年期の若者たちの経験ときわめて大きく異なる点です。というのも，アスペルガー症候群や高機能自閉症の場合，本人はふつう自分の行動の不自然さをほとんど理解していませんし，奇妙だとも風変わりだとも思っていませんから，それをやめようという努力など，まずしないと言ってもよいでしょう。しかし，強迫性障害のある人すべてが自分の儀式的行為の不自然さをよく理解しているというわけではありませんし，子どもの場合は特にそうです。したがって，お子さんがアスペルガー症候群か高機能自閉症のみか，それともアスペルガー症候群もしくは高機能自閉症と強迫性障害の両方かを判断するうえで考慮すべきもうひとつ大切な点は，簡潔な診断を得ようとすることです。先に紹介した簡潔化の法則に従えば，両方の病状が明らかに現われているというわけでも，ふたつの病状の一方だけでは問題を説明しきれないというわけでもなければ，ほとんどの臨床医は両方の診断を下したりはしないでしょう。

　アスペルガー症候群や高機能自閉症と交差する障害は他にもたくさんあります。実際のところ，強迫性障害が最もよくみられる誤診というわけでもありませんし，部分的診断というわけでもありません。幾分年齢が上がり，幼稚園以後に自閉症スペクトラム障害と診断された子どもたちの中には，それ以前は注意欠陥／多動性障害という診断を受けていたという子ど

もがたくさんいます。この病状の決定的特徴についてはすでにご存知かもしれませんが，その名が示す通り，これは注意を払い，行動や活動レベルを制御することができないという障害です。注意欠陥／多動性障害のある子どもは，人に話しかけられても聞いているようにはみえませんし，指示に従う様子もみられません。つまらない課題や大変な作業をやりたがらないこともあります。すぐに気が散ってもじもじし始めたり，座っていなくてはならないときに席を離れてしまうこともあります。自分の順番を待つことができずに，人の邪魔をすることもあるでしょう。機関銃のように喋りだすかもしれません。

　自閉症スペクトラム障害との類似点は，おそらくすぐにわかるでしょうし，実際，アスペルガー症候群や高機能自閉症のある子どもたちの多くはこれらの問題をすべてことごとく示します。しかしその場合，その理由は，注意欠陥／多動性障害のある子どもたちとはかなり違っていることが多いのです。アスペルガー症候群や高機能自閉症のある子どもも人の話を聞いていないようにみえるかもしれませんし，従わないこともあるでしょうが，それは社会性の欠如と言語処理に問題があるからです。人間の声が主要なものであり，重要であるということが理解できないために，自然にそれへ関心が向いていかないのです。また，アスペルガー症候群や高機能自閉症のある子どもも人の邪魔をし，順番に従うことが苦手です。自分ばかりが喋りすぎてしまいます。しかしそれは，社会的状況を読み取り，それぞれの状況ではどのような行動が受け入れられるのか，理解できないからなのです。ある特定の教科の宿題をやりたがらなかったり，じっと席に着いていることができないといったことがあるかもしれませんが，それはこれらが本質的に困難な課題だからではありません。単にそれがその子にとってまったく興味のないことだからという，ただそれだけの理由なのです。学校の先生や両親から誉められる，好成績をとるといったことでは，アスペルガー症候群や高機能自閉症のある子どもたちのやる気を促すことはできません。これらの子どもたちの意欲や自信を刺激する仕組みは，いわゆる

典型的な子どもたちとは大きく異なっているのです。アスペルガー症候群や高機能自閉症のある子どもも注意散漫になることがあるでしょうが、騒音や不可解な出来事など、注意欠陥／多動性障害のある子どもたちの注意を逸らせるものに、アスペルガー症候群や高機能自閉症のある子どもたちの気持ちが向くことはまずありません。彼ら自身の内的世界、思考、そして関心、これこそがこれらの子どもたちの注意を引くものなのです。

　このように、実際にはアスペルガー症候群や高機能自閉症であるのに、最初子どもが注意欠陥／多動性障害と診断されることがよくあるのは、これらふたつの障害にかなり重複する症状があることがひとつの理由です。そしてもうひとつ、注意欠陥／多動性障害が一般的によくみられる障害であるため、アスペルガー症候群や高機能自閉症よりも注意欠陥／多動性障害に対する臨床医の自覚が高く、その診断のための訓練をよく受けていることが多いという理由もあります。さらに、（じっと席に着いていることができない、順番を待てない、指示に従わないなど）注意欠陥／多動性障害の問題のほうが学校の先生方や両親にとって大きな悩みの種になることから、社会的に不器用であることや非常に特定的な関心をもっていることよりも、専門家の注意がそちらに向きがちであるということも理由と言えるでしょう。

　しかし、強迫性障害だけを抱える子どもの場合とまさしく同じで、注意欠陥／多動性障害だけがある子どもには、アスペルガー症候群や高機能自閉症のある子どもにみられるようなアイ・コンタクトや会話、関心の範囲および想像性に関する問題は認められません。したがって、強迫性障害から区別したのと同じ方法で、アスペルガー症候群や高機能自閉症を注意欠陥／多動性障害やその他、表2に挙げられている病状から区別するとともに、他の明らかに重複する診断を除外すべきです。つまり、アスペルガー症候群や高機能自閉症に特徴的な困難が存在するようであれば、その子どもはアスペルガー症候群か高機能自閉症だということです。そして、別の病状の基準をすべて満たし、しかもそれらの特徴がアスペルガー症候群や

表2 以前の診断，不完全な診断，もしくは誤診の可能性がある診断

診断名	特徴
注意欠陥／多動性障害	・不注意 ・多動性 ・衝動性
聴覚障害／人の話に耳を傾けない	・多重周波（multiple frequencies）の音に対する聴覚能力の低下もしくは完全な障害
学習障害	・年齢，教育，および知能から考えても予想外の読字，書字，計算の困難
精神遅滞	・知能指数が70未満 ・日常生活の活動（例：食事，着替え，排便，人とのコミュニケーション，労働，遊び）を年齢相応に，人に頼らずにすることができない
非言語性学習障害	・算数能力がIQを著しく下回る ・非言語性IQが言語性IQを著しく下回る ・空間処理（パズル，地図）に関する困難性 ・稚拙な字 ・動作のまとまりの悪さ，ぎこちなさ
強迫性障害	・持続的，反復的な思想，行動，または儀式的行為 ・ある行動を実行できないと極度に不安になる ・それが無意味な行動であることを理解している
反抗挑戦性障害	・否定的，非友好的，挑戦的もしくは権威者に対する反抗的態度
反応性愛着障害	・社会的関わりが顕著に妨げられている ・著しい虐待または無視
シゾイドパーソナリティ障害	・社会的関係にほとんど興味がない ・無表情もしくは感情的に強い反応が乏しい
統合失調症または精神病性障害	・風変わりで，固定的な信念（妄想） ・不自然な知覚的経験（幻覚） ・混乱した言葉と行動
選択性緘黙	・他の状況（例：家庭）では話ができるのだが，社会的状況（例：学校）では一貫して話ができない
社会不安障害（社会恐怖）	・社会的状況に対する顕著で，持続的な恐怖 ・それが過剰で，不合理な恐怖であることを認識している
発話言語障害 (speech-language disorders)	・年齢相応の発音，語彙，文法を使用することができない；より短く，より単純な文を用いる ・言語を理解し，言語的指示を処理することが困難
トゥレット症候群	・チック（突拍子もなく，すばやく繰り返される動きまたは音）

高機能自閉症によっては説明し得ないとしたら，そのときに限って複数の診断を受けることになります。表2に挙げているのはアスペルガー症候群や高機能自閉症と混同されがちな病状です。

　誤診は，深刻な結果をもたらす恐れがあります。お子さんを最もよく理解するためには，彼らの問題の本質を知ることが大切なことは言うまでもありません。そして，可能なかぎり最善の治療を受けられるようにするためには，やはり正確な診断が決定的な鍵を握ることも確かです。アスペルガー症候群や高機能自閉症のため特別に編み出され，成人生活で可能なかぎり最善の成果をもたらすような治療方法もあります（より詳しくは第4章で説明します）。そのような手段を確保するためにも，正確な診断は不可欠なのです。正確な診断が得られれば，深刻な副作用をもたらす薬や，見当違いの問題に焦点を置いたり，お子さんがそのような方法で行動する理由について誤った仮定をしている行動療法など，何の利益もないばかりか，害にすらなりかねない介入を避けることもできるでしょう。

■ アスペルガー症候群や高機能自閉症に加えて，他に何か問題がある可能性は？

　簡潔な診断をめざし，懸命な努力が行なわれているのですが，必ずしも常にアスペルガー症候群や高機能自閉症だけでお子さんを診断できるとは限りませんし，それが正確であるとも言いきれません。複数の精神症状を抱えている状態は「共存症（comorbidity）」と呼ばれ，このような混在する障害を治療しないままに放置しておくと，お子さんの機能全体をことごとく悪化させることにもなりかねませんから，それを突き止めることが肝要です。理由についてはまだ完全に解明されてはいませんが，アスペルガー症候群や高機能自閉症のある人は他の人よりも，表3に示されるような症状を併せもつ可能性が高いことは，研究によって繰り返し明らかにされてきました。ユタ大学の小児精神科医，ジャネット・レインハート博士による調査では，彼女が調査した自閉症スペクトラム障害の成人の半数近

表3 アスペルガー症候群と高機能自閉症にしばしば併発する他の障害

診断	特徴
不安障害	・過剰な心配 ・恐怖のために特定の状況や対象を避ける
注意欠陥／多動性障害	・不注意 ・多動性 ・衝動性
うつ病	・悲しみや，いらいら ・以前は楽しんでいた活動に興味がなくなる ・食事と睡眠のパターンにおける変化 ・疲労とエネルギー不足 ・価値がない，希望がない，という感情 ・自殺観念または行動
トゥレット症候群	・チック（突拍子もなく，すばやく繰り返される動きまたは音）

くが，共存症のひとつ，またはそれ以上を抱えていることがわかりました。子どもたちにこのような状態がどれほど広く浸透しているかについては，現在のところまだ何の調査も行なわれていませんが，比較的多いのではないかと考えられ，青年期においては特にそうだと思われます。

　アスペルガー症候群や高機能自閉症の可能性のある子どもたちの評価，治療にあたっている専門家たちは，多くの障害を過剰に診断してしまう危険性と，真の共存症を発見しそこなう危険性との間にある微妙な境界を進んでいかなければなりません。アスペルガー症候群や高機能自閉症のある子どもたちは自分自身の感情に対する洞察力が乏しく，自分自身や他人の精神状態を読み取ることも苦手で，抽象的な概念について話す能力も限られているので，共存症に対する診断では，自己認識が助けにはならないことがしばしばです。したがってここは，お子さんのことをよく理解している両親と専門家の出番です。お子さんの行動や思考の明らかな変化はいかなるものも見逃さず，つぶさに報告すること，それこそが共存症の可能性を指摘することになりますし，それはみなさんの力にかかっていると言え

るでしょう。自閉症が原因で不機嫌となることはありませんから，それまでニコニコと幸せそうだったお子さんが何週間も続けていらいらしたり，ピリピリと張り詰めた様子になったり，それでなくとも何らかの気分の変化がみられたら，うつ状態か不安がアスペルガー症候群もしくは高機能自閉症に併発し，状態を悪化させている可能性があります。それを明らかにするために，精神科医もしくは心理士のもとへお子さんを連れていく必要があるかもしれません。同様に，お子さんが自分を傷つけたり，他人に対してきわめて攻撃的になるなど，突然何か新しい行動が現われたら，医師のもとへ診察に訪れることを真剣に考えるべきでしょう。最後にもうひとつ，治療的介入に対して，みなさんや主治医の先生が期待するような成果が現われないときには，アスペルガー症候群や高機能自閉症だけではなく，他に何かもっと問題が起こっているのではないか，よく検討してみるべきでしょう。お子さんの行動が典型的なアスペルガー症候群や高機能自閉症像にぴったり一致しないように感じられ，もっと何か問題が起こっていることが疑われる場合は，必ず最初の診断の際に，共存症について質問することを忘れないでください。

評価の過程

　一連の評価の過程においては，評価を行なう人物，場所によって厳密な順序は大きく異なってくるでしょう。ここではまずみなさん方ご両親，学校の先生，もしくはそれ以外でお子さんを注意深く観察してきた人が，発達に問題があることを心配したことが発端で，お子さんが評価を受けることになったと想定して話を進めることにしましょう。

■ 自閉症スペクトラムの診断を下す資格がある人物とは？

　この種の診断を最も頻繁に行なっている専門家は，心理学者と精神科医です。特に，小児期の障害についての教育を受けてきた人たちです。それ

以外の専門医，たとえば神経科医，小児科医，および一般開業医（「家庭医」と呼ばれることもあります）なども，お子さんの診断評価のために診察にあたることがあります。さらにソーシャルワーカーも，診断過程およびDSM‐Ⅳの活用について教育を受けていますから，診断を行なう資格があります。その他の専門家，たとえば学校の先生，言語聴覚士，および作業療法士も自閉症の知識をもっていることが考えられますので，その可能性について，こういった人たちからご両親に最初に注意が促されることも当然あるでしょう。しかし彼らは診断過程について教育を受けているわけではありません。したがって，学校の先生や診断資格をもたない治療者の人たちは正式な診断を下すことはできませんが，みなさんの息子さん，娘さんとよく似たお子さんたちを他にもしばしば経験していますから，彼らの懸念に慎重に耳を傾け，資格をもつ専門家に紹介してもらうのが賢明ではないかと思います。機関によっては，心理学，精神医学，小児科学，教育学，ソーシャルワークおよび音声言語（speech-language）など，多様な学問分野の専門家がチームを組み，一丸となってお子さんの診察にあたることもあるでしょう。その場合，たとえその人自身が単独で診断を下すことはできないとしても，それぞれの専門の立場から恩恵を得ることができるでしょう。

　専門の資格が何であるかにかかわらず，診断を行なう専門家として最も大切ことは，自閉症スペクトラムの知識と経験をもっているということです。適切な資格をもつ専門家でさえ，そのような教育を受けていないと，高機能自閉症スペクトラム障害を何か他の障害と誤解することは珍しいことではありません。みなさんが「自閉症」という言葉を聞いたとき，部屋の片隅で巣を張っているようなものに夢中になっている，非常によそよそしい無口な子どもを想像したのとまさに同じです。両手をぱたぱたと動かすこともなく，言葉が豊かで聡明な子どもが，自閉症と関係のある何らかの障害であることなど断じてあり得ないと考えている，適切な教育を受けていない専門家があまりにも多いのです。ローレンとクリントの診断がい

ずれも遅くなったのもこのせいです。だからこそ，診断評価の予約を考える際には，検査を行なう人物もしくはチームが高機能自閉性障害に関する専門的知識，または少なくとも経験をもっているかを必ず確認してください。

■ 発達歴

診断評価の際に欠かすことのできない判断材料は，お子さんの発達歴と観察記録のふたつです。ただし，観察期間中にお子さんの長所，問題の両面にわたり，すべてが明白に現われるとは限りませんから，お子さんの自宅での日常的な様子については，みなさん方ご両親の口から専門家に詳しく伝える必要があります。自閉症スペクトラム障害には次のふたつの異なる種類の症状がみられます。(1) 典型的ないくつかの行動（たとえば，共感性，親しい友情，ごっこ遊び，およびアイ・コンタクトなど）が発達していない，(2) 他の子どもたちにはみられない不自然な行動（たとえば，テレビの内容をオウム返しに繰り返す，関心のあることに強迫的に夢中になる，またはいつもの習慣に何か変化があると極度に不安になる，など）が認められる。これらの行動に関し，現在の状況およびお子さんが5歳前の状況について，診断する人からご両親に具体的に質問されることになると思われます。

■ お子さんに関する観察

専門家も，ある程度の期間お子さんを観察し，お子さんとのやりとりを通じて，面談の中でご両親に質問したのと同じ種類の症状について記録を取ります。ある特定の症状が何か存在する場合，それが本当に確実なものであることを確かめるために，観察期間中に特別な状況が設定されることがあります。たとえば，自閉症スペクトラム障害のお子さんの場合，アイ・コンタクトが乏しいことがしばしばあります。単に恥ずかしさや，それを行なう機会がなかったからという理由ではなく，自閉症スペクトラム障害

が原因でお子さんが検査者に対してアイ・コンタクトを充分に行なわなかったことを確かめるために，アイ・コンタクトを効果的に引き出すことのできるわかりやすいシナリオが練られることもあります。たとえば，お子さんが助けを求める必要がある状況を設定するなどです。このような状況では，子どもならほとんど必ずと言ってもいいほど，アイ・コンタクトをすることが予想されます。また同様に，お子さんによく知っているお話を聞かせてくれるよう頼むこともあります。なぜなら，子どもの場合，相手が自分の言葉をちゃんと理解してくれているか，自分が話していることに興味をもってくれているかを確かめるために，定期的にアイ・コンタクトを図るだろうからです。この診断基準を正確にするために，熟練の評価者は，お子さんが自分に対して強調して語るような特別な機会をうまく工夫して織り込むことでしょう。また，評価者がつま先をぶつけたり，ドアに指を挟むなどのふりをする，もしくは最近悲しいことがあったんだ（たとえば，大好きだったペットが亡くなった，など）と話して，お子さんの反応や，他人を慰めたり，助けたりする能力を判断するかもしれません。

　たいていはご両親にインタビューし，お子さんを直接観察すれば，検査者が自閉症スペクトラムの診断をする，もしくはその可能性を除外するには充分です。すでにおわかりかと思いますが，自閉症スペクトラム障害のための医学的な専門的検査などというものは一切ありません。血液を採取し，染色体や何か特別な化学物質の濃度を調べることによって，お子さんがアスペルガー症候群もしくは高機能自閉症かどうかを明らかにすることは不可能です。脳の画像撮影をすることは可能です（たとえば，磁気共鳴画像［MRI］を使用するなど）。しかし，それでお子さんの診断が明らかになることはまず考えられないでしょう。第3章を読めばおわかりになると思いますが，自閉症やアスペルガー症候群と診断された人の何人かに，多少，脳の異常がみつかったことはありますが，アスペルガー症候群や高機能自閉症のある人すべて（もしくはその多く）に存在しながら，アスペ

ルガー症候群や高機能自閉症でない人の中には存在しないというようなものは何も見当たりません。つまり，今のところ自閉症スペクトラム障害のための特別な生物学的な検査所見はまったくないのです。したがって，専門家は，本章で説明した特定の行動の存在を頼りに当障害を診断することになります。このように言うと，これは厄介な問題であるかのように聞こえてしまうかもしれませんが，必ずしもそうとは限りません。DSM-IV の障害はいずれも，（生物学ではなく）行動に基づいて診断されますし，自閉症スペクトラム障害は，これらの障害の中でも特に最も信頼性の高い診断のひとつなのです。つまり，仮に数人の異なる専門家がアスペルガー症候群や高機能自閉症のあるひとりの子どもを診察したとしたら，より信頼性の低い診断，たとえば注意欠陥／多動性障害など他の障害のある子どもを診察した場合よりも，その診断について意見が一致する可能性が高いということです。

■ 医学的検査：情報の提供にはなりますが，それで診断が得られることは通常ありません

　関連するものとして，たとえそれが正確な診断を下すのに決定的な鍵にはならないまでも，ある特定の医学的検査がお子さんの診断に有効かどうかという質問が考えられると思います。この問いに対する回答は，お子さんによってさまざまに異なってきます。充分な精密検査をすることが非常に望ましい，ある種の危険要因もしくは出来事が生育歴に認められるお子さんもいます。たとえば，自閉症スペクトラム障害のある子どもたちのおよそ25％にてんかん発作がみられ，その程度は一時的な意識喪失（blackout）から全身の激しいけいれんに至るまで幅があります。てんかん発作は，より古典的な自閉症のある子どもたちに最も一般的にみられますが，アスペルガー症候群や高機能自閉症のある人にも生じる可能性があります。てんかん発作が起こり始める最も一般的な時期は，就学前と青年期です。これまでに発作の可能性を示唆するような行動がお子さんにみら

適切な診断のために必要な専門的援助を受けていますか？

　自閉症スペクトラム障害を診断する資格のある専門家には、さまざまなタイプがあります。私たちの経験では、完全で正確な診断を行なうためには、やはり特定の資格云々よりも、自閉症スペクトラム障害の分野についての専門的知識のほうがはるかに重要であるように思います。しかしながら、お子さんの評価に最もふさわしい人物を探し出すことができたかどうか判断することは容易ではありません。それは、診断の過程をすべて終えてみて、はじめて明らかになることなのです。そこで、評価が進行するなかで、みなさん自身が自問すべき事柄をいくつか挙げてみました。答えが「いいえ」のものについては、専門家に説明やより詳しい情報、あるいはさらなる評価を求めるべきでしょう。説明に納得がいかない場合や、「いいえ」が多数ある場合には、いったん評価が終了してから、セカンドオピニオンを求めて別の専門家を探すことを真剣に考えるべきです。

- その医師は、みなさんにお子さんの幼少期の歴史について聞きましたか？
- その医師は、お子さんの行動を観察するために少なくとも30分は時間をかけましたか？
- その医師は、評価の結果を説明し、質問に答えるために、みなさんと会いましたか？
- その医師からの返答は、お子さんにぴったり合っていると思われましたか？　その医師は、みなさんが評価を求めようと思うきっかけとなったお子さんの問題をきちんと理解していましたか？
- その医師は、どの診断がお子さんに最もぴったり合うか説明しましたか？
- その医師は、みなさんの地域で利用できる治療の選択肢や具体的な照会先（電話番号など）を教えましたか？
- その医師は、お子さんの検査結果をまとめた報告書を書いてくれた、もしくは書いてくれると約束しましたか？

れたことがある場合は，脳波検査や MRI（脳スキャン）などの神経学的検査が主治医の先生から指示されるかもしれません。また，発達の過程で何らかの能力を失う段階があった場合（たとえば，いったん話すことができるようになった後で発話能力を失うなど）も，やはり神経学的検査を行なうのが妥当と言えるでしょう。一方，遺伝学的検査はすべての子どもたちが受けるべきでしょう。というのも，少数とはいえ，アスペルガー症候群や高機能自閉症が「脆弱 X 染色体」などの正体（原因）が明確な遺伝病と関連がある場合があるからです。顔，手，足，または肌に何か若干不自然な点がみられる場合は，医師の診断を受けるべきです。たとえば，肌に茶色または白い複数のあざが生まれながらにある，耳の形が不自然である，もしくは他に何かお子さんの様子にわずかでも違いがある場合は，追加的な医学的治療や遺伝子カウンセリングが必要な遺伝的疾患が自閉症の基盤に存在しているかもしれません。ご両親のきょうだい，姪，甥，および他のお子さん方も含め，家族の人で，発達に遅れ，もしくは異常があったという場合は，遺伝子カウンセリングを受けるために遺伝学者の診察を求めるのが妥当ではないかと思います。

■ 心理学的検査

　診断に直接役立つとは言えなくても，情報提供になる医学的検査と同じように，必ずしも診断に必要というわけではありませんが，お子さんの長所，弱点，治療の必要性などについて全体的に把握するうえで非常に役立つ検査が，行動的もしくは心理学的検査の中にもあります。診断評価の最中に行なわれることになると思いますが，おそらく最も一般的で追加的な心理学的検査は知能（すなわち IQ）検査です。

《知能検査》

　5 歳以上で言葉でやりとりできる児童に対し，最も一般的に用いられる検査は児童用ウェクスラー知能程度試験法（Wechsler Intelligence Scale

for Children)，すなわち WISC（「ウィスク」と呼びます）です。この検査からは，言語性知能指数と非言語性知能指数，および両者を組み合わせた全体知能指数の3つの異なる IQ 指数が得られます。WISC も DSM 同様，信頼性の向上と基準の最新化のために，定期的に改訂されます。現在出ているのは第3版で，WISC-III（「ウィスク・スリー」）として知られています。お子さんが17歳以上の場合は，成人版のウェクスラー成人用知能程度試験法第3版(Wechsler Adult Intelligence Scale, Third Edition；WAIS-III，「ウェイス・スリー」と発音します［訳注：日本ではひとつ前の WAIS-R までしかない］）が用いられたかもしれません。一方，お子さんが6歳未満ならば，Wechsler Preschool and Primary Scale of Intelligence（WPPSI-III，「ウィプシ・スリー」と発音します［訳注：日本で使用されているのはふたつ前の版］），Mullen Scale of Early Learning, Stanford-Binet Intelligence Scale, Leiter International Performance Scale（訳注：これらは日本にはない）など，多種多様な検査が用いられることでしょう。お子さんが，おそらく学校でここ1年ほどの間にこれらの検査のひとつを受けたならば，そのスコアを再検討するだけで，もう一度再検査をすることはないかもしれません（学校を通して行なわれる検査は無料ですから，経済的にもこのほうが余計な負担がかからなくてすみます）。ですから，医師がこのような以前のスコアをいつでも可能なときに活用できるよう，診察の際には事前に行なった検査記録はすべて必ず持参するようにしてください。

　お子さんの知能がほどのあたりの域に相当するか把握しておけば，最も適切な教育的介入を計画することができますから，有効なことが多いでしょう。しかし，お子さんの IQ スコアについては，いくらか注意してみることが賢明かもしれません。なぜなら，自閉症スペクトラム障害のあるお子さんは，注意力と動機づけに問題があることが多く，それが IQ 検査で高スコアを取れない原因となっていることも考えられるからです。また，IQ スコアというのは，そこに含まれるさまざまな下位検査すべての「平均」を反映したものなのですが，自閉症スペクトラム障害のある子どもたちの

場合，下位検査によって能力レベルに大きな差があることがよくあります。したがって，平均スコアはお子さんの能力を真に反映するものとして，さほど意味があるとは言えないかもしれないのです。IQ検査については，検査中のお子さんの態度そのものを考慮したうえで解釈する必要があるでしょう。また，お子さんの年齢が増し，IQ検査を受けるのが得意（または苦手）になっていくにつれて，スコアが変化することも考えられます。一方，3つの異なるスコアが何を示しているのかを理解することも必要です。個々の言語性IQスコアと非言語性IQスコアをそれぞれ単独で，お子さんの知的能力の絶対的な指標として捉えるべきではありません。総合的に組み合わせた全体スコアでさえ，日常生活の中でお子さんがどのように行動し，何を達成できるかを含めた，より幅広い文脈の中で捉えるべきでしょう。なぜならこれらの日常の行動や成果ももちろん知能を測る基準であることに変わりはないからです。しかしアスペルガー症候群や高機能自閉症のある子どもたちの場合，他者とのコミュニケーションや関わりにこれといって問題がない標準的な子どもたちよりも，IQスコアの正答率がかなり劣る可能性があります。たとえば，社会的な問題が原因で，アスペルガー症候群や高機能自閉症の子どもたちは検査者の励まし（「一生懸命，頑張りなさいね」）を別段気にすることもなく，IQ検査でベストを尽くそうと動機づけられることもないかもしれないからです。また，これらの子どもたちの話し方が不自然であることが，ある種の検査においては妨げになることもあります。たとえば「手袋」という言葉を定義してくださいと求められると，アスペルガー症候群のお子さんの場合，「寒いときに手にはめるもの」といったより典型的な答えではなく，「寒い季節のみで，この頃は流行しない，手を覆うもの」と答えるかもしれません。このような回答はIQ検査の手引きの正答の選択肢にはありませんから，完全な評価は得られないでしょう。このような理由から，私たちは特にアスペルガー症候群や高機能自閉症のお子さんをおもちのご両親に限らず，すべてのご両親方に，特定の数値ではなく，お子さんのスコアがどの程度の能力「領域」に位置

するかにもっと目を向けてもらうお願いしています。たとえば、お子さんの能力は「平均的」領域です、「優れています」もしくは「境界的（borderline）」領域です、といった言い方がなされると思います。どのIQ検査でも、平均スコアは100です。70未満のスコアのお子さんは精神遅滞とみなされます。70から80のスコアは境界域、90から100は平均域、110から120は平均上位域、120から130は優秀域、そして130を越えると非常に優秀な領域に位置することになります。したがって、お子さんが平均域のギリギリ最低ラインに位置する場合、学校で特別な手助けが必要となる可能性も充分あり得るのです（この問題については第7章でより詳しくお話しします）。また、ある種のIQパターンから学習障害の存在と、さらに詳しい検査の必要が明らかになることもあります。

　先にも言いましたが、おそらく検査結果を解釈する検査者からは、少なくとも3種類のIQスコアが提示されるでしょう。これらのスコアはすべてまったく同じ尺度（平均を100とします）で記述されています。言語性IQスコアは言語を必要とする検査——たとえば、単語を定義する、数字のリストを記憶する、およびふたつのものがどのような関係にあるかを説明するなど——におけるお子さんの成績を示しています。一方、動作性IQスコアはパズルを組み立てる、迷路の出口を探す、および筋の通った物語が完成するようにカードを並べるなど、言語を必要とせず、視覚-空間的認知能力によって解答する課題の成績を示しています。これらふたつのスコアを組み合わせ、言語性、非言語性課題領域にわたる、お子さんの総体的能力を示すものが全検査IQ値です。お子さんの3つのスコアがいずれも同等で、言語性課題と非言語性課題に等しく優れていることが示されることもありますが、お子さんがあるひとつの検査では非常に優れているものの、他の検査ではそれと比べてかなり成績が劣っていると、これらのスコアに大きな開きがでることもあります。そのような場合、総体的な全検査IQ値は双方を両極とした間のどこかに位置することになるでしょう。アスペルガー症候群のある子どもたちは、動作性IQよりも言語性IQのほ

うが高い傾向がある一方，高機能自閉症のある子どもたちはそれとは反対のパターンを示すことを指摘する調査もあります。しかしながら，これは決して普遍的なパターンではありません。アスペルガー症候群のある子どもたちの中にも，言語よりもよく発達した，非常に優れた視覚的‐空間的認知能力をもつ子がいますし，高機能自閉症のある子どもたちの中にも，言語性IQは高いものの，動作性IQはそれと比較すると劣る子がいます。また，それぞれの病状のいずれの子どもたちの中にも，言語性IQと行動能力の間にまったく差がみられない子がいます。診断基準をみても，特定のIQパターンについての記述が何ら見当たらないのはこのためですし，お子さんが診断とは別のIQパターンを示しても心配する必要がないのも，やはりこれが理由です。これは診断が間違っているということではないのです。

■ 補足的な検査

お子さんの評価には，この他，次のような検査も含まれます。読み書き能力，計算能力，作文能力を調べる教育的検査，話し言葉検査，記憶，微妙な運動能力，空間処理，などに着目する神経心理学的検査，栄養評価，また評価を行なう団体がどれほど包括的に広い範囲を網羅しようとするかに応じて，他にも多くの検査が行なわれます。これらはいずれも，お子さんの最大限完璧な全体像を導き出すにあたって非常に重要な領域であることに変わりはありません。しかし，資金調達など現実的制約から，ご両親および専門家にはできるだけ包括的なものを望む気持ちもありますから，そのような検査を優先せざるを得ない場合もあります。適切な教育を受けている専門家であれば，ご両親へのインタビューとお子さんの観察だけで，これらの「補足的」検査は一切なしの比較的迅速な評価でも正確な診断を下すことは可能です。自閉症スペクトラム障害の徴候は，問うべき点を問い，着目すべき行動面を的確に押さえた専門家にとっては，補足的な知能的，神経学的，もしくは教育的検査をしなくても容易に見分けがつくものなのです。したがって，お子さんの評価を行なう医師，もしくはチームの

人たちに対しては必ず，自閉症のお子さんをどれほど多く診察しているかを尋ねてください。

診断の後で

　高機能自閉症もしくはアスペルガー症候群という診断をお子さんが初めて受けたときのご両親方の反応は，ショック，悲しみもしくは拒否を始めとし，果ては安心，および幸福に至るまで，実にさまざまです。否定的な感情と肯定的な感情が入り混じった気持ちというのが比較的一般的なようです。多くのご両親方は，わが子にはどこか他の子どもたちとは異なるところがあるということはもうずいぶん前からわかっています。だからこそ積極的に説明を求めてきたのでしょう。しかしそれでもやはり，心のどこかで，実際には何も悪いところはなかった，いらぬ心配に過ぎなかったとわかる日が訪れるのではないかとひそかな望みを抱いているのです。このような診断を受けたら，汚名を着せられたりしないだろうか，将来はどうなるのだろうか，わが子は自立して生活し，幸せになれるのだろうか，ご両親の胸に心配がよぎります。もはやこれまでのような期待をわが子に抱くことはできないのだろうか，それとも何か別の治療を求めるべきなのだろうか。しかし，診断によって介入と援助が約束されることにもなるのです。この病状が充分に一般的であり，だからこそ名前があるのだとしたら，きっと何かその治療法についてわかっていることがあるはずです。それに，この障害のある人は他にもいるに違いないということなのです。今，みなさんはどのようなことを経験しようとしているのか，それをまさしく知っている人たち，家族の中でアスペルガー症候群や高機能自閉症とどのようにつきあい，どのように楽しく生活していったらいいのか，すばらしいアイデアをもっている人たち，そんな他のご両親方と出会うことになるでしょう。そして，なぜお子さんはそのような行動をとるのか，お子さんにそうさせている動機とは何なのか，お子さんにとって楽しいこと，つらい

こととは何か，そしてそれはなぜなのか，いずれみなさんもおわかりになるでしょう。診断によって，お子さんと視点を共有し，みなさんのかけがえのないお子さんの目を通して世界をみることができるようになるのです。ふたりの母親が，次のような話をしてくれました。

「チャーリーの3歳の誕生日から1週間後，神経科の先生から直接彼の診断と予後を聞くために，親戚一同がわが家のベランダに集まりました。私はチャーリーの行動に対する答え，もしくは何らかの鍵を探し，家族に彼の問題は単なる言葉だけに関するものではなく，成長すればそれで解消されるようなものでもないということを説明するために，さまざまな専門家や図書館を駆けずり回り，もうヘトヘトだったんです。私はもう自分だけが答えを知っている人間でいるのはいやでした。彼らも心配してくれているんでしょうけど，たまにしかチャーリーに会わず，事実よりも子どもの発達に関する逸話ばかりに目を向けている家族のメンバーから，自分の仮定に異議を唱えられるのはもううんざりだったんです。家族にも，国家的に承認された医師の口から直接聞いてほしかったんです。たぶんこれで，私たちは同じ情報に基づいて，チャーリーが必要な助けを得られるようにみんなで力を合わせ，いっしょに取り組み始めることができるでしょうし，正体不明のことについて苦しむこともなくなるでしょう。医師はもういつでも話をする準備ができていました。『チャーリーはアスペルガー症候群です』。先生はそう言うと，この診断についての情報と，私たちが将来どのようなことを期待できるかについて続けて話してくれました。でも，私はもうそれ以上聞いていられませんでした。私はこの1年間というもの，ずっとその答えを探し求めてきました。でも今，私の心はチャーリーがこの先の人生ずっと直面していくことになるつらさ，そして私には助けてあげられなくなるもっと大きなつらさを思い，悲しくて，完全に打ちのめされてしまったんです。もうそれ以上，聞くに耐えられなかったんです」

「私たちが高機能自閉症についての診断を聞いた日，テミーは7歳になりました。私たちの息子はなぜこんなにも違っているのか——こんなにも特別なのか——何が息子にそうさせているのか，原因究明の徹底的な検査がとうとう終わったんです。私たちは安堵感に包まれました。やっと答えを手にしました。それは私たちの長い旅路に目的と方向性を与えてくれる答えのように思えました。これでやっと自閉症について，できるかぎりのすべてを学ぶことに全力を注ぐことができるのです。医師と心理士のおかげで，今後は目標がひとつに絞られることになるでしょう。私たちは，それまでにすでにずいぶん長い道のりを歩んできました。でも私たちの旅は，本当はまだ始まったばかりだったんです。ほとんど楽しいと言ってもいいような気持ちでした。きっと医師は，私たちのことをどうかしていると思っていたでしょうね」

子どもには何と言って伝えたらよいのでしょうか？

この事態をお子さん自身に知らせるということについて，ご両親方から質問を受けることがよくあります。まずはたいてい「子どもに伝えるべきでしょうか？」という質問です。この質問に対する答えは，お子さんの年齢，気質，およびその他の生活環境によってかなり大きく変わってきますが，通常は，「やはり何らかの時点で伝えるべきでしょう」と答えます。次の質問は，では，いつ？です。お子さんはもうアスペルガー症候群や高機能自閉症について聞かされても大丈夫なのでしょうか。それを判断するためには，たとえばジョセフが両親に，「僕ってうるさい奴だよね」と，とりわけ心配を口にしたとき，お子さん自身が自分の違いを自覚しているかどうかをみることです。私たちが診断する子どもたちのほぼ全員が，自分が他の子どもたちと異なっていることを非常に強く自覚しています。ジョセフのように心配している子がいる一方で，まるで気にしていない子もいます。しかし，ほとんどの子どもたちは，自分が他の子どもたちと違うこと

をはっきり口にすることに別段問題はないようです。また，これを自分には何かひどい欠点があるせいだと考える子もたくさんいます。「僕の脳はおかしいんだよ」。本書の執筆者のひとりであるオゾノフ博士にそう言った少年がいました。長い間自分自身について密かな恐怖を抱えてきて，ようやくアスペルガー症候群や高機能自閉症について明らかになったことは，この子にとって言い知れぬ安堵感をもたらしたのです。そうね，あなたは他の子どもたちとは違っているわ。でもね，あなたの違いはとってもすばらしいものなの。これらの違いの中には，あなたが本当にすばらしくよくできる得意なこともあるし，あまり得意じゃないこともいくつかあるわよね。でもね，得意じゃないことはちゃんと助けてもらえるから，大丈夫なのよ。彼にはそう伝えられたのです。

さらに，ではどのようにしてこのことを伝えていけばいいのか？ という3番目の問題に入っていくことにしましょう。次に説明することは，お子さんだけではなく，お子さんのきょうだい，おじいちゃん，おばあちゃん，友だち，そして近所の人たちにもアスペルガー症候群や高機能自閉症について話をするということに関係しています（成人してから診断を明らかにすることについては，第9章で，より詳しく説明しています）。決定的に大切なことは，肯定的に，お子さんの長所と特別な能力を強調する形で診断を説明するということです。アスペルガー症候群や高機能自閉症の一部分である困難な点について話をするときには，学習障害になぞらえて説明するとうまくいくように思うことがしばしばです。読むことや計算が苦手な友だち，または注意を払い，じっと席に着いていることができない友だちはいないかな，とお子さんに聞いてみてはいかがでしょう。私たちのほとんど誰にでも，何らかの苦手なことがあるということを強調してください。眼鏡をかけている人もいるし，杖をついて歩く人もいるよね。ゆっくりと文字を読む人もいるし，運動場に出るとどうも動きがぎこちなくなっちゃう友だちもいるよね。でも，だからといって，その子たちは何もかもすべてが苦手なわけじゃないんだよ。上手にできることだっていっぱ

いあるんだよ,と強調してください。「ほら,クラスに読むことはちょっと苦手なんだけど,計算はすごく上手で,友だちがいっぱいいるし,スポーツが大得意という女の子がいるよね。あなたのアスペルガー症候群は,これと同じことなの。友だちを作ることや人の眼をみることはちょっと苦手,人と話していると何を言ったらいいのかわからなくなっちゃうわ［お子さんの抱えている特別な問題で,お子さん自身が自覚しているものを選んでください］。でも,あなたはすばらしい記憶力をもっているわ。単語のスペルにかけてはクラスで一番よね。コンピュータが得意で,わくわくするようなことをすっごくよく知っているわ」と言ってあげることもできるでしょう。みんながそれぞれ異なっているのはすばらしいということ,私たちの中に誰か「違っている」人がいるのはとても望ましいということをお子さんが理解できるよう助けてあげてください。(リアン・ウィリーの書, *Pretending to Be Normal* (邦題:『アスペルガー的人生』東京書籍, 2002.) には,他の人々にアスペルガー症候群や高機能自閉症について説明することに関し,誰に,いつ,そしてどのようにこの問題を語っていったらよいのか,およびその反応にどのように対処していったらよいのかについて,非常に役に立つ付記が紹介されています)。

　お子さんとみなさん自身のためにアスペルガー症候群や高機能自閉症の特徴を受け入れていくために,足を踏み出してみましょう。そのためには,お子さんがお子さんであることが必要です。アスペルガー症候群や高機能自閉症の症状を取り去ってしまったらどうでしょう。そんなことをしたら,みなさんのかけがえのない,ユニークで,愛しいお子さんが消えてしまうでしょう。アスペルガー症候群や高機能自閉症と共に生きるということにはたくさんの困難な問題が伴います。しかしその一方で,それは大切にしたい,唯一あなただけのすばらしい贈り物でもある,ということを知っていただきたいのです。

第 3 章
自閉症スペクトラム障害の原因

セスはまだ幼い子ども時代，何度も何度も実に頻繁に耳の感染症や風邪に罹りました。ひっきりなしに病気を繰り返し，ほとんど毎週のように小児科の診察室を訪れていました。彼の母親は，このことが彼の自閉症と何か関係があったのではないかとずっと思ってきました。

チャドは，それまでは何ひとつ問題のない，完璧に正常な赤ん坊のように思われたのですが，2歳の誕生日の数ヵ月前，わずかながらもそれまで覚えてきていた単語を口にしなくなり，他人への関心を失ったようになってしまいました。後に彼の家族は，彼が生後18ヵ月のときに受けた予防接種が彼のPDD-NOSと関係しているのではないかと疑うようになりました。彼は注射の後，高熱を出し，2日間どうにも手のつけようがないほど泣き続けたのです。

ローレンの母親は妊娠期間中，きわめて危険な状態でした。血圧が上がり，6週間もの間，ベッドで絶対安静にしていなければなりませんでした。羊水の量が少なく，赤ん坊は滅多に動くことがありませんでした。致命的

な事態を心配した医師は，陣痛促進剤（ピトシン）を使って1ヵ月早く陣痛を促しました。ローレンは生まれたとき，わずか5ポンド（約2,270g）しかありませんでした。生まれた時点で人工呼吸が必要となり，その後も2週間，酸素吸入を受けながら入院したままだったのです。このようなたび重なる困難は，本当に単なる偶然の一致だったのでしょうか？　それとも，ローレンの問題と何か関係があったのでしょうか？

　これらの疑問に対し，科学者たちはまだ完全な答えを出してはいません。しかし非常に有力な証拠からは，自閉症スペクトラム障害の原因は生物学的なものであり，子育てやその他の心理社会的環境が原因とはならないことが示されています。自閉性障害のある人と正常な人の間には，脳の働きはもちろんのこと，その大きさ，構造自体にいくつかの違いがあることが明らかにされています。自閉症スペクトラム障害とその関連の問題は，家系的に遺伝もしますから，遺伝学的要因も何らかの役割を果たしているのではないかと私たちは考えています。そこで本章では，自閉症スペクトラム障害の原因について，これまでにわかっていることを簡単に説明したいと思います。ただし，現在までに行なわれた研究のほとんどは，自閉症のある人についてのものだったことを理解することが大切です。とはいえ，アスペルガー症候群の原因について行なわれたわずかな研究からは，ふたつの病状の発端が似たようなものであることが窺えます。したがって，今後さらなる研究が必要であることは確かですが，自閉症についてここで手短にお話しすることの多くは，アスペルガー症候群にも当てはまると考えて差し支えないでしょう。

自閉症スペクトラム障害における脳の違い

　1943年にカナー博士が最初に自閉症について記述したとき，彼は，この障害のある子どもたちは生まれながらに人との結びつきに「先天的な」，つ

まり生まれつきの問題をもっていると記しました。20世紀半ば，ほとんどの医師は精神分析の伝統の中で教育を受けていました。これは，行動的，精神的障害はすべて幼少期早期の経験にその原因があると考える立場です。こうして自閉症も，生物学的にではなく社会的環境によって引き起こされると考えられたのです。カナー博士もこれらの考えに影響を受けました。その後，彼を含め，医師たちは自閉症の責任は両親にあると考えるようになったのです。わが子を自閉症の安全な「繭」の中へ後戻りさせてしまうほど情緒的に非常に冷淡で愛情に欠ける「冷蔵庫のような母親」について述べられました。しかし，バーナード・リムランド博士が *Infantile Autism: The Syndrome and Its Implications for a Neural Theory of Behavior*（邦題：『小児自閉症』海鳴社，1980.）を発表した後，このような見方は1960年代には信頼を失っていきました。1964年発表の本書の中で，著者は両親原因説を批判し，このような説を裏づける研究データはまったく何もないことを指摘しました。自閉症が脳の働きの違いによるものであることを最初に示唆したのは彼でした。それがきっかけとなり，その後現在に至るまで，自閉症スペクトラム障害のある人に予想される脳の違いを明らかにすべく，実に多くの研究が行なわれてきたのです。

　今までに集められた情報がどこから得られたものかを理解するために，まずは脳の研究に用いられる方法について基本的なことを把握する必要があります。構造的画像診断（structural imaging）は，何らかの大きな異常（つまり大きさが平均よりもかなり小さい，もしくは大きい，場所がおかしい，または完全に欠けている）がないかを確かめるために，脳の解剖学，すなわち構造の写真を撮ることをいいます。具体的な構造的画像診断技術としては，CTスキャンやMRI（磁気共鳴画像）などがあります。これらの技術は脳の写真の撮り方やその精密さに違いがあります。CTのほうが古い技術で，現在ではあまり使われなくなりました。死後解剖による研究は，すでに亡くなった人の脳を調べる研究です。この方法では，CTやMRIよりもずっと詳細に脳をみることができます。つまり，何百万も

前頭葉
・社会的認識
・心の理論

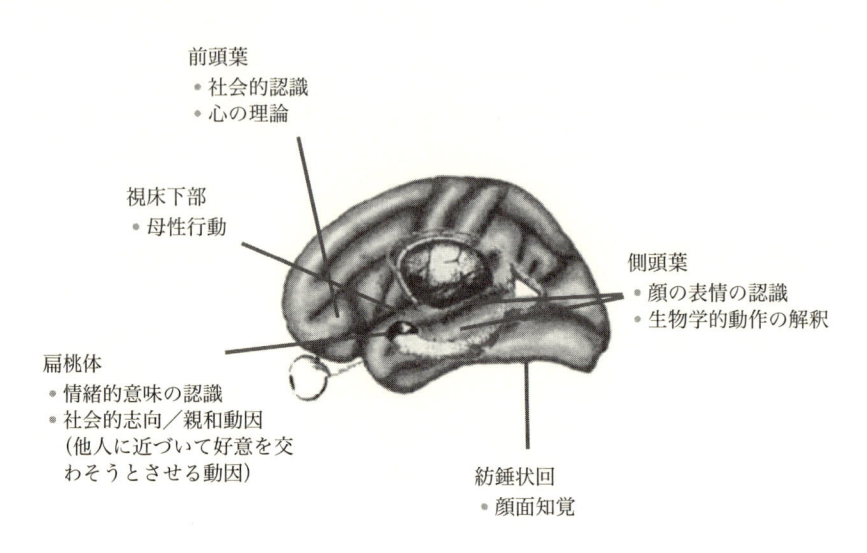

視床下部
・母性行動

側頭葉
・顔の表情の認識
・生物学的動作の解釈

扁桃体
・情緒的意味の認識
・社会的志向／親和動因
（他人に近づいて好意を交わそうとさせる動因）

紡錘状回
・顔面知覚

図1　社会的な脳システム
ロバート・T・シュルツ氏の許可を得て引用。

の神経単位から成る大きな構造としてではなく，個々の脳細胞（神経単位と呼ばれます）を，CTやMRIによって映し出された映像を通さず実際に調べることができるのです。解剖研究は長い時間がかかりますし，数々の理由から非常に困難ですが，他のどのような方法によっても手に入れることができない貴重な情報を与えてくれます。機能的画像診断（functional imaging）は脳研究に利用可能な最も新しい技術で，特に脳の働きに着目します。この技術により，ある特定の行動が実際に行なわれたときや課題が完了したときに，自閉症スペクトラム障害のある人とこれらの障害のない人では，脳の同じ部分が活性化するのか（およびその程度，効率においても同等の働きをするのか）を調べることができます。図1は脳の主な構造と，それらが社会的行動にどのように作用するかをわかりやすく示したものです。

■ 解剖研究

このタイプの研究は，実行が非常に困難であることと，（幸いなことに）自閉症スペクトラム障害のある人が若くして亡くなることなく，先立たれた人たちが彼らの脳を科学のために提供することもあまりないことから，現在に至るまでまだほんの数例しか行なわれていません。わずかながらこれまでに行なわれた研究から，2種類の脳の異常が明らかになりました。ひとつは，これらの障害のある人たちは，辺縁系として知られる領域の脳細胞（神経単位）の数が異常に多いということです。辺縁系は脳の中央深くに位置し，社会的，情緒的行動に重要な働きをします。さらに，この脳細胞が本来予想されるよりも小さく，しかもぎっしりと固く寄せ集まっていることがわかったのです。つまり，彼らの脳細胞は正しい形をしておらず，かつ／または他の脳細胞と結びつくだけの充分な余裕がないために本来の機能ができなくなっているということです。また，解剖研究から小脳と呼ばれる脳の別の部分における細胞の数が著しく少ないことも明らかになりました。この小脳というのは，まとまりのある動作と認知活動の両方にとって重要な部分です。これらの発見が非常に興味深いことは確かなのですが，いかんせん比較的少数（およそ25）の脳についての研究を基盤としたもので，しかも調査したすべての脳にこのような異常がみつかったわけではありませんでした。したがって，これらの脳の違いが自閉症スペクトラム障害のある人のどれほどにわたってみられるものなのか，はっきりしたことはわかっていません。しかも研究の対象となった脳は，ほとんどすべてが重度の自閉症や精神遅滞のある人たちのもので，なかにはいくつかてんかんのケースもあったことから，これらの結果が高機能自閉症スペクトラム障害のある子どもたちや青年期の若者たちに直接関係するかどうかはまだ定かではありません。

■ 構造的画像研究

この研究からは，非常にさまざまな異常が明らかになりました。（解剖

学的にも，非解剖学的にも）すべての脳には，脳組織の代わりに流体を含んでいる空間があり，室と呼ばれています。いくつかの研究から自閉症のある人の中には，この室が正常よりも大きい人がいることがわかっています。これは室の周辺の脳組織が失われていることを意味します。しかしながら，この発見は自閉症特有のものではなく，さまざまな他の症候群でも認められています。脳の異常の印であることは明らかなようですが，自閉症に固有というわけではなさそうです。

エリック・コーシェイン博士は，サンディエゴのカリフォルニア大学の著名な神経科医です。彼は1980年代後半に小脳の特定の部分（その形から，ラテン語で芋虫やミミズなどの虫を意味する虫部と呼ばれています）が，自閉症のある人たちの場合，正常よりも小さいことを報告しました。より最近の研究の中には，この発見を裏づけるものもある一方で，そうでないものもあります。最近の調査からは，小脳のこの部分の異常が自閉症のある人たちに限ったものではないということがわかっています。たとえば，放射線治療を受けている白血病の子どもたちの虫部は正常よりも小さいことが多く，精神病（現実認識が欠けていると思われる風変わりな行動を伴う病状）のある子どもやある種の遺伝症候群のある子どもにも同様の異常がみられることがあります。

画像研究と解剖学的研究は両方とも，自閉症スペクトラム障害のある人のおよそ4分の1が平均よりも脳（と頭）が大きいことを証明しています。しかしながら，先述の辺縁系や小脳の発見とまったく同様，この発見も自閉症に特有とは言えないようです。しかも，これがどのように自閉症の行動を引き起こすのかもわかっていません。正常な脳の成長，発達の最中には，最初に神経単位が途方もなく過剰に生産される期間があります。脳が実際に必要とする以上の細胞を生み出すのです。その後，あまり利用されていない神経単位や脳の他の領域と重要な結びつきを築いていない神経単位は除去されます。自閉症スペクトラム障害のある人の一部にみられる大きな脳は，この「剪定（pruning）」メカニズムがうまくいかなかったこと

を示していると確信する科学者もいます。つまり，脳にとって背景にある「雑音（noise）」（もしくは非難）が通常以上により大きくとらえられ，そのために脳が最も効果的に機能しなくなっているということかもしれません。これは現在のところ，単なる仮説にすぎず，なぜ脳が通常よりも大きくなるのかということも，このことが脳の機能の仕方にどのように直接的な影響を与えるのかということもまだわかっていません。

■ 機能的画像と脳の機能について，その他の研究

自閉症スペクトラム障害のある人たちの脳と，このような障害をもたない人たちの脳では，その働きに違いがあるのかどうかを探る研究では，脳のふたつの特定領域に焦点を置いてきました。

《前頭葉》

自閉性障害には常に社会性の欠如と反復的行動が伴っていることから，これらの機能を司る脳の領域が神経画像研究の焦点となってきました。1970年代後半，ふたりのアメリカ人神経学者，アントニオ・ダマシオ博士とラルフ・マウラー博士が，自閉症のある人たちと，前頭葉（脳の前の領域で，ちょうど両眼と額の後ろ）に損傷を負った患者さんとの間には行動的な類似点があることを指摘する論文を発表しました。両グループとも情緒（情動）コントロールが困難で，小さな変化にもひどく動揺しがちなうえ，強迫的（物事が「まさしくそう」であることを求める）でもありました。物事に対する見方は具体的で，白黒はっきりと二分しており，彼らの問題解決法には柔軟性が欠けていました。このことから，前頭葉が正常に発達していないと，それが自閉症の原因となる可能性があるとする説が生まれ，この説は現在も依然有力です。しかしこれまでのところ，前頭組織の大きさ，形，または位置に関する異常を裏づけるような証拠は何もみつかっていません。一方，機能的画像研究から，前頭葉の機能の仕方にさまざまな問題があることがわかりました。たとえば，自閉症スペクトラム

障害のある人では，この領域の血流と電気的活動がいずれも少なく，このことから，彼らの前頭葉が本来予想されるほど活発でないことが窺えます。正常な人の場合，ひとつの課題の遂行には複数の脳の領域が必要です。ところが，自閉症スペクトラム障害のある人に関するいくつかの研究からは，課題遂行中，前頭葉の活動が脳の他の部分とうまく調和していないことが明らかになったのです。一方，健常者と前頭葉に損傷のある人たちに関する研究から，前頭葉は計画の遂行，柔軟性，組織化，行動のコントロール，推論に重要な働きをすることがわかっています。したがって，この領域が本来求められるほど効率よく，またはうまく機能しているわけではないことで，自閉症スペクトラム障害の症状のいくつかが説明できるかもしれません。

《内側側頭葉》

　自閉症に対して独特の重要性をもつ領域として2番目に挙げられるのは側頭葉です。この領域は脳の両側にあり，両耳とほぼ同じくらいの高さです。側頭葉の中でも関係があると思われるのは，具体的にはその内側のかなり奥まった部分で，脳の中央に最も近いところです。この領域は内側（または中間）側頭葉（medial [middle] temporal lobes）として知られ，先ほど解剖研究に関連して説明した辺縁系もここに含まれます。この領域の組織には他に，扁桃体や海馬なども含まれます。ここは感情の表現や調整，他人の顔からの情報の読み取りと理解，社会的行動，および記憶にとって重要な領域です。動物実験から，この領域が損傷を受けると，結果として深刻な社会性の欠如，孤独，および紋切り型で自己刺激的な行動が現われることがわかりました。すべてではありませんが，いくつかの解剖学的，構造MRI研究からは，自閉症スペクトラム障害の一部の人に扁桃体やその他の内側側頭葉構造に違いがある（たとえば，扁桃体が正常よりも小さい，もしくは神経単位が異常に多く，また小さいうえ密集して詰まっている）ことが明らかになりました。私たちのひとり（ジェラルディン・

第3章　自閉症スペクトラム障害の原因　87

ドーソン）（もちろん他の人も）が行なった研究からは，自閉症のある人が確かに，顔の表情の理解や識別も含め，社会的情報の基本的側面の処理——辺縁系と側頭葉の部分によってコントロールされる処理——に問題があることがわかりました。

　2000年に発表された研究で，サイモン・バロン‐コーエン博士と彼の同僚たちは，自閉症スペクトラム障害のある人たちとそうでない人たちが目の写真をみている最中の脳の機能を（機能 MRI もしくは fMRI として知られる画像化技術を用いて）測定しました。与えられた課題は，目がどのような表情を伝えているかを判断するというものでした。これにより自閉症スペクトラム障害のない成人は，この課題を行なうのに扁桃体と前頭葉に大きく依存していることがわかりました。言い換えれば，これらのふたつの領域は目によって伝えられる社会的，情緒的情報の処理に最も重要であるということです。対照的に，高機能自閉症もしくはアスペルガー症候群のいずれかのある成人は，目の写真をみているときに，正常な成人と比較し，前頭葉への依存がはるかに少なく，扁桃体にいたってはまったく作動していませんでした。代わりに，通常はこの課題を行なっている最中には活性化されない脳の他の部分が用いられていました。イエール大学のロバート・シュルツ博士によって行なわれた別の研究からは，自閉症とアスペルガー症候群のある人たちは人の顔をみたときに，通常，対象を理解する脳の部分を使用していることがわかりました。また最近，ドーソンとその同僚は，非常に幼い自閉症のある子どもたち（3歳から4歳）は，母親の顔を認識することができなくても，自分がよく知っている物体なら認識できることを突き止めました。顔の認識を司る脳のシステムは非常に幼くして機能し始めることから，顔の認識ができないということが，自閉症における脳の異常な発達を示す最も早い徴候である可能性もあるということです。だからといって，みなさんのお子さんが両親のことを認識していないということではありません。これらの発見から窺えることは，みなさんのお子さんは，顔の特徴ではなく他の手がかり（手触りや声など）によっ

て認識している可能性があるということです。

　したがって，自閉症のある人たちがアイ・コンタクトを用いることが比較的少なく，他人の感情，考え，および意図を理解するのに非常に大きな問題を抱えているのは，本来そのような識別をするはずの脳の領域が然るべきときに機能していないことが理由のひとつであることが，これらの発見から窺えるのです。しかも，自閉症スペクトラム障害のある人たちの場合，たとえ相手の瞳や顔が何を伝えているかを理解できたとしても，その方法は他の誰とも異なる，おそらくもっと効率が悪いか，もしくはもっと時間のかかるものなのです。脳の内側側頭領域については，現在世界中の研究チームによって詳しい調査が進められていますから，自閉症スペクトラム障害において異常な領域のひとつ（おそらく唯一ではないでしょう）であることが明らかになるかもしれません。実際，82ページの脳の図をみればおわかりになると思いますが，社会的行動には脳の多くの領域が関わっています。自閉症スペクトラム障害のある人たちは，このような複雑なシステムのいったいどの部分が適切に機能しないことで社会的結びつきを図るのに困難を抱えることになるのか，その解明に向け，現在，活発な研究が進められています。

■ アスペルガー症候群における脳の変化

　アスペルガー症候群のある人における脳の違いを取り立てて調べた研究はほとんどないと言ってもよいですし，彼らの脳と自閉症のある人における脳について，両者がどのように違っているのか（そもそも違いがあるのかどうか）を徹底的に追求した研究など，本当にごくわずかしかありません。バロン・コーエン博士によって行なわれた扁桃体研究では，高機能自閉症のある成人とアスペルガー症候群のある成人では，両者の間に何の違いもみつからなかったことから，扁桃体はすべての自閉症スペクトラム障害に関わる組織ではないかという可能性が窺えました。また，その他の最近の研究からは，脳室の拡大，前頭の活動性の低下，前頭葉における組織

の欠如，さらに内側側頭，側頭，および小脳の組織が正常よりも小さいなど，自閉症のある人に報告されたものとよく似た異常がアスペルガー症候群のある人の脳にも発見されています。しかし，これらの研究のほとんどは，アスペルガー症候群のほんのひとりかふたりの症例報告にすぎず，その数があまりにも少ないことから，これらの異常がどれほどアスペルガー症候群のある大方の人たちを象徴しているかは確証できません。

　第2章で触れたように，アスペルガー症候群のある人はパズルなどの視覚‐空間的認知課題に困難があることが，研究から明らかになりました。このことから，アスペルガー症候群のある人では，このような視覚‐空間的認知能力を司る脳の右側（すなわち右半球）が機能していないのに対し，古典的自閉症のある人の場合は，言語機能を司る左側の脳が侵されているという仮説が唱えられることになったのです。これは興味深い説です。というのも，研究によってこれが真実であることが明らかになれば，アスペルガー症候群と自閉症はそれぞれ異なるタイプの脳の機能不全が原因で起こるということになりますから，両者は別の障害であることがはっきり示されることになるからです。しかしながら残念なことに，この説はあまりにもできすぎており，おそらく真実とは言えないでしょう。古典的自閉症のある子どもたちも声のイントネーションやリズム，および顔の表情や感情の理解など，右半球の機能に問題があることはすでにずいぶん前から明らかでした。また最近の研究では，アスペルガー症候群のある人の左右両方の半球に異常がみつかっています。さらに，イエール大学の研究者たちの調査では，高機能自閉症，アスペルガー症候群，およびPDD-NOSのある人々のMRIスキャンにまったく何の違いも発見されませんでした。ただしこの調査は，小脳と脳の後部の組織をみただけで，扁桃体，内側側頭葉，前頭葉，左右両半球についてはいずれも詳しく調べたわけではありません。したがって，本章で簡単に説明した研究からは，アスペルガー症候群のある人と高機能自閉症のある人で，両者の脳の異常には類似性があるかもしれないということが一般的に窺えるものの，結論を下すにはやはり

時期尚早と言わざるを得ないのです。さらなる研究が心より待ち望まれます。

■ 要　約

　この分野は，かつて自閉症スペクトラム障害の原因は両親にあるとみなされていた時代から，すでにかなりの進展を遂げてきました。研究に継ぐ研究により，自閉症とアスペルガー症候群のある人たちにおける脳の違いが明らかになっていますが，自閉症に典型的にみられる特徴，つまり自閉症スペクトラム障害に普遍的で固有に近いと言えるような特徴はまだ何もみつかってはいません。これは，ちょっと考えただけでも実に残念なことですし，自閉症スペクトラム障害がこれほど明らかな障害を引き起こしていることを考えると，おそらく驚きにさえ感じられるのではないでしょうか。しかし，自閉症スペクトラム障害にはさまざまな顔があります。高い機能をもつ人もいれば，知的な遅れがみられる人もいます。非常に言語に長けている人もいれば，まったく言語を操れない人もいます。深刻な行動上の問題（たとえば，攻撃性，絶叫する，破壊性など）が認められる人もいる一方で，そのような問題の徴候が一切みられない人もいます。自閉症スペクトラム障害のある人たちの間に存在するこれらの違いを，すべて統括することができないばかりか，ごく簡単な実例でさえも充分に研究できないでいることが，おそらくこれまでの研究の結果が矛盾に満ちてしまう原因でしょう。しかも，ここで再検討した研究の多くでは，自閉症のある多くの人たちの精神遅滞が考慮されていませんでした。これはおそらく，自閉症スペクトラム障害のある人たちの中でも，とりわけ障害が著しい人を対象にしている結果であろうと思います。

　多くの科学者は，これまでにみつかった脳の違いは，必ずしも自閉症の症状を一般化するのに中心的なものではないと考えています。画像診断の技術は急速に洗練されてきつつありますが，まだ彼らの能力をすべて明らかにするまでには至っていないようです。実際に報告された研究は，今か

ら10年ほど前に行なわれたものが多いのですが、その当時用いられていた技術は現在と比べるとはるかに劣るものでしたし、相当明らかな脳の違いしか認められなかったのではないかと思います。これからの10年間が、自閉症スペクトラム障害の人たちにおける脳の違いと、それがどのようにして障害を引き起こすのかについて、もっと多くの答えを明らかにしてくれることは間違いないでしょう。対照的に、自閉症スペクトラム障害の発生に遺伝子がどのように作用しているかについては、すでにかなりの進展がみられています。

自閉症スペクトラム障害における遺伝学的影響

　自閉症の原因は両親にあるとする、恐ろしく見当違いな理論に終止符が打たれた後でさえも、自閉症の発症に遺伝学的要因が何らかの役割を担っているという考えには、ほとんどどの科学者も見向きもしませんでした。その理由のひとつとして、子どもが自閉症で、しかもその親も自閉症であるという、いわゆる遺伝疾患で通常予想されるパターンの事例がきわめて稀だったことが挙げられます。自閉症のあるきょうだいがいるという子どもの例なら時おりないこともありませんでしたが、それでも非常に珍しいことに変わりはなく、遺伝学的説明を裏づけるまでには至らなかったのです。しかし、1970年代にふたりの著明な精神科医がこの推論に疑問を投げかけました。マイケル・ラター博士は自閉症をはじめ、その他の小児期にみられる障害の理解に貢献し、その重要な研究に対し、英国女王からナイトの爵位（訳注：国家の功労者［男性］に与えられる栄爵、Sirの称号を許される）を与えられたイギリスの有名な小児精神科医です。一方、スーザン・フォルスタイン博士は、現在に至るまで、自閉症の遺伝学について数多くの論文を発表してきたアメリカの有名な小児精神科医です。両氏は、このような事例が少ないのは自閉症と診断された人の社会的問題が成人後も依然消えないために、自閉症のある人が結婚し、子どもをもつ可能性が低いから

だと考えました。実際その当時，子どもも親も共に自閉症であるという家庭がほとんどないことは明らかだったのでしょう。きょうだいも自閉症であるという比率も低いことに変わりはなかったのですが，それでも，一般人口における自閉症の罹患率と比べれば，実際，はるかに高いと言えました。これらの事実が認識されるようになったことで，新しい研究分野が拓かれることになりました。自閉症に対する遺伝学的影響の研究が誕生したのです。現在では多くの（しかし，おそらくすべてはでないでしょう）家庭で，この障害の発現に遺伝子が何らかの役割を担っていることを示す非常に強力な証拠があがっています。その一方で，残念なことですが，自閉症の遺伝子の解読がそうそう簡単なものではないことが非常に明白になっていることも事実です。この障害の発生に複数の遺伝子が関与していることは明らかですし，家族によって受け継いでいる遺伝子も異なることがあるようです。また，遺伝子の影響は単に自閉症自体にとどまらないようにもみえます。というのも，自閉症スペクトラムのある子どもの家族にあるさまざまに異なる問題は，同じ遺伝子群によってすべて生じているとも考えられるからです。したがって自閉症も，同じ遺伝子をもつことによって起こる複数の結果のうちの単なるひとつにすぎないかもしれないのです。これらの理由から，自閉症スペクトラム障害のための遺伝学的カウンセリングは，たとえいつの日か，この障害に関わる遺伝子がすべて明らかになったとしても，複雑で難解なものであることに変わりはないでしょう。将来の妊娠に伴う危険性について，ご家族に情報を提供できるようになるまでには，まだまだ長い道のりがあるのです。その一方で，この分野の研究がすでに目覚ましい進歩を遂げてきたことも確かだと言えるでしょう。

　そもそも自閉症が何らかの遺伝的基盤をもつ可能性について，最初のヒントが得られたのは，ラター博士とフォルスタイン両博士が，すでに自閉症のあるお子さんをもつ両親に，もうひとり同じ病気のお子さんが生まれる可能性についての研究したのが始まりでした。両博士の研究から，そのような可能性は低い（約3〜5%）ものの，それまでにひとりも自閉症の

お子さんをもったことがないという場合（約1,000に6の可能性，すなわち0.6％）と比較すると，実際，比べものにならないほど高いことが明らかになったのです。しかし，ある疾患が「家族内で発生している」ことが着目されたとしても，それだけでその疾患が遺伝的なものであるという決定的な証拠にはなりません。ところが，もうひとつ，双子の研究からも証拠がもたらされました。双子が一卵性である場合，つまり遺伝子がすべて同じであるとき，双子が二卵性，つまり平均して全遺伝子の半分ほどしか同じではない場合と比べて，双子が共に自閉症である可能性は一卵性ではるかに高いことが明らかにされたのです。研究からは，二卵性の双子のひとりが自閉症の場合，もうひとりが自閉症と診断される可能性は10％未満であることがわかりました。対照的に，一卵性の双子のひとりが自閉症と診断された場合，もうひとりの子が自閉症である可能性は，60％を超えていたのです。しかも，双子のひとりが自閉症の場合，もうひとりも本格的な自閉症の症状を示す例が多いのですが，自閉症スペクトラムの診断を与えられるまでには至らなくても，実際，言語的，認知的，もしくは社会的にかなりひどい困難が認められる例もあることが明らかになったのです。現在，多くの研究者は，関連の遺伝子は自閉症そのものを引き起こすのではなく，さまざまな言語的，社会的問題や人格スタイルの原因となり，その極端な形として自閉症があると考えています。

　すでに遺伝疾患であると知られている病気を抱え，さらに自閉症でもあるという子どもたちがいます。このことから，自閉症が遺伝的原因をもつ可能性を示す，また新たな証拠を得ることができます。たとえば，脆弱X症候群と結節性硬化症は，いずれも遺伝子検査によって容易に診断できる遺伝疾患です。これらの病気を引き起こすDNAの特異な突然変異についてはすでにわかっていますから，いずれの障害もお子さんが生まれる前に診断可能ですし，将来の妊娠に備え，遺伝子の突然変異を保有している夫婦にはカウンセリングを行なうこともできます。脆弱X症候群と結節性硬化症の両方を患っている子どもたちの一部に自閉症の症状が現われる[注7]

ことがあることから、これらふたつの障害の発現に関わる遺伝子は、自閉症の発現にも関与していることが窺えます。

1990年代に、ヒトゲノム・プロジェクトという人間の全遺伝子を染色体の特定の位置に精密に示すための国際共同研究により、自閉症の原因となる遺伝子を含む可能性が最も高いと思われる遺伝子部分に的を絞ることが可能になりました。連鎖分析は、ある病気または体質が、特定の染色体の、ある領域とどれほど密接に「連鎖」しているかを調査する遺伝子研究の一種です。連鎖分析からは、その領域のひとつまたは複数のどの遺伝子がその病気の原因となるのか正確にはわかりません。しかし、どの染色体のどの部分が重要な遺伝子を含んでいる可能性があるかはわかります。最近では非常に大規模なヨーロッパの研究で、7番染色体の長腕[注8]の領域に自閉症との連鎖が実証されています。また、15番染色体の長腕の上というのは、遺伝物質が複製され、複製されたもうひとつのDNAが逆に挿入される（逆複製［inverted duplication］として知られる）領域ですが、この領域も、いくつかの研究から自閉症患者の1〜4％の間で連鎖が認められることがわかっています。つまり、自閉症の原因となる遺伝子のいくつかが、7番染色体と15番染色体の上に位置する可能性があるということです。しかしながら、これまでのところ、この知識はほとんど実質的には役立っていません。まだ、どの特定の遺伝子が関与しているのかも、どの遺伝子が何をし、どのように自閉症を引き起こすのかもわかっていないのです。おそらく、これらの遺伝子は、脳の発達、特に正常な社会的コミュニケー

注7）しかしながら自閉症スペクトラム障害で、さらに脆弱X症候群か結節性硬化症のいずれか一方を患っている子どもの割合はごくわずかです。医師によっては、お決まりのように自閉症のある子どもたちすべてにこれらの障害のための検査を処方する人もいますが、脆弱X症候群と結節性硬化症に一般的な特定の身体的特徴が認められる場合にしか検査を勧めない人もいます。

注8）染色体はアルファベットのXのような形をしていますが、その交差部分はXの真ん中に位置しているわけではなく、Xの上部へ向かってずれています。そのため下には「長腕」が、上には「短腕」がそれぞれ2本ずつ伸びているのです。

ション能力に貢献する脳の領域の発達に重要なのではないかと思います。

　自閉症やアスペルガー症候群のある人たちの家族には，特に言語や社会的能力に関連するさまざまな体質が受け継がれているように思われます。ことばの遅れ，発音の明瞭性に関する問題，学習上の困難，社会性の困難さ，および社会的不安の発生率の高さは，ダウン症候群など他の障害をもつ人たちの家族のメンバーよりも，自閉症のある人たちの親戚により多く認められます。研究からは，これらの比較的軽い障害が自閉症のある人のきょうだいのうち，約 10 〜 20％に現われ，両親にもしばしば現われることが示されています。

　自閉症やアスペルガー症候群のある人たちの長所も，家族の中で受け継がれています。両親ときょうだいが自閉症スペクトラム障害のある本人とよく似た体質や興味をもっていることがよくあるのです。イギリス人研究者，サイモン・バロン - コーエン博士は，家族の中に自閉症スペクトラム障害のあるメンバーがいる人たちは，特に機械的な対象（機械の作用の仕方など），物理的な因果関係，および視覚 - 空間的認知問題（パズルなど）に長けているという説を唱えました。特徴的な困難に限らず，特徴的な長所も家族に受け継がれているとする説は，彼やその他の人々によって検証されてきました。バロン - コーエン博士の研究チームは，自閉症またはアスペルガー症候群のある子どもたちの両親は，他の子どもたちの両親よりも，エンジニア，物理学者，および数学者であることが多いことを明らかにしました（他の科学者からも，自閉症スペクトラム障害のある人の家族では，経理や科学的な職業に就いている人の率が高いことが明らかにされています）。また，バロン - コーエン博士の研究グループは，文学専攻か，もしくは数学，物理学および工学専攻かのいずれかの大学生 1,000 人以上を調査しました。そして，数学，物理学または工学専攻の学生の家族におけるほうが，文学専攻の学生の家族におけるよりも自閉症スペクトラム障害の発生率が著しく高いことを明らかにしました。このイギリスの研究者グループは，最終的に，自閉性障害のある子どもたちの両親に社会的理解と視覚 -

空間的認知能力の両方のテストを実施し，直接検査をしました。その結果，自閉症スペクトラム障害のある子どもの両親は，人の顔の表情を解釈することについては他の両親よりも若干正確さに劣りましたが，パズルを解くことや複雑な絵の中に隠れた形を発見する能力についてはより優れていることが明らかになりました。さらに最近の研究プロジェクトは，自閉症スペクトラム障害のある人の家族は，視覚‐空間的認知，機械，および記憶に関する能力が優れていることが多いという発見を裏づけています。

　これらの発見はすべて，ひとつの結論に帰着しました。自閉症スペクトラム障害のある人たちの家族全般に受け継がれているものは，自閉症それ自体ではなく，欠点と長所の両方を伴う，ある特定の考え方，関わり方，および世界への反応の仕方におけるパターンであると思われます。これは将来，遺伝子カウンセリングを行なっていくうえで限界があることを強く示しています。つまり，人がある遺伝子を受け継いでいるとしても，必ずしもその人が自閉症スペクトラム障害になるとは限らないということです。自閉症スペクトラム障害は，その遺伝子の最も極端な結果ではありますが，同時に，いくつもの可能性のひとつにすぎないかもしれないのです。しかも，それらの可能性の中には多くの長所も含まれています。また，自閉症は遺伝子と（未知の）環境要因が一緒になって引き起こされると一般的には考えられています。これら両タイプの要因については，現在，詳しい調査が進められているところです。

　では，アスペルガー症候群の遺伝学についてはどうでしょうか？　ここで今かいつまんで説明した研究の多くは，自閉症のある人々について行なわれたものです。しかしながら，この情報がアスペルガー症候群にも当てはまるというかすかな予感がしないでもありません。ひとつの家庭に自閉症スペクトラム障害のあるお子さんが複数いる場合，その病気の程度，および具体的にスペクトラム障害のどの診断であるかという両方の点に関して，その子どもたちの間に実質的な違いがみられることを明らかにしている研究者もいます。ときどき，自閉症のあるお子さんの家庭で，アスペル

ガー症候群のあるお子さんがもうひとり生まれることがありますし，その逆も然りです。先に紹介した双子の研究では，双子のうち第一子の障害はすべて自閉症でしたが，双子のもう一方には，時おり，自閉症ではなくアスペルガー症候群やPDD-NOSもみられることがあったのです。これは別の言い方をすると，家系的に受け継がれているのは単に自閉症に限らないということです。このことから，自閉症を引き起こすのと同じ遺伝学的メカニズムが，アスペルガー症候群やPDD-NOSの引き金となることが窺えます。

[空白を埋める]についてはどうでしょうか？：他に考えられる原因

ここ数年にわたり，自閉症を生じさせるたくさんの原因が示唆されるようになってきました。まだ議論の余地がないとは言えませんが，妊娠中もしくは生後1年目における感染が，ごく少数とはいえ子どもたちに自閉症を引き起こす可能性があることを示す証拠が若干挙げられています。たとえば，1960年代，70年代の調査からは，子宮内で風疹ウイルスに接触した子どもたちの約10％に自閉症が発生したことがわかりました。その他にも，単純疱疹ウイルスという脳の膨張と脳の損傷を引き起こす恐れのあるウイルスが，非常に稀なケースではありますが，それまで健康だった人に自閉症を発症させる可能性があることを明らかにした研究もあります。

また，より最近では，アメリカ，ユタ州出身の国際的に有名な免疫学者，故リード・ウォレン博士が，ウイルス性または細菌性の感染に罹りやすくなる子どもの免疫システムの遺伝的問題が原因で起こる，自閉症のケースもあるという見解を発表しています。胎児や幼児は有機的組織体をすばやく排除することができないため，感染が直接脳に障害を及ぼす危険性が高いのです。ウォレン博士がその可能性を提唱するもうひとつのメカニズムは，幼少期の感染が引き金となり自己免疫反応，つまり身体の免疫システ

ムが自分自身の身体の各部位を標的とし，あたかもそれが異質な侵入者（ウイルスなど）であるかのように攻撃反応を引き起こすというものです。たとえば，免疫システムの「自己認識（self-recognition）」メカニズムの同じような衰弱は，糖尿病などの他の自己免疫疾患の原因と考えられています。糖尿病の場合，感染が免疫システムの引き金となりますが，ちょうどウイルスやバクテリアを攻撃する代わりに，このシステムが自分自身の膵臓を攻撃し，インシュリンを生み出す細胞を殺してしまうのです。ウォレン博士はこのような自己免疫プロセスが起こる自閉症の場合，免疫システムの攻撃を受ける身体の器官が，膵臓ではなく脳であると提唱しました。自閉症スペクトラム障害のある子どもたちの何人かに，脳細胞を「異質（foreign）」と「認識する」抗体（通常，伝染病と戦うために産出されるたんぱく質）の証拠を発見した研究も2，3あります。さらに，自閉症のある子どもたちは，喘息，アレルギー，関節炎，糖尿病，多発性硬化症などに罹る危険性が高いに違いないと予測する自己免疫理論もあります。実際，これらの問題の中には自閉症スペクトラム障害のある子どもたちとその家族メンバーの両方において危険率が高いことが研究から明らかになっています。

　バクテリアと自閉症スペクトラム障害を関係づける新聞記事やその他のメディアによる報告について耳にされたことがある方もいるかもしれません。1998年，胃腸系の病気を専門としている英国の医師，アンドリュー・ウェイクフィールド博士は，はしか‐流行性耳下腺炎‐風疹ワクチン（measles‐mumps‐rubella［MMR］vaccine）が，子どもに慢性的な腸障害と自閉症を引き起こす原因となることがあるという説を同僚と共に発表し，大旋風を巻き起こしました。ウェイクフィールド博士は，MMRワクチンの接種後まもなく（すべてではないものの，いくつかにおいて），腸障害と自閉症の両方を発病した12症例を報告しました。そして，ワクチンが原因で腸障害が起こり，それが今度は必要なビタミンや栄養の吸収率の低下を引き起こして脳に異常が生じ，その結果，自閉症やその他の発達

障害が引き起こされると仮定したのです。もうひとつ，ワクチンによって自閉症が起こるメカニズムとして，自己免疫理論に関連するものが考えられます。つまり，ウイルス感染が免疫システムを刺激し，何らかの原因でそれが異常に機能してウイルスの代わりに（もしくはウイルスに加えて），身体の各部位を攻撃し始めるというものです。子どもがワクチンの接種を受けたとき，このような破壊的な連鎖反応を引き起こすウイルスに，まさしく晒される可能性があるのです。

　ワクチンが自閉症スペクトラム障害の発生と関連があるとする説は，公衆衛生への影響が非常に大きいと考えられることから，多くの政府機関によって深刻に受け止められてきました。最近ではワクチンが，場合によっては自閉症スペクトラム障害の原因となる可能性があるのかどうか詳しく探るために，世界中の数多くの医療研究センターに資金が提供されています。しかしながら，まだ予備的な結果ではありますが，そのようなケースは滅多にないことが示唆されています。最初はまず，1979年から現在までにロンドンで誕生した自閉症スペクトラム障害のあるすべての人を確認する大規模な調査から始まりました。そして，1988年にイギリスでMMRワクチンが紹介される前後の自閉症の発生率を比較したのですが，何の相違も発見されなかったのです。さらに，生後18ヵ月以前にワクチンの接種を受けた子どもたちと，この年齢以後か，もしくは接種を受けたことがまったくない子どもの比較も行なわれたのですが，やはり何の相違も明らかにされませんでした。しかも，自閉症スペクトラム障害のある子どもたちとそうでない子どもたちの間では，ワクチンの接種率にもまったく違いがなかったのです。次に，両親が子どもたちの自閉症について，最初の徴候を報告する時期が，他の時期と比べてワクチンの接種直後に特に多いという傾向もこれといってなかったことが明らかにされました。このように，仮に，はしか（麻疹），その他のワクチンが自閉症スペクトラム障害の原因となることがあるとしても，それは非常に稀であると思われます。その一方で，この話題については現在でも多くの研究チームが調査を行なってい

ますから，はっきりした回答が得られる日も近いのではないかと私たちも期待しています。

　そして最終的に，後に自閉症スペクトラム障害であることが明らかになった子どもたちの成育歴には，妊娠期間中の母体の出血，母親の高血圧が原因の妊娠中毒症，早産，および出産の最中もしくは出産直後の低酸素症など，妊娠，陣痛，および分娩に関わる数々の合併症がみられるということが着目されるようになったのです。しかしながら，いくつかの研究から明らかになったことは，これらの合併症は，何も自閉症のある子どもたちに限ったことではなく，脳性小児麻痺，精神遅滞，言語障害，および学習障害など，その他の障害のある子どもたちにも認められるということです。したがって，産科の合併症から，ひょっとしたら脳の発達に一般的な相違点が生じる可能性があるかもしれませんが，それが特定的に自閉症の原因となるわけではないようです。

　その一方で，このような合併症は自閉症の原因ではなく，むしろその結果であるという説も提唱されています。この興味深い仮説では，妊娠期間中に産科の問題が起きたとしたら，そのときにはすでに何らかの異常が胎児の発達に生じていると考えます。これを裏づける証拠は，ダウン症候群などの遺伝障害のある子どもたちから得ることができそうです。これらの子どもたちの母親は，妊娠や分娩中に合併症を併発する割合が平均よりも高いのです。ダウン症候群は，妊娠したその時点で確定されます。つまり，産科の合併症が起こるよりもずっと以前に，すでに胎児の成長に何らかの異常が認められるということなのです。そのため，ほぼ似たような事情が，自閉症スペクトラム障害のある人の胎児期および出生時にもみられるのではないかと考える研究者もいます。本章で先に説明したような遺伝的要因が胎児の発達の早期に作用して，何らかの形で幼児の健康を損なう，もしくは危険に晒し，その結果，妊娠や分娩が正常に進まなくなるというのです。言い換えれば，合併症が自閉症スペクトラム障害を導くのではなく，むしろその後に続くということです。

産科の出来事を自閉症スペクトラム障害に関係づけるもうひとつの説は，陣痛を促進する薬剤，ピトシンの使用に関するものです。母親に自然に陣痛が起こらず，産科医が出産を開始するのが賢明と感じると，ピトシンが投与されます。これは，女性の身体に存在して陣痛を促すオキシトシンという天然の化学物質と同じように作用する薬剤です。オキシトシンは陣痛を引き起こすことに加え，社会的行動や愛着にとって非常に重要な働きをします。幼児が合成オキシトシンに接触すると，幼児の身体はオキシトシンの生産を減少あるいは停止させます。そしてこれが原因で，他者との結びつきが困難になると考えられているのです。これは，必要な化学物質の量を多すぎることも少なすぎることも決してないようにする（「否定的なフィードバックループ」として知られる）身体の一般的なパターンによります。身体は化学物質の量が多すぎると察知すると，その化学物質を産出する細胞に機能停止の信号を送ります。つまりこの説では，新生児の身体にピトシンが大量に循環していると，その赤ん坊はオキシトシンの生産を停止し，それが赤ん坊の他者と結びつく能力を大きく妨げることになるのではないかと考えているのです。このメカニズムは確かに興味深いのですが，最近のふたつの研究から，ピトシンによる陣痛誘発の比率は，他の子どもたちの場合に比べて自閉症のある子どもたちに決して多いとは言えないことが明らかにされました。したがって，現時点において，陣痛誘発や難産がお子さんにある自閉性障害の原因だったのではないかとみなさんが心配されているとしても，ほとんどの証拠から考えて，そのような恐れは除外して構わないと言ってよさそうです。

　本章では，自閉症スペクトラム障害の原因に関する多くのヒントや手がかりを紹介してきました。個人が結局，自閉症もしくはアスペルガー症候群となるまでには，数多くの，ひょっとしたら何十というさまざまな道のりがあると，多くの科学者たちは考えています。したがって，たとえ何らかの原因が明らかになったとしても，それぞれの原因はごく少数の子ども

にしか当てはまらないかもしれません。数ヵ月ごとに新しい理論が生まれています。その中には多くの成果をもたらすものもあれば，結局，行き詰まってしまうものもあります。原因に関する新しい理論が現われると，新しい医学検査を受けるべきかどうか，ご両親方から質問を受けることがよくあります。通常，医師は待ってみるよう勧めるでしょう。なぜなら，世界中の研究センターがこの問題に懸命に取り組んでいる一方で，自閉症を説明する有効な理論が導き出されるにはまだしばらく時間がかかることが予想されるからです。解答の模索は，ご両親方や科学者たちの両方に影響する普遍的な人間の欲求ですから，原因究明の旅はこれからもますます熱心に続けられていくことでしょう。

第4章
アスペルガー症候群と高機能自閉症の治療法

　　スの両親は，心理学の先生から「自閉症」という言葉を聞いたとき，絶望のどん底に突き落とされました。「しかし」，その先生はさらに言葉を続けました。「セスと，まさしく同じ種類の問題を治療するための非常に優れたプログラムがいくつか開発されてきているのですよ」。先生は，電話番号が記された一枚の用紙を両親に手渡し，「彼らなら，きっとあなた方とセスの役に立ってくれますよ」と言って，その日の午後にでも電話をかけるよう勧めました。そしてその秋，セスは自閉症のある子どもたちのための特別な教育を行なう保育園に入園したのです。そうして彼は，キンダーガルテン（幼稚園）の入園に必要な条件を満たせるようになるまで，2年間，この保育園のプログラムに在籍したのです。彼の両親は先生方に，彼はこの次はどのようなタイプの治療を受けることになるのか尋ね，その答えに驚かされました。「この後はもう，セスのような子どものための特別な学校は何もありませんよ」。それが彼らの返事だったのです。セスは保育園で急速に進歩し，今ではとても上手に話せるようになったとはいえ，まだ多くの問題を抱えていましたし，彼の両親は，彼にはまだまだこの先も治療が必要なことをわかっていました。こうして，頭

の回転が速く，おしゃべりが大好きで，しかし社会的には少々不器用な彼らの息子が，その生涯を通じて困難を切り抜けていくのを助けてくれる，治療，プログラム，クラス探しの長い旅が始まったのです。

では，次は何を？

　お子さんについての評価から得られた結果の中で，必ずしも診断だけが最も重要とは限りません。むしろ，お子さんをこの先どのように支援していったらよいかについて診断が教えてくれること，そのことこそがずっと重要ではないかと思います。本書では今後，アスペルガー症候群と高機能自閉症に関連する困難に対処し，うまく切り抜けていく方法について取り上げていきたいと思います。まず本章では，多くのコミュニティで利用できるさまざまな治療法の選択肢の概要を紹介し，わかっているものについては，その相対的な利点と危険性についても説明していきます。第1章でお話ししたように，自閉症スペクトラム障害のある子どもたちの青年期，成人期の予後は実に千差万別です。症状が大幅に改善し，時を経て問題がさほど目立たなくなる人もいます。そのような人たちは，各自の年齢に生じるさまざまな状況，期待される役割――大学生，勤務者，ルームメイト，友だち，隣人など――において，明らかな障害はほとんどないほど非常にうまく機能することができます。そこで本章では一般的に受けることが可能な治療法のうち，このような最善の結果をもたらす可能性が最も高いものはどれかということについて考えていくことにしましょう。お子さんが早く診断，治療を受ければ，青年期および成人後の生活がしやすくなる可能性がその分――ひょっとしたらはるかに――高くなるのではないかと思います。

　本章で紹介する治療法の効果について調査した研究は，これまでにまったくといっていいほどありません。これまでの研究のほとんどは，古典的自閉症の診断を受けた子どもたち，特に学習や言語にもっと深刻な障害を

もつ子どもたちについて行なわれたものだったのです。実際，古典的自閉症のあるお子さん方のための治療法については，いくつかよくご存知のものがあるのではないでしょうか。なぜなら，そのようなものはメディアに着目されることが多いだろうからです。対照的に，高機能自閉症，特にアスペルガー症候群のための治療的介入は，開業医の間でさえ広く知られてはいません。本章がその溝を埋め，それによってみなさんが，かつてのご両親たちがそうだったように，ご自身でこの情報を探し求める間の欲求不満を感じなくてもすめば，と願っています。実際，昔はそのような不満を感じることが本当に多かったのです。

　とはいえ，それでもやはりみなさん方ご自身で徹底的に調査し，お膳立てをし，お子さんの治療者に必要な情報や手段を提供するなど，しなければならないことが実にたくさんあることでしょう。本章を読み進むなかで気づかれると思いますが，お子さんに役立つ可能性のある治療的介入方法は相当な数にのぼります。これらの方法の中には，いくつか，それも一部のお子さんに対して効果があるものもあるでしょうが，すべてのお子さんに役立つというようなものは，（たとえあったとしても）ごくわずかにすぎないでしょう。アスピリンや抗生物質などの充分に確立された確実な医学的治療方法でさえ，すべての人に効果があるわけではありませんし，人によって害になることさえあるのです。自閉症スペクトラム障害とその治療方法についてもまったく同じことが言えます。しかも，本当にごく稀なことですが，本章で紹介するさまざまな治療法を提供してくれるところがひとつしかない，唯一ひとつの機関，クリニック，もしくはひとりの治療者によってしか提供されないということもあります。みなさんのお子さんは，幸いにも自閉症スペクトラム障害では高機能のほうでした。しかし，それに伴うこの実状は残念なことです。軽症から重症まで揃っている自閉症のお子さん方のためのプログラムとは異なり，高機能自閉症のあるお子さんのあらゆるニーズに応えるために編まれた包括的なプログラムはほとんどないのです。したがって，お子さん特有の才能や障害を評価し，それぞれ

に合わせた治療計画を立てるのを助けてくれるような専門家をみつける必要があります。お子さんができること，できないことについて熟知し，どの治療を試みるべきかについての判断を下すとともに，学校の先生や福祉サービスなどの提供者，周囲の人々に，お子さんについて，みなさんから教えてあげてください。確かにこれは，いくつかの点から考えて理想的とは言えない状況です。特別なお子さんを世話し，家族を支え，育んでいるなかで，みなさんはすでに充分すぎるほどのストレスを抱えているでしょうから。しかし，お子さんの今後の人生，1日24時間，週7日間ずっと，お子さんのために力を貸してくれるような学校の先生，治療者，または機関はどこにもみつかりません。こまごまとしたことすべてをうまくやりくりし，重要な情報を漏らさず伝え，有効だったこととそうでなかったことを心得て，教室から教室へ，治療から治療へ，そして治療者から治療者へと途切れることなくつないでいく一本の糸，それがみなさんなのです。治療者や学校の先生がいない日々の状況で，どのように行動し，どのように反応したらよいかをお子さんに教えていくことに，今後みなさんは深く関わっていくことになるでしょう。お子さんの人生において，みなさんはかけがえのない存在なのです。本章，および本書では，今後このような役割を背負っていくために必要な手段，技能，および支援を提供していきます。これによりみなさんが，その途方もない重荷を少しでも軽くすることができればと思います。

　当然とはいえ，みなさんが真っ先に尋ね，心の底から願っていること，それは自閉症の症状を治すことができる治療法があるのかどうかということ，この一点に尽きます。ある，と断定する意見をひょっとしたら耳にしたことがあるかもしれませんが，これにはかなりの議論の余地があります。なぜなら，何かそれを裏づける証拠を提供できるような「治療法」は，現在に至るまでごくごく稀にしかなかったからです。このように言うと，希望を打ち砕かれる思いがするという人は，アスペルガー症候群や高機能自閉症を糖尿病，喘息，もしくは関節炎のようなものと考えてみてはいかが

でしょうか。たとえ結果的に，それによって病気が完治するようなことにはならなくても，これらの疾患それぞれとかなりうまく付き合っていけるようにする治療法ならみつけることができます。この障害と共に生き，お子さんが学校や社会的状況で少しでも気持ちよく過ごしていけるように，そして標準的で健康な家庭を築くことができるようにするために，みなさんができることはたくさんあるのです。ある母親は，次のように語ってくれました。

「スペンサーが3歳で自閉症と診断されたとき，私たちは散々に打ちひしがれました。医師が，問題は何かを話してくださるのにかかった2秒間，その2秒間に，息子に対する私たちの望みも夢も消え失せてしまったかのようでした。最初は信じたくありませんでした。でも，ディズニーのビデオの台詞をいつも繰り返すことから，私たちの目をみることができないということまで，自閉症の説明は息子にぴったり当てはまってしまったんです。結局，スペンサーが高機能自閉症であるという事実を受け入れざるを得ませんでした。そして私たちは深呼吸をし，何としてでも治療法をみつけると誓ったんです。確かに，私たちが愛してやまないこの小さな少年の輝かしい未来を取り戻すために私たちができることはありました。ある日，インターネットでひとつの経験的な処置について知ったとき，私たちの治療探しの旅もこれで終わったと思いました。それは特殊な薬の静脈投与を必要とするものでしたが，そのウェブサイトによれば，結果的に『ほとんど奇跡ともいうべき転換』となることが多いと謳われていました。その後，同じ治療方法がゴールデンタイムのニュース番組で紹介されているのをみたとき，私たちは決意したんです。たとえ地球の果てまで行くことになろうと，その治療法をスペンサーのために手に入れてやろうと。もちろん，地球の果てまでいく必要はありませんでしたけれど，実際はるばる東海岸まで，2,000マイル（約3,200キロメートル）を旅しなければなりませんでした。かなりお金がかかりました——家をまたしても抵当に入れなけれ

ばなりませんでした——でも先ほど申しましたように，どんなに犠牲を払っても高すぎるということはありませんでした。治療を始めて2週間もしないうちにスペンサーに明らかな変化が認められるようになったんです。以前よりも頻繁に人の顔をみるようになりましたし，よく話すようにもなりました。結局，まあそんなところでした。2ヵ月が経ってしまうと，スペンサーはそれでもやっぱり自閉症であることに変わりはないんだなと認めざるを得ませんでした。息子にみられた改善には感謝していますし，求めるのをやめないでいれば，いつかきっと本当の治療法がみつかるという望みを捨ててはいません。それがスペンサーのためにもなると思うんです。でも，息子ができるかぎり彼らしくなれるよう，私たちはできることに専念することにしました。それに，1年前には想像もつかなかったほど未来が輝いてみえるようになったんです。スペンサーは今後一生，自閉症という大変な問題と闘っていかなければならないかもしれません。でも，今なら私たちも，彼が自分を支えるためにどれほどたくさんのものをもっているかわかるようになりましたから，自信をもって言えます。時を経るにつれて，もっともっと状況はよくなっていくに違いありません」

就学前の治療の選択肢

　最近，アスペルガー症候群や高機能自閉症と診断された就学前のお子さんをおもちのご両親の場合，いくつかの治療選択肢があります。その中にはメディアの注目をかなり集めているものもありますから，そのようなものについてはすでにご存知かもしれません。ただし，おそらくみなさんがご存知でないのは，メディアの報告で取り上げられるような，より深刻な病状のある子どもたち同様，みなさんのお子さんのような高機能の子どもたちにもはたしてそれらが適切なのかどうかということではないかと思います。症状がさほど深刻でないならば，それは子どもの脳がさほど大きな痛手を受けていないということであり，したがって潜在的に脳の配線をつ

なぎ直し，再度組み立て，適切な社会的行動やコミュニケーションに重要な新しい神経の接続が比較的容易であると判断し，メディアで取り上げられるような治療法はみなさんのお子さんにも適切であると考える専門家もいます。実際，研究からもこれは確証されています。研究に継ぐ研究により，あらゆる形態の治療が効果を発揮する可能性が最も高い子どもたちというのは，さほど自閉症がひどくなく，高い知能と言語能力をもっている子どもたち——みなさんのお子さんのような子どもたちであることが明らかになっています。

しかし，このような考えに反対の人は，聡明で，言語的な能力をもち，社会的相互作用にも比較的関心をもっている子どもたち（やはりみなさんのお子さんのような子どもたちでしょう）にとっては，正規の教育と，その他にあまり拘束の厳しくない保育園のプログラムを通して，社会的経験や言語的刺激を受けることが大きく役に立つと述べています。これらの子どもたちは，より深刻な自閉症のある子どもたちよりも模倣能力が優れていることが多いことから，標準の発達をしている同級生たちの「正常な」行動やコミュニケーションを模倣することが彼らのためになるというのです。

このような両派の論争には，自閉症の性質をめぐる私たちのさまざまな思いや見解，障害を抱える人たちに対する思いやりのある，かつ正当な待遇の仕方，および差別や差別撤廃などについての問題も含まれています。これらの問題については，みなさんも親として自分なりの意見をおもちでしょうし，それはみなさんのお子さんを診ている医師たちの意見と必ずしも一致するとは限らないでしょう。みなさんがお子さんのための治療プログラムを選択する際に心得ておくべきことは，これら両極端なふたつの見解に加えて，複数の中間的な立場も存在するということです。たとえば，集中的な行動プログラムにお子さんを参加させ，その後，おそらく介助者の助けを借りることになるでしょうが，普通保育園の授業を受けるために近所の学校にもお子さんを出席させるご両親もいます。その一方で，家庭や特別な教育環境においてではなく，正規の保育園で実際に集中的な治療

表4 アスペルガー症候群と

治療法	年齢	行なう方法と場所
応用行動分析（ABA）	就学前から成人期	就学前は，訓練を受けた専門家チームによって週に30‐40時間，理想的には2年間，家庭で行なうことが多い。その後は学校やその他の環境において行なう。
自閉症，および関連のコミュニケーション障害のある子どもに対する治療と教育（TEACCH）	就学前から成人期	学校を主とし，家庭でそれを補う形で学校の先生および両親によって行なう。テクニックは職場環境に容易に一般化される。
デンバー治療モデル，グリーンスパン・モデル	就学前	家庭と学校
社会生活技能グループ	就学前から成人期全般	セラピストの診察室，クリニック，または学校で，セラピストか学校の先生の指導による。
教育的支援	就学前から大学時代を通して	学校
言語コミュニケーション療法	就学前から成人期全般	グループ状況または子ども同士のペアで，言語聴覚士によって行なわれる。
機能的行動分析	就学前から成人期全般	学校，家庭，その他の状況で，責任のある大人なら誰によっても行なわれる。
薬物療法	あらゆる年齢	児童精神科医もしくは神経科医などの医師によって処方される。たいてい家庭で両親が与える。
感覚統合療法	就学前，児童期	作業療法士の診察室で行ない，おそらく家庭での練習が与えられる。
個人心理療法	青年期，成人期	心理療法士の診察室で行なうが，コミュニティへの「出向」を伴うことが予想される。

高機能自閉症のための治療方法

特　徴	長所と短所
観察，定義が可能な行動について測定される明確な目標を定め，それらの目標達成のために具体的なテクニックを用いると共に，治療介入の効果を評価するために継続的にデータを収集していく。テクニックは原則的にオペラント条件づけなどの学習に基づいている。	費用がかかる。しかし2年間の集中治療によって，多くの子どもは正規の学校で特別の援助なしに上手に生活できるようになる。
環境を視覚的に構造，組織化し，視覚，機械，および記憶に関する長所を活用しながら状況を学び，言語，模倣，社会的，および認知技能を教えていく。一対一またはグループで行なう。	公立の学校で実施されていることが多い。結果についてはABAと比べあまりよく研究されていないが，行動，学習が改善し，両親のストレスを減らすと共に自信を高めることができる。
遊び，積極的な社会関係，子どもを中心とした相互関係のコントロール，および他人との情緒の共有を強調する。基本的に，大人の側が子どもの世界に入り，子ども自身に相互関係をコントロールさせるようにする。	ABAやTEACCHよりもはるかに人間関係の温かさ，喜び，および相互主義を補強することに重点をおく。ABAほど研究がされていないが，社会的，情緒的技能の向上に明らかに効果がある。
会話技能，ボディ・ランゲージ，つり合いの取れた見方，他人の情緒の読み取り，情緒の統制，およびいじめや仲間外れなど，社会的な問題解決技能を発達させる。	技術を教え，仲間との練習の機会を与える。家庭でも訓練できるよう，必要な応用方法を教える。成人期全般を通じて利用可能。
環境への適応と環境の変更，および学問的目標	連邦政府の法律によって権限が与えられている小学校から高校までを通じ，学校側との交渉が可能で，個人的必要に合わせることができる。
言語の語用，つまり，社会コミュニケーション，抽象的または複雑な言語的概念の訓練	社会生活技能グループに参加できないとき，もしくは子どものコミュニケーション問題がより深刻なときなどに有効。
混乱を引き起こす，もしくは問題のある行動の機能検証をする。よりふさわしいコミュニケーションの方法を提供する。	行動問題を減らし，コミュニケーションを向上させる。
おそらく，子どもの行動に影響している脳の化学物質の量を変更する。	注意または活動量の問題，うつ症状，不安，怒りに有効かもしれないが，自閉症の核心的症状を解決するわけではない。
感覚の過敏さを和らげ，対処技能と新しい感覚に対する耐性を高める。	効果を判定する調査はほとんど行なわれていない。
気分と情緒的状態の詳しい解明を行なう。自分に対する自覚を高め，受け入れられるようにする。	洞察力の優れた個人には最適。グループ状況への一般化は無理かもしれない。できるかぎり指導的で，具体的であることが必要。

を行なっていくべきだとする意見もあるのです。

　次にご紹介する治療介入の中には，みなさんがどこに住んでいるかによって，他と比べて，より一般的で利用しやすいものがあるのではないかと思います。表4ではそれぞれの治療方法の特徴についての比較も行なっています。

　■ 応用行動分析
　自閉症のある幼い子どもたちを訓練する応用行動分析（ABA）は，ロサンゼルス・カリフォルニア大学（UCLA）の教授陣のひとりである心理学者アイヴァー・ロバース博士によって1960年代に開発されました。この治療プログラムでは，言語，遊び，セルフ・ヘルプ，社会的，学問的な各技能，および集中力など，自閉症のある子どもたちに欠けている技能を身につけるために，全体的には行動学理論の原則を用います。さらに加えて，自閉症スペクトラム障害のある子どもたちの不自然な行動をいくらかでも軽くするよう努めます。治療は訓練を受けたスタッフにより，主に子どもの自宅で行なわれます。ABAモデルを自閉症とその関連疾患のための最も集中的なプログラムとして活用し，週に30時間から40時間におよぶ治療を毎週行ないます。ロバース博士が自閉症治療としてABAモデルの効果に関する研究を最初に発表して以来，ABAの分野は大きく進展し，現在，ABA治療アプローチに主に組み入れられているテクニックは，ロバース博士が当初用いたものと比べるとはるかに多種多様になっています。
　ABA介入アプローチには，介入プログラムを評価する際に特に有効な，ある特徴があります。観察や説明が可能な行動の観点から測定される明確な目標を設定し，それらの目標を達成するために特別なテクニックを用いるとともに，介入の効果を評価するために継続的にデータを収集していくのです。ABAモデルでは，行動の形式よりも，むしろその機能を特に重視し，そうして介入を有意義な目標へと導くのです。たとえば，乱暴をしたりするなど，挑戦的行動には機能的行動分析アプローチ（この点については後

の章でさらに詳しく説明します）と言われる方法を用いて取り組んでいきます。挑戦的行動は，要求と願望を伝えるための手段であると考えられるのがしばしばです。この見方では，望ましい行動もしくは望ましくない行動がなぜ維持されるのか，その理由を分析することを念頭において進めていきます。なぜなら，実際に子どもが挑戦的な行動を示すときに，特にそのような分析が有効になるからです。さらに，ABAアプローチでは行動の動機や決定要因（drive）を重視します。これは，自閉症スペクトラム障害のある子どもの学習能力に影響を与える重要な問題です。

　ABAモデルにおいては，自閉症スペクトラム障害のある子どもたちの多くは，まず言語や人から言われたことに従うこと，注目，および真似をするための基本的能力を身につけてからでないと集団の学習環境で教育しても効果がないということを前提としています。したがって，最初に一対一でそれぞれの子どもの能力と問題に基づいた具体的な目標を選択し，きわめて個人的な指導を行なっていきます。その後，子どもが基本的なコミュニケーション，社会生活および注目の技能を身につけたうえで，徐々に集団学習環境を経験させていきます。最初は，ふたつの環境の間でスムーズに技能の切り替えができるよう，治療チームのメンバーが教室まで子どもに付き添います。最終的には介助者が教室にいなくてもいいように，もしくは姿がみえないよう「隠れる」ことでも大丈夫なようにします。そうして子どもがその後，正規の学習プログラムに完全に馴染めるようにすることが目標です。もちろん，この目標を達成できるお子さんがいることも確かですが，その一方で，常に介助者が必要なお子さんもいるでしょう。そのような場合は，特別教育を行なう教室に参加することがお子さんにとって引き続き役立っていくのではないかと思われます。

　スペンサーの両親は，後ろ髪を引かれる思いで医学的な「治療法（cure）」を断念しました。しかしその後，やはり自閉症のお子さんがいる知人から，ABAの原則を基盤とした期待のもてそうなプログラムの噂を耳にしたの

です。スペンサーの両親はABA式の教育を受けた地元の心理学者を紹介されました。その先生は，スペンサーにとって個人的に必要なことは何かを判断するために，彼についていくつか検査をしました。そしてABAがスペンサーの役に立ちそうだという結論を下し，10ほどの目標から成る家庭プログラムを始めてみるよう勧めました。スペンサーには高機能自閉症があります。すでにある程度の有効な技能（簡単な文で話をする，席について注意を傾ける）は身についていたことから，最初の目標は主として次のような学問的なものとされました。色，形，数，および文字の認識，物の機能の説明，質問への返答（あなたの名前は何ですか？ あなたは何歳ですか？），周囲から聞こえてくる音の識別，2拍子文（two-step）の模倣（「こっちきて，座って」「立って，バイバイして」といった指示理解），および作図などです。治療者が週に5日，1日につき7時間，スペンサーの自宅を訪問しプログラムを実行したところ，彼は急速に進歩し，数ヵ月以内に最初の目標をすべて達成しました。スペンサーの両親はまた彼の行動の変化にも目を見張りました。アイ・コンタクトがうまくなり，一文一文の長さが長くなったのです。しかも家庭や教会の保育所で以前よりも協調性がみられるようになってきました。これこそ，彼の両親が特に深い感銘を受けた変化でした。なぜならこれらの行動のどれひとつとして，取り立てて目標に掲げていたものではなかったからです。むしろ，スペンサーと治療者が学問的目標に取り組んでいるなかで，自然に現われてきたことのように思えました。両親はスペンサーの認知技能についてはさほど心配しなくなりました。しかし，まだ多くの社会的問題が残っていることは自覚していました。そこで両親は，これをスペンサーのABAプログラムのより明確な焦点としてくれるよう求めました。こうしてごっこ遊び，質問や発言の能力，および順番を待ち，交替で簡単なゲームのルールに従う能力を増すための練習がプログラムに加えられることになったのです。そしてその後の1年間にわたり，スペンサーの進歩はとどまることを知りませんでした。そのためABAチームは，彼が同年代の子どもたちと一緒に自分の技能を

使って勉強していくために，ある程度，普通幼稚園に加わることも可能であると判断しました。そこで彼は，背後で手助けする者が付き添う形で，週に4時間，幼稚園に通い始めました。幼稚園で過ごす時間は徐々に増やされ，15時間に達しました。そして彼が5歳になる頃には，両親もスペンサーを特別な介助は一切なしで，普通幼稚園のクラスにいつ入園させても大丈夫だと思えるまでになったのです。彼にはまだ突拍子のない面がいくつかみられましたが，近所の他のどの子どもたちにも引けを取らないほど聡明で，幼稚園に行っても何ら心配なさそうでした。そうして両親はスペンサーの幼稚園の先生から，とても愉快な息子さんですねという言葉を聞いたとき，ようやく安堵のため息をつくことができたのです。先生は，彼は勉強面では上級レベルですよと言った後，スペンサーが大人をみると，誰かれ構わず自動車のプレートナンバーを尋ねる癖について触れ，おかしそうにクスクス笑っていました。

多くの子どもたち，特に高機能で早期に治療を開始した子どもたちは，このような治療を2年間受ければ，一般的な第1学年の教室に入っても特別な介助なしで充分，機能していけることが調査から明らかになっています。しかもロバース博士の研究からは，治療を受けた子どもたちのIQスコアが，治療を受けていない自閉症のある子どもたちよりもはるかに高いことがわかったのです。このことからも，ABAプログラムが多くの地域で非常に人気があるのも充分頷けます。しかしながら，一対一の治療にかかる費用と労力は，やはり紛れもない欠点と言わざるを得ないでしょう。ロバース博士の研究チームが調査した子どもたちのうち，ABAモデルの治療を週に10時間，もしくはそれ以下しか受けなかった子どもたちの中に，治療を週に40時間受けた子どもと同じだけの成果があった子どもはほとんどいなかったのです。このことから，専門家やご両親方は，経済的理由でプログラムを短縮または凝縮せざるを得ないとしても，すぐに応じる気持ちにはなれないのです。とはいえ，最大限の成果を求めるためには

本当に40時間も必要なのかどうかについてはまだ明らかではありませんし、今では多くの専門家は、40時間ではなく25時間から30時間を勧めています。残念ながら、最適な治療時間数を明らかにするための研究は今のところひとつも行なわれていません。実際のところ、子どもの進歩や治療効果、および休憩の入れ方、家族との他の活動を求める子どもの欲求はもちろんのこと、経済的問題など、実際的な懸念を念頭において時間数を決定し、実行していくことが多いのが現状です。このプログラムの集中的性質から、学校制度の中で伝統的なABAプログラムが正しく行なわれることはないかもしれません。そのため、ご両親や主治医の先生たちがABAプログラムを適切な治療介入であると確信した場合、お子さんのためにプログラムを作ってくれるよう、地元の学区に働きかけなければならないこともあり得ます。これは、その過程で個人的、家庭的な犠牲を強いられるかもしれないことを意味するのです。

このような重要な問題を孕んでいることは確かとはいえ、それでもやはり私たちは、この方法が多くの就学前の子どもたちにとってよい選択肢であると信じています。ぜひ主治医の先生と相談し、検討してみてください。

■ TEACCH

もうひとつ世界中で広く用いられている治療法は、自閉症および関連のコミュニケーション障害のある子どものための治療と教育プログラム（Treatment and Education of Autistic and related Communication-handicapped CHildren program）です。その頭文字を組み合わせ、TEACCHとして知られています。この治療プログラムはノース・カロライナ大学の心理学者、エリック・ショプラー博士によって1960年代に開発されました。TEACCH教育アプローチは、視覚的構造と環境、および学習教材の構造化を基礎としています。第2章でも説明しましたが、自閉症スペクトラム障害のある子どもたちの多くは、抽象的で、言語を基盤とした課題や構造的技能には問題がありますが、視覚‐空間的認知能力には

比較的優れています。TEACCHプログラムでは，このようなアスペルガー症候群や高機能自閉症のある子どもたちの長所である視覚的能力，機械的能力，丸暗記能力を活かし，利用することで，言語，模倣，認知，および社会生活技能など，彼らが苦手とする技能を発達させていきます。と同時に，学校の先生とご両親は，教室や家庭で行なわれることになる個人的な治療計画をお子さんのために立てていくことになります。

　TEACCHプログラムでは，学問的，社会的課題，およびコミュニケーションや模倣の課題をお子さんのために構造化するのが特徴で，何を目標とし，それをどのように達成していくかを視覚的に明示します。視覚的スケジュールは毎日の出来事をその順序に従って示した絵と言葉による説明を使って構成され，子どもが授業と授業までの間に，次に何が起こるのかを予測し，しなければならない勉強をあらかじめ確認することができるようにします。そうすることで，子どもは先生に促されなくても自分自身で「将来の予測」ができるようになるのです。アスペルガー症候群や高機能自閉症のある子どもたちの多くは，変化に遭遇すると癇癪を起こしたり，混乱したりしがちです。彼らが，自分がよく知っている馴染み深いことにしがみつこうとするのは，必ずしも自分がしていることが楽しいからばかりではありません。それは，少なくとも今，自分がしていることならわかるけれども，次に何が起こるかはわからないからなのです。絵を用いてスケジュールを説明することで，より自主的な機能を促すことができるだけでなく，不安や欲求不満，癇癪を減らすことができます。

　セスの幼稚園の先生方は，彼が教室の中の変更に対して非常に敏感である一方で，決まった日課についてはまるでそれが生きがいであるかのようにきわめてうまく対応することがわかると，彼のためのスケジュールを実行してくれるようになりました。セスは，次に起こること（たとえば，洗面所に行って手を洗ったら次はすぐに昼食になる，など）をあらかじめ記憶していると，しきりに次の行動に移りたがりました。

ところが，雨降りの日に室内にいるなど，ほんの些細なことでもいつもの日課から外れてしまうようなら，たちまちどうしていいかわからなくなり，甲高い悲鳴をあげたかと思うと，その後しばらくの間，床に転がり，誰かれかまわず近づいてくる人を蹴りました。そこで彼の先生は，セスのためのスケジュールの実施に踏み切ったのです。それは，彼の一日の主な出来事をそれぞれ絵で示したものでした（図 2 参照）。何かいつもとは違うことを行なう予定があるときには，変更を示す万能の「ノー」サイン（赤い丸に斜線が一本入ったもの）が使われました。これによって，セスの癇癪がぴたりと治まったときには，さすがに先生方も驚きを隠せませんでした。言語障害治療が治療者の先生の都合でキャンセルになったときでも，幼稚園の先生がその変更をスケジュールで示しさえすれば，彼は難なくクリアすることができるようになったのです。

TEACCH 治療を受けている子どもたちの結果については，ABA 治療を受けている子どもたちの結果と比べると，まだ綿密な調査が進んでいません。しかしいくつかの研究からは，視覚的構成，環境の構造化，および教材の導入により，子どもたちの学習と行動が向上することがわかっています。また，ご両親方についても，彼ら自身が TEACCH プログラムの原理を学び，自宅で実行するようにすると，自分の能力に自信を感じ，うまくいっているという気持ちを実感でき，抑うつやストレスが軽減したと感じる人が多いことも明らかになっています。TEACCH 治療は，学校環境の中でも試みられることがよくあります。教室での時間を自宅指導で補うことはできないかと思うご両親もいるかもしれませんが，この治療方法は，大部分，家庭外の環境で行なわれるのが普通です。指導は一対一形式とグループ形式の両方の体裁をとりますが，個人指導の時間数は ABA の場合よりもはるかに少なくなります。また，治療の総時間も，TEACCH では ABA 方式ほど多くはありません。どのプログラムをとってみても，すべての子どもたちに一貫して最大限の効果をもたらすというものは何もなく，

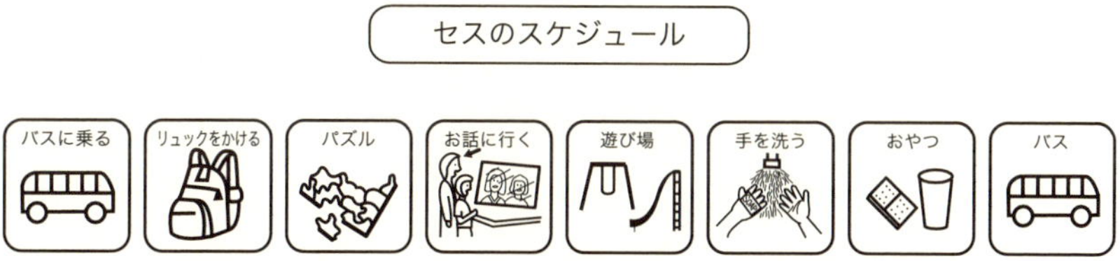

セスのスケジュール

| バスに乗る | リュックをかける | パズル | お話に行く | 遊び場 | 手を洗う | おやつ | バス |

図2 視覚的スケジュールは，不安を和らげ，自主的な機能を促すために有効です。セスのスケジュールで用いられたコミュニケーションシンボルマークについては，1981/2002 年に，Myer-Johnson, Inc., Solana Beach, CA. に著作権があります。許可を得て掲載。

ある特定の子どもの特徴と，特定の介入プログラムの特徴との間で何らかの相互作用が起こるのだろうというのが多くの専門家の意見です。さらに，TEACCH モデルの要素（視覚的スケジュール）を ABA プログラムの要素と組み合わせて用いる方法を試みる人たちも大勢います。ABA と TEACCH，それぞれから提唱されるアプローチをそれぞれの子ども一人一人のニーズに最もぴったり合うように融合していくことは，実際，可能だと思います。TEACCH の視覚的な力を利用して構造化されたアプローチがみなさんのお子さんに有効かどうか，主治医の先生に相談し，検討してみてはいかがでしょうか。集中的な ABA プログラムを試みる代わりに，みなさんが住んでいる学区で提供されている方法を利用していこうと考える場合などは特に，TEACCH が提案する方法で学習環境を部分的にでも構成することは有効かもしれません。

■ 就学前に用いて有効と判断される可能性のある他の事柄

自閉症スペクトラム障害のある幼児に一般的になりつつある治療としては，コロラド大学保健科学センターのサリー・ロジャース博士によって開発された，デンバー治療モデル（Denver Treatment Model）や，ジョージ・ワシントン大学医学センターのスタンリー・グリーンスパン博士によって開発されたグリーンスパン・モデル（Greenspan Model）など，他にも

いくつかあります。これらのアプローチでは，遊び，積極的な社会関係，子どもを中心とした相互作用のコントロール，および他人との共感を重視します。子ども自身に主導権をもたせ，大人の側が子どもの世界に入っていくことによって，子どもをコミュニケーションや人との関わりを図っていきたいという気持ちへと「誘いかけていく」とともに，子ども自身を相互作用の主導者とすることの重要性が強調されるのです。これらの治療方法の目標——ABA モデルと TEACCH モデルのどちらにも増してはるかに強く強調されます——は，人間関係における温かさ，喜び，および相互性を育むことです。これらのモデルでは，学問的技能やその他の技能に取り組むために，指導面接や行動的，視覚的原理を系統的に組み入れていることから，ABA プログラム，TEACCH プログラムのいずれにも増して，幾分折衷的と言えるでしょう。

　デンバー・アプローチとグリーンスパン・アプローチの効果については，研究によってかなり裏づけられています。しかしながら現在のところ，ここでご紹介した 4 つのアプローチのいずれについても，直接比較した研究はひとつもありません。したがって，どのプログラムがどのようなお子さんに最も効果があるかということは定かではありません。まずはみなさんのコミュニティで選択できる方法にはどのようなものがあるかを確認したうえで，それを行なっている治療者や学校を訪ね，見学するとともに，主治医の先生にもよく相談して，かかる費用や，お子さんと家族の方々両方の利益を重視して治療を決めることをお勧めします。

就学前と就学以降の介入

　お子さんが通っている幼稚園で行なわれているプログラムが集中的で包括的なものであれば，次に紹介するような治療については，お子さんがもっと大きくなってからでないと，その時間的余裕はないでしょうし，その必要もないかもしれません。しかし，就学前の時期を逸し，先ほどご紹

第4章 アスペルガー症候群と高機能自閉症の治療法　121

介した治療を受けずに現在まで至ってしまったらどうでしょうか？　お子さんが診断を受けたのが5歳以降だったとしたら？　もしくはセスの両親のように，非常に効果的な就学前プログラムをみつけ，小学校に入学したらすぐにまた何らかの介入を続けていきたいという場合は？　大丈夫です。まだ何も失われてはいません！　より年長の子どもたちが利用できる，非常に多種多様な効果的な介入があります。先にも触れましたが，それらは簡単にはみつからないかもしれませんし，たとえみつかったとしても，すぐに受けられるというわけにはいかないかもしれません。しかし，存在します。それは確かなのです。

　これらの介入の中には，先ほど紹介した就学前プログラムと同じ原理によるものもありますから，お子さんの年齢や知能に適したレベルで行動的，視覚的テクニックを駆使し，効果を持続していくことも可能かもしれません。高機能自閉症やアスペルガー症候群のある子どもたちにとって最も一般的に必要とされるものは，社会生活技能訓練と教育的介入のふたつです。どちらにも実に多種多様な介入方法が考えられますので，これらの問題についてはそれぞれ独立して章を立て，説明していきたいと思います。したがって，ここではごく簡単にかいつまんで紹介するにとどめます。

　治療のニーズは，お子さん一人一人によってかなり異なりますが，最も一般的に必要とされるものから，その必要度の順に，以下いくつかの介入を紹介します。

■ 社会的介入

　お子さんが直面する数々の困難の中でも，社会的分野における困難さが最も顕著なものであることは，これまでですでにおわかりになったのではないでしょうか。したがって，この困難な領域への介入が非常に重要なものであることは言うまでもないでしょう。社会的行動に取り組むための方法には数多くの選択肢がありますので，より詳しくは第8章でご説明したいと思います。ひとつの選択肢として，社会生活技能グループは特に有効な

手段となり得るでしょう。これらの技能グループでは，典型的な子どもたちなら自然に学んでいくであろう社会的行動に明確に焦点を定め，集中的に取り組んでいきます。典型的な社会行動を自然に行なっている他の人たち（きょうだい，ご両親，同級生のお友だち）の周りにいるだけで，アスペルガー症候群や高機能自閉症のある子どもたちも当然のようにそれを吸収し，真似をするだろうと期待することはできないのです。社会的行動を教えるためには，やはり社会的環境の中で指導していくのが最適です。したがって社会生活技能グループは，そのような環境を，これらの複雑なスキルを教える上で必要となる構造と共に提供してくれます。このようなグループでしばしば取り上げられる話題には，適切なボディ・ランゲージとアイ・コンタクト，他人の感情を読み取る，他人のものの見方を理解する，などがあります。会話技能，および自己紹介，集団への参加，挨拶，話し合い，人との分かち合い，交替で行なうなど，人とのやりとりにおける重要な行動は，社会生活技能グループでも焦点を置く典型的な事柄です。さらに，いじめられたり，「ダメ」と言われて拒絶された状況にどう対処していくか，ひとり仲間はずれにされることにはどう向き合っていったらいいのか，年齢にふさわしい方法で感情を調整し表現するなど，社会的問題の解決技法にも通常取り組んでいきます。

　地域によっては，このようなアスペルガー症候群や高機能自閉症のある子どもたち専用のグループが存在しないことも考えられますが，注意障害など，その他の行動上の問題のある子どもたちのグループならおそらく存在すると思います。アスペルガー症候群や高機能自閉症のある子ども，または青年期の若者は，自分とよく似た関心，人格スタイル，気質，および障害を共有する自閉症スペクトラム障害のある他の子どもたちに出会う機会をもつことで好ましい効果が得られることがよくあります。そのため，アスペルガー症候群や高機能自閉症の人たち専用のグループがあれば理想的です。しかしたとえない場合でも，先ほどご紹介したいくつかの問題の多くに取り組んでいくなかで，その治療目標とお子さんのニーズの間に

ぴったり一致する点がみつかるでしょう。社会生活技能グループが学校によって主催されている場合もありますから、地元の学区についても確認してみてはいかがでしょうか。

お子さんの社会的行動を改善し、社会生活技能を練習する機会を提供するために、自宅近くや地域でみなさん自身でできることもいくつかあります。

- 電話に出る、レストランで注文するなど、社会的状況でお子さんが何をしたらいいかを知る助けとなる「スクリプト（脚本、台本）」を詳しく書き出す。
- お子さんが人と会話をしている様子をビデオに撮影し、後でそれを一緒にみながら、お子さんが上手にできた点、改善の余地がある点を両方指摘する。
- 年齢にふさわしい会話のモデルを示すために、他の人（おそらく、きょうだい）の様子をビデオに撮る。
- お子さんの特別な関心を中心として活動しているグループにお子さんを参加させ、同じ関心をもっている人たちと接触する機会をもてるようにする。
- 同級生のお友だちを自宅に招いて、お子さんと遊んでもらい、そのやりとりをそばで注意深く観察しながら、お友だちと交代で遊ぶ、おもちゃを共有する、妥協し合うなどの技能を学ぶことができるよう補助し、場を整える。
- 1日15分、他のきょうだいや家事などの雑用、および電話に邪魔されることなく、あらかじめ決めておいた話題（学校のこと、週末の計画、冗談など）について、お子さんとふたりで話す時間を確保する。話題については、前もってお子さんに伝えておいてもよいし、あくまでその話題から離れず、お子さんの特別な関心に知らず知らずのうちに流されてしまうことのないよう書き記しておくとよい。また、必要ならば双方が互いに交代で話をするよう促す、何か目でみて確認でき

る合図（話す番の人を指し示す矢印のようなものがよい）や，お子さんがひとりで喋り続けてしまうことを防ぐ合図（たとえば，お子さんが長々と話し続けていたら，ストップサインを示すなど）を用いてもよい。

これらの方法も含め，第8章では社会的行動を向上させるためにクリニックと家庭の両方で利用できる多くのテクニックを詳しく説明していますので，併せてご参照ください。

■ 教育的援助

一般的に求められる分野として2番目に挙げられるのは，教育的援助です。平均的もしくはそれ以上の優れた知識をもっているにもかかわらず，アスペルガー症候群や高機能自閉症のある学生たちの中には，学校の勉強で問題がある，あるいは期待されるレベルに達していない生徒がたくさんいます。授業中に落ち着いて取り組み，時間を上手に使うことができないため，結局，学校にいる間に勉強を終わらせることができず，宿題を家に持ち帰り，何時間も余計に勉強しなければならなくなることが多いのです。彼らは，きちんと心の準備をし，計画を立てて適切な目標とそれに準じる小さな目標を定められないことが多く，そのため宿題を仕上げるために必要なものを持ち帰ってくるのを忘れてしまうこともあります。アスペルガー症候群や高機能自閉症のある子どもたちは，やらなくてはならない主要な事柄と大して重要でない些細な事柄を識別し，それぞれに応じて時間とエネルギーをうまく配分できないことが多いのです。彼らがしばしば白昼夢や自分自身の考えに没頭してしまうのも，自己管理，目標の選択，および注意の向け方に関連し，このような問題があるせいかもしれません。融通性がなく柔軟に問題を解決していくことができないことも，学校で必要な行動がとれないことに影響しています。最後にもうひとつ，他の子どもたちにとってはやる気を起こさせるご褒美でも，アスペルガー症候群や

高機能自閉症のある子どもたちのやる気を促す動機づけにはならないということもあります。勉強をやりかけのまま放っておいたり，悪い成績をとったりしたら学校の先生や両親に怒られてしまうんじゃないかということなどは，彼らは特に気にしません。彼らの場合，自分にとって興味がないことに対しては取り組もうという動機がもともと乏しいのかもしれません。居残りさせられようが休憩時間抜きでやらされようが，ほとんどおかまいなしです。したがって，たとえ高い知能をもっていたとしても，アスペルガー症候群や高機能自閉症のある子どもたちに学校の勉強をやる気にさせるのは並大抵のことではありません。

　このような理由から，現在，通常学級で教育を受けているお子さんや，最小限の教育援助のみを受けているお子さんでも，学校で本当にうまくやっていくためには，教室に何らかの便宜や手を加えることが必要な場合がよくあります。また，学問的な目標の見直しや調整が必要となることもあるかもしれません。おそらく，ある特定の主題の比重を重くする，または軽くする，同級生の子どもたちよりも手応えのある課題，またはより簡単な課題を与える，学校の勉強をもっと即実践に結びつくようなものにするなどの便宜が必要となると思います。たとえば，いわゆる伝統的な一般教養課程ではなく，職業や日常生活に直結した技能にもっと重点を置くことが必要な場合もあるでしょう。みなさんのお子さんがやがて成人し，自活して仕事環境で適切に機能していけるよう，お子さんの能力を高めていくためには，他の子どもたちが一般的に取り組み始めるよりも早くスタートする必要があるかもしれません。アスペルガー症候群や高機能自閉症のある子どもたちのほとんどは変化を受け入れることが苦手ですし，せっかく身につけた行動や学問的な技能も，長い夏休みの間に後退してしまうことも考えられます。したがって，年間を通して通える学校や，学校のサマープログラムが役立つことがしばしばあります。

　第7章では，アスペルガー症候群や高機能自閉症のある生徒のために設けられた教育システムにはどのようなものがあるか，およびその中でも特

に有効と思われるものについて詳しくご紹介していきたいと思います。本書でお勧めする方法の多くは，お子さんの優れた視覚的認知能力と記憶力を存分に活用することで，構造的に場を整え，計画を立てる，物事に注意を払う，柔軟に取り組むことなどでの弱点を補っていくものです。教育プログラムの本質は，それぞれのお子さんひとりひとりの問題と独特な才能に合わせ，カリキュラムをふさわしいものにしていくことにあるのです（この点については，第5章でより詳しく説明したいと思います）。とりあえずここでは，お子さんにふさわしい社会生活技能訓練をみつけることに加え，お子さんが教育的援助を受けられるようにするための最も適切な方法について話し合うために，まずは住んでいる学区と連絡を取ることがおそらく重要でしょうと言うにとどめたいと思います。

■ 言語コミュニケーション療法（language-communication therapy）

　定義によると，高機能自閉症やアスペルガー症候群のある人たちは，比較的よく発達した言語能力をもっているとされます。文法的な誤りがほとんど，もしくはまったくなく，省略などもなく，完全な文で流暢に話すことができます。にもかかわらず，他の人々と考えや情報を交換するために，社会的文脈の中で言語を使うことに困難がみられることが非常に多いのです。彼らが行き詰まってしまうのはたいてい，抽象的な言語概念や複数の要素が複雑に絡み合った概念です。口にする言葉がそのままの意味を表わすのではないとき（たとえば皮肉や冗談，もしくは比喩，修辞的表現など），アスペルガー症候群や高機能自閉症のある子どもたちは誤った解釈をしてしまうことがあるのです。これらの問題は総じて言語の「語用論（pragmatics）」上の障害と呼ばれます。会話には，私たちが自然に身につけ，暗黙のうちに了解している規則が基盤として流れているのです。たとえば，互いに交替で話をする，くどくなることなく，かつ充分明確に情報を提供する，および関連情報についても適宜触れていく，などがそうです。適切な話題の選び方，ひとつの話題を持続していく方法，新しい主題への切り

第4章　アスペルガー症候群と高機能自閉症の治療法　127

替え方を承知しているのです。他の人々の意図を「読み取る」術を心得ているからこそ，自分が話をしている相手の必要に合わせてコミュニケーションの仕方を調節していくこともできるのです。たとえば退屈そうにしている人がいれば会話を盛り上げようとしたり，話題を変えたりします。戸惑っている様子の人には不明な点を説明し，よく理解できるよう努めます。また，子どもに話しかけるときには，偉い人や大人の仲間に対するときとは違った話しかけ方をします。言葉の抑揚や顔の表情によって，口にする言葉の意味が180度変わってしまうことさえあることを私たちは知っているのです。しかしながら，アスペルガー症候群や高機能自閉症のある子どもたちは，これらの規則を理解していないことがあります。したがって，具体的にはっきりそうとわかるように教えていかなければならないことが多いのです。

　優れた社会生活技能グループでは，この点については大方取り上げられているはずです（結局，コミュニケーションというのは社会生活技能と切り離しては考えられないのではないでしょうか？　両者は車の両輪のように互いに相手を補いながら進んでいくものなのでしょう）。しかし，そのようなグループがみなさんの地域にはひとつもみつからない場合や，たとえあったとしてもこのような会話の技能に取り組んでいない場合には，何らかの形の音声言語療法を行なうことがお子さんにって有効かどうか，詳しく検討する必要があるかもしれません。自閉症スペクトラム障害について教育を受けた言語聴覚士が近くにいないかどうか探してみてはいかがでしょう。そして，そこでは会話技能に関連し，「語用論」の訓練，もしくは治療を行なってくれるかどうか確かめてください。多くの場合，そのような治療はグループ環境や，少なくとも2人以上の子どもがいる環境で行なわれます。なぜならこのような技能は，治療者とお子さんひとりだけの隔絶した状況ではなかなか治療の効果が得られないからです。アスペルガー症候群，もしくは高機能自閉症のある子どもたちの多くは，これといって何か差し迫ったニーズがあるわけではなく，しかも会話の相手が寛容に受

け止めてくれるような落ち着いた環境では，たいてい問題なく対応できます。したがって，これらの技能を練習するにあたっては，協力的な雰囲気を演出し，それぞれのお子さんのコミュニケーションスタイルのよいところと問題のあるところについて，わかりやすいフィードバックを示すことのできる熟練した治療者の指示にしたがって，他のお子さんたちと一緒に取り組んでいくことが必要なのです。

　アスペルガー症候群や高機能自閉症のある子どもたちの言語的な問題を訓練するためにもうひとつお勧めなのが，速聴プログラム（Fast For Word program）という方法です。これはコンピュータを利用した治療法で，もともとはより一般的な（自閉症が原因ではない）言語の遅れと言語に基づく学習障害（たとえばディスレキシア［読み書き障害］など）のある子どもたちのために開発されたものですが，近年，アスペルガー症候群や高機能自閉症のある子どもたちの間で比較的人気が高まっています。とはいえ，なぜこれほどの人気を得ているのか，その効果を裏づける研究はいまだ限られているのが現状です。この方法では，言語のさまざまな音を識別するなど，言語に関わる技能に取り組むための「コンピュータゲーム」をソフトウェアによって作動させます。このプログラムに参加した子どもたちは，毎日およそ1時間半，数ヵ月間にわたってコンピュータで練習することになります（治療の継続期間はそれぞれのお子さんのニーズによって異なります）。このコンピュータプログラムの開発者は，広汎性発達障害のある子どもたち（高機能自閉症とアスペルガー症候群を含む）は，この介入の結果，言語を理解し，使用する能力に素晴らしい成果が得られると報告しています。しかしながら実際には，このプログラムの開発者以外，まだ誰もこの速聴に関する研究を発表した人はいないのです。しかもこのプログラムが対象としているのは，コミュニケーションの側面の中でも通常，自閉症の最も顕著な障害とはみなされてはいない面（発音の理解［speech-sound perception］）であることから，この治療法については現在のところまだ実験的な段階にあると考えるべきでしょう。

■ 行動的介入（behavioral interventions）

　自閉症スペクトラム障害のある子どもたちや10代の青年たちは，特別な対処が必要な独特の行動上の問題を示すことがあります。それにあわせて，突如癇癪を起こしたり，場合によっては他人に対して攻撃的になる，物を壊すといった行動がみられることもあるかもしれません。たとえば，ジョシュという15歳の高機能自閉症のある少年は，別の10代の少年から「太っちょ（fatso）」と呼ばれたとき，その少年の頭を噴水の中に無理やり押し込み，少年の鼻に重症を負わせてしまったのです。お子さんによっては，衝動的で，注意散漫になり，学校の授業中に大声で怒鳴る，人の物をいきなり奪い取る，もしくはじっと席に着いて勉強に集中することができないという場合もあるかもしれません。決まった日常の習慣，物事の順序，またはお気に入りの物の置き場所に固執するお子さんもおそらくいるでしょう。マークというある幼い少年は，シリアルを食べる際には箱の重さの順番でなくてはならない——つまりチェリオの箱がライス・クリスピーの箱よりも重い場合には，まずチェリオをすべて食べ終わってからでないと次の箱の封を開けてはならない——ことにあくまでこだわりました。マークはまた，切ってあったり分割されている食べ物は一切口にしようとしませんでした——たとえば，ステーキやブリトー（訳注：トルティーヤで肉とチーズを包んで焼いたメキシコ料理）を食べる際には，切り分けずに丸ごとひとつ，フォークに突き刺し，そのまま噛りつくのです。このような問題に対しては，すべて行動学的方法によって対処することができます。これは適切な行動を教えるための標準的な学習原則に基づいた治療法で，その手法は大きくふたつの範疇に分かれます。まずひとつは，問題行動に先立ち，それを導いているものを変えていくことで行動を修正していく手法，そしてもうひとつは，行動の結果を変えることにより行動を修正していこうとする手法です。

《行動を導いているものを変える》

　ひとつ目は予防的手法と考えることができるでしょう。この手法は，混乱，不安，もしくはその他のアスペルガー症候群や高機能自閉症のある子どもにとってストレスの原因になることが明らかな環境的要因を変えることによって，問題の行動を，それが現われる前に食い止めることが狙いです。たとえば，第7章で説明することになりますが，教室設備に関する方法の多くはこの範疇に入ります。これは学校の先生方にお勧めしたいことですが，アスペルガー症候群や高機能自閉症のお子さんに対しては視覚的な方法を使って教え，できるかぎり構造的，組織的にとらえることができるよう配慮するとよいと思います。ただし，このように自閉症スペクトラム障害との関連が明らかな長所を活かし，逆に弱点については最小限に抑えていこうとする方法は，行動管理を目的とする予防的手法の単なる一例にすぎません。この他にも，お子さんが充分な休養を取り，空腹となるのを避けるようにする，薬の副作用が原因でこのような問題が生じることがないようにする，などの方法もあります。また，物事が予想した通りに矛盾なく流れていることが目でみて確認できるよう，スケジュールに書いて示すという方法も考えられるでしょう。これらの「介入」は，すべてお子さんのストレスを和らげ，自分でコントロールしているという意識をお子さんに強くもたせることを目的としていますので，行動問題の軽減に効果が期待できるかもしれません。

《行動の結果を変える》

　2番目の方法は，適切な行動を形成するために特定の結果を示すというもので，B. F. スキナー博士によって有名になったオペラント条件づけ理論から生まれたものです。これらの学習理論に基づけば，すべての生物，最も単純な無脊椎動物から人間に至るまで，幼児から大人まで，そしてアスペルガー症候群や高機能自閉症のある人からそうでない人まで，あらゆる生物はすべて自らの行動を変えることができます。もっと正確に言うな

ら，行動が強化される，つまりその行動に続いて何らかのよい結果が起こると，その後その行動はより頻繁に行なわれるようになるでしょうし，反対に，罰せられたり無視されたり，否定的な結果が続くと，その後その行動は控えられるようになるということです。これらの原則はアスペルガー症候群や高機能自閉症のある子どもたちの行動を変える際にも利用することができます。たとえば，彼らに何か教えたいことがあるときにはそれを強化します。逆に，取り除きたい行動がある場合には否定的な結果を与えるのです。自閉症スペクトラム障害のある人のほとんどは，わかりやすく規則を与えてもらえば，うまく学ぶことができます。当の子どもにとって，その規則に従うことにはそれだけの価値があるとするような，いわゆる報酬システムが確立されるのです。実際に，アスペルガー症候群や高機能自閉症のある子どもたちにとって効果的な刺激となるような報酬というのは，それぞれが強い関心を寄せる特有の領域に関するものと考えられます。たとえば，暇さえあればインターネットでトンボを検索するのが好きな子や，もっぱら昆虫の展示をみるためだけに動物園へ出かけていく子など，それぞれ関心のある分野に関連するものが刺激となる可能性が高いでしょう。とはいえ，その他のもっと一般的な報酬，たとえば夕食はお子さんの大好きな献立にする，特別にいつもより夜遅くまで起きていてもよいといった特権を与えるなど，他の子どもたちと何ら変わりないご褒美を喜ぶお子さんもいるかもしれません。とにかく実験的に試してみることです。「一般的な」子どもたちの場合とまったく同じです。ご褒美を与えるにしろ，罰するにしろ，子どもにもちかけてみる前に，まずは予防的方策を優先し，よく検討してからにしてください。なぜならば，問題となっている行動次第では，環境やその他の構造的形態を変えることによって，きれいに除去できることもあるからです。まずは予防的方策を試み，それでもその問題を消すことができない，または望ましい行動が得られないならば，そのときにはオペラント・アプローチが効果を発揮してくれるかもしれません。

ジェンナは高機能自閉症のある少女で，幼児の頃からずっとひとりで寝ることに抵抗してきました。彼女は自分のベッドに寝かされると泣き叫び，癇癪を起こしたものでしたが，両親のベッドではすんなりと眠りに落ちました。そのため，両親は彼女が寝入った後で彼女をベッドへ運んだのです。ところがその後ジェンナは夜中に目を覚ますと，家の中をフラフラと歩き回ります。お気に入りの物を一列に並べ，冷蔵庫から自分で食べ物を取って食べ，結局，両親のベッドにもぐり込んで朝までの残りの時間，そこで眠るのでした。ある夜，彼女の両親は，目が覚めるとジェンナが図書館の本とはさみを持ってベッドの上で身体を起こし，両親の間に座っているのに気がつきました。両親が専門家の助けを求めることを決意したのはこのときでした。彼らは最初，ジェンナが夜歩き回る一因となっているような，身体的な発作などの理由が何かあるのかどうか詳しく調べてもらうために，かかりつけの医師を訪ねました。日常の食事においても当然，いくつか改善を試みました（少しでもカフェインを含む食べ物や飲み物は除去し，夕方は水分の摂取を控える）。しかしそのほか，その原因となるような身体的要因についても可能性がないということがわかり，結局，心理学者に紹介されたのです。

ジェンナが従うべきルールと，実際にそのように行動できた場合のご褒美をそれぞれ明確に示した行動プログラムが立てられました。パジャマを着たら歯を磨いてトイレに行く，本を2冊読む，お祈りをする，電灯を消す，パパとママにキスをしてぎゅっと抱きつく，その後ドアを半分閉めたらパパとママは部屋を出て行くという就寝時の日課についても取り決めました。これらひとつひとつの手順を行なっているジェンナの姿はそれぞれ写真に撮られ，厚紙の上に順番に並べられた後，ベッドの隣にテープで貼られました。そして，自分のベッドで寝ましょうね，ジェンナ，という一文がそれらの写真の下に書かれました。ジェンナは両親の助けを借り，ちゃんとベッドの中にいる代わりに，ほしいと思うものをすべて書き出し，一覧表にしました。たとえば，大好きなお菓子（それは一日のこの時間以外には

許可されませんでした），アクセサリーなどの小物やおもちゃ，パパとママと一緒に過ごす特別な時間（クッキーを作る，近所を散歩する，ゲームをする），大好きなビデオをみる，などがあげられました。これらの要望はそれぞれ一枚ずつ細長い紙に書き出された後，クエスチョンマークで覆った箱の中に入れられました。

　ジェンナには，これらのご褒美を手に入れるための発展的スケジュールが用意されました。そして例の「ミステリーボックス」から一枚の細長い紙切れを引き抜いて，ご褒美を手に入れていったのです。最初の1週間，彼女は就寝時の日課予定をただ協力的に最初の段階行なうだけでご褒美を手に入れることができました。1分間我慢したら，いつものように両親のベッドで眠ってもいいことになっていたのです。この我慢する時間は段階的に引き延ばされ，ジェンナは少しずつ自分のベッドにいる時間を長くしていけば，それでご褒美を手に入れられるようになりました。そしてついに彼女は，自分のベッドで横になっているうちに，そのまま寝入ってしまうまでになったのです。その後，一晩中ベッドにいることがご褒美をもらうために必要な行動となりました。

　ジェンナが最終的な目標を達成するまでには実に何週間もかかりましたが，この方法によって彼女は見事，睡眠パターンの段階的な形成に成功し，両親が期待した通りの行動がとれるまでになりました。ジェンナはご褒美を心から楽しみにしていました。実際，どんな望みが適えられるのか言い当てることができないという手の込んだ趣向が，彼女を大いにやる気にさせたようでした。ジェンナの両親は，ご褒美が得られるまでの間隔を徐々に広げていきました（たとえば，何かひとつご褒美を得るためには，1週間毎晩自分のベッドで眠ることを要件とするなど）。そして最終的に，ジェンナはご褒美のことはすっかり忘れてしまったかのように，新しい行動を確実にこなしていくようになったのです。

　このようにジェンナが自分のベッドで眠れるよう促していった計画には，

いくつか強調すべき重要な要素が含まれています。彼女の両親はまず，発作やカフェイン摂取など，問題を引き起こしている可能性のある原因を詳しく探り，まずは環境を変えることから始めました。そのうえで，わかりやすく，予想可能な規則を織り込んだ行動計画を立てたのです。ジェンナには，目にみえる形でそれらの規則を示しました。両親は，ジェンナ自身にご褒美の選択権を与えることにより，それが確実に彼女の励みとなるようにしたのです。実際に彼女のやる気を促すようにするためには，最初はまず目標を非常に低く低く設定することが必要でした。そうすることで，ジェンナがすぐに成功を経験できるようにしたのです。こうして徐々に行動が形成されていく一方で，ご褒美は逆に段階的に控えられていきました。そのためジェンナは時間を追うにつれ，よりいっそう頑張らないことにはご褒美を手に入れることができなくなったのです。そして，ゆっくりと年齢相応の期待に応えられるようになっていきました。

　このとき，必要ならば，否定的な結果を行動計画に加えてみてもよいでしょう。ジェンナの両親はその必要を感じなかったようですが，もし仮に設定された目標にジェンナが到達し得なかったらどうなるかということをわかりやすく示すような，何か別の要素を計画に加味することもあり得たと思います。たとえば，彼女がベッドから出てしまったら，望みのご褒美がお預けとなるだけでなく，何かちょっとした特権も失う（翌日の晩にテレビをみてもよい時間を5分短くするなど）といったようにです。

　このような方法は，強迫的または反復的行動を減らすためにも利用することができます。これらの計画すべてに共通する主要な要素は，問題の一因となっている環境的要因を詳しく検証し，明確なルールとその必然的成り行きを示すとともに，一貫してそれを固守していくこと，さらに段階的に要件を引き上げていくことで変化を少しずつ取り入れていくようにすることです。長年，自閉症スペクトラム障害のある人々の治療に携わってきた英国の心理学者，パトリシア・ハウリン博士は，これらの原則を活用し，『機関車トーマス』に熱中する，ある幼い少年の強迫観念を段階的に引き下

げることに成功したと述べました。まず、「トーマス」に関わることをしてもよい時間を図で示した日程表が作られました。しかも、「トーマス」に関わることの中でも、少年の好きなことをさほどでもないことに置き換えるということが試みられました（『トーマス』のビデオをみる代わりに『トーマス』の本を読むなど）。こうして「トーマス」関連の活動が差し控えられていく代わりに、本人のやる気を促すために、代わりの活動への関わりについては積極的に応援していくようにしたのです。

　しかし、このような行動をするとこうした結果になるというように一定の結果を与えるだけでは、その行動に変化を期待するにはやや力不足なこともあります。実際、その行動が本人にとって非常に重要な目的に寄与するものであるなら、どれほど多くのご褒美もしくは罰を与えたとしても、それは根強く続いていく可能性があります。たとえば授業中に、ある子どもが先生にもっと注目してほしくて、絶えず口を挟み、大きな声で意見し質問を繰り返すとしましょう。大声をあげ授業の邪魔をすることが、先生の注目を手に入れるための強力な手段だとしたら、それに匹敵するくらい強力な代わりの方法をその子に与えてやり、望む注目を得られるようにしてやらないかぎり、その行動を変えることは相当難しいでしょう。手で合図する方法や、何か標示を出してそれで示すようにするなど、本人が代わりに行なえる手段を与えてやれば、学校の先生もその合図に着実に応えてあげられるようになるでしょうから、ご褒美と罰による行動システムに頼るまでもなく、そのような邪魔だて行動は影を潜めていくかもしれません。同様に、子どもが授業中に動揺して自分の身体を叩き始めるなどの態度を示したら、それは与えられた課題が難しすぎることをそのような行動を試みることで訴えようとしているのかもしれません。このような欲求不満と、現状を変えたいという願望を表現するための何か代わりの方法（たとえば、中止の合図を示す絵のカードを先生にみせるなど）がみつかれば、そのお子さんももう自分を叩くなどの行動は一切しなくなるかもしれません。行動の問題は、実際それ自体多くの機能を担っている可能性があるのです。

注目を得たり，不快な課題から逃れることに加え，助けてほしい，ほしいものを手に入れたいという欲求，もしくは退屈を示すサインかもしれません。第6章では，お子さんが問題行動を通して伝えようとしているメッセージに関して悩んでいる方々へのアドバイスを紹介しています。これらのメッセージをうまく伝えるとともに，その背後にある問題を解消する代わりの方法をみつけることこそが，機能的行動分析と呼ばれるこの種の行動介入の核心です。これについても詳しい説明は第6章に委ねたいと思います。心理学者や先生方は，さまざまな評価手段を使って行動が果たしている機能を明らかにし，それを変えていく道を模索していきます。みなさんのお子さんにこのような行動上の問題がみられる場合には，一度，行動を主体とした取り組みを行なっている治療者にこの種の方法について尋ねてみてはいかがでしょうか。

《問題の見極めと，事前の阻止》
　問題行動に対応するもうひとつの方法は，今にも問題が起ころうとしていることを知らせる警告サインを読み取り，事前にその矛先を逸らせる，取り除く，もしくはその行動とは相容れない別の活動とかち合わせるというものです。子どもによっては，混乱しそうになっている，攻撃的になりつつある，もしくは不安を感じ始めていることが明らかにわかる，明確なサインを出すことがあります。このような子どもたちは何の前触れもなく，いきなり癇癪を起こすようなことはありません。最初は心配そうな顔をしていたり，ピリピリと神経がいらだっている様子が窺える程度だったのが，その後小さな声でブツブツと呟くようになり，その場を行ったり来たりする，両手をパタパタさせるようになるなど，徐々にエスカレートしていきます。そしてしまいには本格的な爆発を起こすのです。挙句の果てには他人に暴力を振るう，物を壊す，口汚く罵るようにさえなります。計画的に，子どもを不安な状況から安全な場所へと連れ出すことは可能です。子どもが人目につくことなく安心して歩き回ったり，話をしたり，大声で怒鳴っ

たりできる部屋や，横になるソファがあり，穏やかな音楽が流れる場所，リラックスできるような練習（深呼吸をする，10まで数える，何か別のものを思い浮かべるなど──第8章を参照）をうまく導いてくれる治療者がいるところなどは，安全な場と言えるでしょう。

《青年期および成人の自己観察と動機づけ》

　最後に，高機能自閉症スペクトラム障害のある人，特に青年期の若者や成人たちのなかには，自分自身の行動を観察し，やる気を促すことにより，自己調節（self-regulation）と自己管理（self-management）をする技能を学ぶことが可能な人もいます。このような体系的方法を成功に導く秘訣は，何より経験豊かな臨床家の手に委ねることです。強化すべき行動と削減すべき行動を本人自身が認識できるように教えること，行動が表に現われているときとそうでないときを確実に見極めることができるように，ビデオテープを頻繁に活用して訓練すること，そして定期的に行動を観察することが，欠くことのできない重要な要素です。

　一例として，先に説明した妨害行動をもう一度振り返ってみることにしましょう。たとえばこの場合，教室での子どもの様子をビデオテープに撮影することができます。そして学校の先生もしくはご両親が，ビデオを前にお子さんと一緒に腰をおろして，お子さんが実際に妨害をしている場面と，そのような行動をとる代わりに，きちんと挙手，その他の適切な行動がとれている場面を指摘するのです。そのうえで，お子さんが自分の妨害行動を確実に認識できるよう教えていきます。お子さんがビデオをみながら，80％の確率で「うん，僕はこのとき妨害をしちゃったね」「ううん，あれは妨害じゃなかったよね」と正しく判断できるようになれば，もうすぐにでも自己観察段階（self-monitoring phase）へ入っていくことができるでしょう。お子さんの机にカードを貼り，その上に「妨害しています」と書いたラベルと，「妨害していません」と書いたラベルをそれぞれ縦に貼ります。お子さんには，5分ごとに小さくアラームが鳴る腕時計を渡し，

アラームが鳴るたびに、お子さん自身がふたつのラベルのどちらか一方に確認の印を付けていくようにするのです。このようにすることで、お子さんは次第に妨害行動に対する自覚を高めていくことができるでしょう。

行動を認識し、観察すれば、それだけで問題がひとりでに解決されていく場合もあります。しかし多くの場合、本章で紹介した方法のいくつかを相前後して交互に用いることが必要です。環境を変えていく必要もあるでしょうし、決まりやご褒美を決めることも必要です。問題視される行動をとる代わりにどうしたらよいかも教えてあげなければなりません。そうしてはじめて、お子さんは自分自身で行動を管理することができるようになるのです。

《行動専門家への相談》

どれほどすばらしい管理計画も、多くのご両親にとっては何かごく当たり前の、ほとんど「常識」にすぎないことのように感じられるかもしれません。しかしそれでもやはり、このような技法の訓練を受けた行動専門家の助けを得て、こうした計画を作成、監視していくことが賢明な場合が多いと言えるでしょう。ちょっとした見落としで計画全体がうまくいかなくなってしまうこともあり得るからです。また、ご両親が始めようとしている計画に、お子さんが抵抗することも考えられますから、やはり第三者にきちんと「契約」事項を取り決めてもらうようにすることは有効です。ご褒美システムを徐々に引き上げていくことは、考えているほど簡単なことではないでしょうし、どのくらいのペースでご褒美を控えていくのが最適かを判断するうえでも、力を貸してくれる存在がいると心強いことが多いのです。罰、または否定的な結果を加えるべきかどうかの判断は、やはり専門家の手に委ねるに越したことはありません。最終的な目標を変更したり追加する必要があるときや、新しい方法を試みようとする際には、現在のプログラムの成果や進行状況を示す資料を集めておくことが理想的です。専門家の助けを借りることで、行動プログラムは自閉症スペクトラム障害

のある人の行動をいくらかでも修正し，当人とご家族の苦しみを軽くするのに絶大な効果を発揮することができるのです。

■ 薬 物 療 法

　アスペルガー症候群や高機能自閉症のある人たちの治療に薬物療法を利用する傾向が近年高まってきつつあります。これは一部に，この障害の神経学的原因に対する認識が深まってきたことに理由があります。研究により，ある脳内化学物質（神経伝達物質）のレベルが，自閉症のある人では通常の人とは異なり，本来よりも高い，もしくは低い場合があることが明らかになったのです。自閉症を「治癒（cure）」できる薬は何もありませんが，薬を適切に取り入れていくことにより，お子さんとご家族両方の生活の質を高めていける場合がしばしばあります。また，薬によって他の治療形態がより有効にその効果を発揮し，お子さん自身と周囲の人たちの並々ならぬ困難をいくらかでも和らげることができるという相乗効果もあります。たとえば，薬で過活動を適切に管理していくことができれば，お子さんは学校でより集中できるようになり，提供される教育的援助の効果がよりいっそう高まるということもあるでしょう。同様に，薬の作用によって社会的不安が和らいだり，自己についての否定的感情が減少することによって，アスペルガー症候群や高機能自閉症のある人が社会生活技能グループに参加できるようになり，有効な成果を得ることもあります。

　長年にわたり，自閉症スペクトラム障害に対して薬物療法が幅広く使用されてきたことは確かです。しかしながら，アスペルガー症候群と高機能自閉症の核心的問題である社会的コミュニケーション障害を改善できるような薬は，今のところ発見されていません。現在，アスペルガー症候群や高機能自閉症のある人たちに一般的に用いられている薬は，注意や活動レベルの問題，うつ状態，不安，攻撃性，反復的な強迫思考や行動，睡眠障害，チック，および発作などの非中核的症状（noncore symptoms）や共存症に向けられたものです。自閉症スペクトラム障害のある人たちに対し

て最も一般的に処方されているものとしては，フルオキセチン（プロザック，日本未公開），セルトラリン（ゾロフト，日本未公開），パロキセチン（パキシル，日本使用可）などの選択的セロトニン再取り込み阻害薬（SSRI），メチルフェニデート（リタリン，日本使用可），デキストロアンフェタミン（デキセドリン，日本未公開）およびアンフェタミン混合物（アデラル，日本未公開）などの中枢神経刺激薬，さらにリスペリドン（リスパダール，日本使用可）などのより新しい「非定型」精神遮断薬があります。

　SSRIは，脳内の神経伝達物質であるセロトニンの濃度を上げることにより効果を発揮すると考えられています。これらの薬により，アスペルガー症候群や高機能自閉症のある人たちはイライラが和らぎ，人によっては反復行動が減り，徐々に「角が取れてくる」ように感じられることもあります。また，アスペルガー症候群と高機能自閉症にしばしば認められる気分や行動の浮き沈みを調節する働きも，これらの薬にはあるようです。

　一方，これとは対照的に，中枢神経刺激薬と非定型精神遮断薬のリスペリドンは，ドーパミンと呼ばれる神経伝達物質に主に作用し，その機能を阻止したり，脳内におけるこれらの物質の量を減らす働きがあります。中枢神経刺激薬は，注意，活動レベルの問題に対して選択される治療薬ですが，同様な問題が認められるアスペルガー症候群や高機能自閉症のあるお子さんに用いた場合も，注意欠陥障害だけが問題のお子さん方に用いたときと同等の効果が期待できるようです。非定型精神遮断薬のリスペリドンは，最初，精神病に対して用いられた薬でしたが，現在では攻撃性，激情的もしくは予測不可能な行動，および反復的思考や行動といった，アスペルガー症候群や高機能自閉症のある人に時おりみられる問題に有効であると考えられています。

　イエール大学の自閉症研究チームが1999年に発表した調査では，高機能自閉症スペクトラム障害のある人を対象に大規模な統計をとったところ，そのうちの70％が，これまでの人生の何らかの時点で薬を服用した経験をもっていました。この調査の対象となった人たちの半数以上が，2種類

第4章　アスペルガー症候群と高機能自閉症の治療法

以上の薬を同時に処方されていました。薬の種類としては，高機能自閉症，アスペルガー症候群，および PDD-NOS のそれぞれに対して用いられる薬にまったく何の違いもありませんでした。年齢により，最も一般的に処方されている薬に違いがあり，中枢神経刺激薬は概して過活動や不注意の症状に対して用いられ，比較的年少の子どもたちに一般的でした。一方，気分安定薬（SSRI も含めた抗うつ薬）は，青年期の若者や成人により一般的に使用されていました。より幼い年齢で中枢神経刺激薬が多く使用されているのは，自閉症スペクトラム障害が認められる以前に，おそらく不完全ないしは不正確なまま，初期に注意欠陥／多動性障害と診断されたことの反映である可能性もあると，この調査を行なった著者たちは指摘しています（第2章もご参照ください）。

　アスペルガー症候群と高機能自閉症の治療において，これらの薬ははたしてどれほどの効果があるのでしょうか？　この問いに答えるために，少し脇道に逸れることをご了承ください。まず，ある治療が（医学的，行動的，心理学的治療など，いずれの形態によるにしろ）実際に有効に作用しているかどうかをどのように評価するか，その過程を説明することにしましょう。明らかな方法としては，どのような効果があるかを確かめるために，アスペルガー症候群や高機能自閉症のある人たちに薬を処方し，薬の使用前後にそれぞれ点検するという方法があります。しかし，より詳しく検証してみると，この方法にはいくつか問題点があることが指摘されます。ひょっとしたら，その問題の症状は，何も手を施さなくても（たとえば，子どもの年齢が増すにしたがって）自然に改善されたかもしれませんし，認められた改善も，実際には薬と何ら関係がなかった可能性もないとは言えないでしょう。このような理由から，治療研究には対照標本を用意することが必要です。つまり，実際にその治療を受けている人たちと非常によく似た個人──同じ診断を受け，機能レベルも同等，年齢もほぼ同じなどの条件が必要──で構成され，唯一，その治療を受けていないという点においてのみ異なっている集団を別に用意するということです。

これは医師たちの間ではよく知られていることですが，偽薬（プラセボ）と呼ばれ，医学的に中立，すなわち不活性な物質（偽の糖衣錠や無害な液剤）を与えられたにもかかわらず，患者さんがそれに治療効果があると信じている場合，実際その後に症状が改善することがよくあります。この改善は，偽薬効果として知られています。処方によって医師から着目されるという，より一般的な効果を反映していることはもちろんですが，それ以外にも服用する側にある希望と前向きな思考がもたらす威力を反映していると考えられています。だからこそ，みなさんのお子さんに対して試みられた薬は，明らかに偽薬以上の効果があることが重要なのです。以前の研究で，約3分の1の人々が偽薬によって明らかな改善がみられたことがありました。つまり，ある薬を用いる場合，常にそれを試みる人々の30％以上に効果が期待できなくてはいけません。そうでなければ，わざわざお金を払い，副作用の危険を冒してまでその薬を使わなくても，ただ偽薬を使えばよいわけですから。これは対照グループに治療を一切与えないというのではなく，偽薬を与えてみることで検証することができるでしょう。

　最も理想的には，無作為に個人を抽出して本物の薬と偽薬を与えるだけなく，調査の対象となったいずれの人も，自分がどちらの薬を与えられたのか知らされていない状況で調査を行なうということになるでしょう。無作為に薬を指定することにより，偽薬を処方されている人と本物の薬を処方されている人の間に，反応の違いを説明するような相違点が一貫してみられないことを確証することができます。たとえば，この研究に最初に興味を示した人々がたまたま本物の薬を処方される側だったとすると，これらの人々は，もともと研究の要件に従おうという動機が高いでしょうし，改善に対しても，よりいっそう大きな期待を抱いていると考えられます。そして，このことが調査結果に偏りをもたらす可能性があるのです。逆に，この研究の研究者たちに最初に打診したのが非常に症状の重い人たちで，その人たちが治療グループとして指定され，本物の薬を与えられたとしても，もともと症状が深刻なわけですから，改善もさほど認められないかも

しれません。そしてこれがまた調査結果を偏らせる原因にもなりかねないのです。だからこそ，硬貨をトスして決めるなり，何か別の無作為の抽出方法を用いるなどしてグループ分けすることが非常に重要となってくるのです。もうひとつ，この調査の第2の特徴として，誰も——両親も患者さん自身も，さらには主治医でさえも——誰が本物の薬を処方され，誰が偽薬を渡されているのか知らされないということがあります。この種の調査は二重盲検法と呼ばれ，これもまた（おそらく無意識に）研究にもたらされる偏りを最小限に抑える効果があります。

　二重盲検法を用いた無作為抽出による2，3の研究から，SSRIのいくつかと非定型精神遮断薬（リスペリドン）は両方とも自閉症スペクトラム障害のある人たちに偽薬以上の効果があることが確かめられています。しかしながら，これらの薬で社会的困難や風変わりなコミュニケーション行動といった自閉症の中核的症状が「治癒」したり，大きく改善した症例はひとつもありません。これらの研究はまだほんの手始めの段階ですし，どのような個人的特徴をもつ人に最も高い成功率が見込めるのか，見極めることができるほど充分な研究は今のところ行なわれていません。たとえば，その薬はある特定の年齢層に対して最も効果があるのでしょうか？　それとも何か特定の問題をもつ人に対して最も有効に作用するのでしょうか？しかも，ほとんどどの薬にも何らかの副作用は考えられますから，見込まれる改善に対する危険や不便，および経済的負担を慎重に秤にかけることが大切です。現在のところ，二重盲検法，偽薬によるコントロール，無作為抽出のすべてを加味した研究から窺えることは，薬の作用である特定の症状が軽減し，それによってアスペルガー症候群や高機能自閉症のある人たちの生活の質が向上する可能性はあるものの，自閉症スペクトラム障害の基本的特徴を改善するまでには至らないということです。

■ 感覚統合療法

　高機能自閉症やアスペルガー症候群のある子どもたちの中には，ある特

定の音，味，匂いなどの日常的感覚や，人に触れられることに過敏で，そのため周囲の刺激にすぐに圧倒され，どうにも身動きできなくなってしまう子どもがいます。これらの感覚刺激を前にしたときに彼らが受けるストレスは非常に激しいものであると考えられます。ご両親たちは，ときどきこの現象を「感覚に過剰に負荷がかかりすぎている」と説明することがあります。自分が求めていない音，匂い，および光景を前にし，まさしく爆撃される，身体が「活動停止した」と表現した若い女性もいました。完全に隔離されてしまった気分で，自分の身体が自分のものではなくなってしまったかのような気持ち，家具のひとつにでもなったかのような，そんな気持ちになるのだそうです。また，匂いに対してあまりに敏感であるため，診察前には香水や香料入りの発汗抑制剤の使用を控えてくれるよう，母親が医師に電話で再三念を押すほどだったアスペルガー症候群のある少年もいました。あるとき彼は医師が往診に訪れた際，その女性医師に対し「息が臭い」とあからさまに指摘したうえ，先生が口腔洗浄液でうがいをしないのなら僕は出て行くと言ったこともありました。アスペルガー症候群や高機能自閉症のある子どもたちの多くは大きな音にどうにも耐えられず，そのような音に晒されると耳を覆ってしまうことがあります。なかには，エアコンのブーンという音や赤ん坊の泣き声など，さほど大きいわけでもなく，他の人にとっては何でもないような音にもストレスを感じる子どもさえいます。その一方で，まったく逆の問題を抱えている子どもたちもいるのです。つまり，まるで渇望するかのように，ある種の感覚を自ら求めていくのです（多くの場合，不適切な方法で）。たとえば，高機能自閉症と診断されたある幼い少年は，パンティストッキングの肌触りが大好きでした。彼は，遠くからでも女性がストッキングを履いているかどうか見分けることができ，何とかしてそれに触れようと，できるかぎりの手を尽くして近寄っていったものでした。また，自閉症のある少女は，他人の肘の内側の柔らかい肌に自分の顎を押しつけるのが大好きでした。自身，自閉症であり著明な動物学者でもあるテンプル・グランディン博士は，ずっしり

と重くのしかかる重圧感を堪らなく欲していたと言います。彼女は子どもの頃，自らこの感覚を作り出すために，よくソファのクッションの下に潜り込むようにして横になっていたそうです。そして後にその同じ目的から圧搾機の開発に取り組み，特許を取得したのです（訳注：自動締めつけ機，ハグマシーン）。

　感覚統合（SI: sensory integration）は入ってくる感覚を解釈し，結びつけ，そして構造化するプロセスであり，子どもが安全で快適に感じる環境で効果的に機能するために必要なものです。ジーン・エアーズ博士の理論によると，子どもが感覚経験を理解することができない場合，行動と学習に深刻な影響が及ぶといいます。エアーズ博士は，先ほどお話しした少年や少女のような特異な行動は，感覚統合障害（sensory integration dysfunction）が原因ではないかと主張しています。そして，自閉症スペクトラム障害のある子どもに限らず，学習障害，脳性麻痺，さらには遺伝疾患のある子どもたちにも感覚統合障害が認められることに着目しています。

　感覚統合療法の目標は，現時点の神経過敏な状態を緩和し，それでもなお続く過敏さに対してうまく対応する技能を身につけさせるとともに，新しい感覚にも耐えられるよう耐性を高めていくことです。遊びや活動を通し，子どもたちをさまざまな感覚経験に触れさせていくことでこれを目指します。子どもが多くの異なる題材や感覚を探索していけるよう促していくのです。治療の中ではある程度，子どもに自分で経験をコントロールさせる一方で，揺り動かし（swinging），軽いブラッシング，強い圧迫など，感覚入力を構造化し，解釈する能力を高めると考えられている特定の活動を通して子どもを導いていきます。たとえば，警戒心の強い子どもには，飛んだり跳ねたりしながら優しく指導していきます。一方，粗暴で自制心に欠ける子どもに対しては，小さな椅子のトンネルを這って潜り抜けるようにすることで，空間的な境界についての意識を高めていきます。治療環境には滑り台や台座，マット，ブランコ，およびタイヤのチューブなど，よじ登ったり上に乗って動いたりできる遊具がたくさん置かれます。その

ため子どもたちはたいてい，これらの活動を楽しく行なっていくことができます。感覚統合療法は通常，作業療法士によって行なわれますが，この治療モデルを行なう際には，その個々の技能だけでなく，基本理論についての教育を受けている専門家をみつけることが大切です。

　感覚統合療法が行動や機能の改善に効果があるというエピソードは，専門家とご両親のいずれからもたびたび寄せられています。にもかかわらず，この技法の有効性を裏づける科学的根拠はまだほとんど得られていません。それどころか感覚統合的な介入が，先に紹介したような他の伝統的な治療法と比べ，実際には何ら効果に差がないことを示した研究すらあります。その一方で，感覚統合的なアプローチによる鎮静効果は多くのご両親，お子さん自身から報告されていることも事実なのです。それならぜひ私たちも，と思う方もいるかもしれません。しかし，ここで改めて紹介したすべての治療法，なかでも研究による裏づけがほとんどないものは特にそうですが，いずれにしても目の前の成果をただ鵜呑みにするのではなく，慎重に評価することが必要です。他の人々，特にその治療をお子さんが受けていることを知らない人でも，お子さんの行動の変化に気づきますか？　みなさんが気づいた変化は，お子さんが夜ぐっすりと眠り充分に休養した後や，何か他のこと，お子さんが好きな活動や気持ちを和らげてくれる活動（大好きなビデオをみるなど）をした後に，お子さんに現われる効果を上回るものですか？　お子さんの行動を一覧表にして記録してみると役に立つかもしれません。たとえば，一枚の紙を縦にふたつに分け，片側には睡眠，食事，治療，および特定の環境についての情報を，もう一方の側にはその日のお子さんの行動についての情報を毎日書き込んでいくような簡単なもので結構です。こうすれば，何か重要な変化があればすぐにそうと気がつき，見失うこともありませんし，治療も含め，お子さんの生活上の出来事との関連性を後で詳しく検証することもできます。実際，すべてのタイプの治療法を試してみることは不可能ですし，そのようなことをするのは（時間的観点からも）望ましくありません。数ある介入の中から取捨選択し

第4章　アスペルガー症候群と高機能自閉症の治療法　147

なければいけませんから，その効果についてまだ実証されていない治療法を吟味する際には，特に慎重になる必要があるでしょう。

　経験や身体感覚を構造化し統合できるよう，お子さんの能力を育んでいくのに有効な方法は感覚統合療法だけではありません。治療環境以外でも，身体を動かしたり踊ったりする教室では同じような技能の育成に力を入れていますし，格闘技の練習など，個人スポーツやその他のフィットネス活動でも同様です。このようなさまざまな選択肢についてもいくつか検討してみてはいかがでしょうか。

■ 個人心理療法

　アスペルガー症候群や高機能自閉症のある人たちの中には，確かに伝統的な心理療法が効果を発揮する人もいますが，その数は限られているのではないかというのが私たちの意見です。一般的には，個人心理療法では感情について話し合い，行動パターンや対人関係を理解する洞察力を養っていきます。アスペルガー症候群や高機能自閉症のある人たちは，子どもも青年期の若者も，そして成人でさえも，そのほとんどが自己意識（self-awareness）が乏しい傾向があります。そのため，予想できないことではないとはいえ，他人と比較して社会的に自分自身をとらえるということはまず考えられにくく，自分の問題の性質や理由をみつめる内なる目をもっていないこともしばしばです。したがって，このような形式の心理療法は，彼らにはあまり効果が期待できないことが多いのです。しかも，アスペルガー症候群や高機能自閉症のある人たちが抱える問題は，その大部分が社会的状況におけるものです。この領域の問題は個人的治療においてよりも，もっと大きな集団環境の中で扱っていくのが最適なことがおわかりだと思います。自閉症においてみられる主な困難として，ある状況を別の状況へ，あるやりとりを別のやりとりへ，さらにはひとつの環境を別の環境へ，またはある人物を別の人物へと自動的に一般化していくことができないということがあります。したがって，理解ある治療者との一対一の環境で行な

われた取り組みが，同年代の仲間とのやりとりも当然含まれてくる集団的な社会状況へと一般化されることはまず期待できそうにありません。自閉症スペクトラム障害特有の問題への取り組みに際しては，集団療法（多くの場合，社会生活技能訓練の形式）によるのがより適していると言えるのも，こうした理由からなのです。

とはいえ，状況によっては個人心理療法の効果に太鼓判が押されることもあるかもしれません。特に，きわめて高度な機能をもつ青年期の若者や成人で，自分自身や他人の精神状態や行動をある程度理解できるようになった人などには，この治療法が薦められるかもしれません。このような限定はありますが，アスペルガー症候群や高機能自閉症につきものの不安，うつ状態，および他人との違いを自覚していくにつれて現われてくることが予想される苦しみに対処するために，個人心理療法が役立つ可能性は充分あります。自閉症のある人の場合，カウンセリングはそれ以外の症状のある人に対する典型的な心理療法と比べ，よりいっそう高度に構造化され，どちらかというと直接的で具体的であるべきです。特定の問題に明確に焦点を定め，それに対処するための，より効果的な方法を発達させていくとともに，本人の可能性を最大限に引き出し，就職にも関わってくる社会的行動など，重要な生活技能を身につけられるよう計画していく必要があります。また心理療法の一環として，即実践に結びつくような特定の自立的技能（バスに乗る，就職の面接を受ける，レストランで料理を注文するなど）の発達を促すために「実地研修（field trip）」を行なうこともあるかもしれません。第8章では，そのような方法のひとつとして暗黙の教訓（implicit didacticism）をご紹介したいと思います。これはワシントン大学で開発された方法で，社会的行動の改善を目的としたものです。

インディアナ州の自閉症コンサルタント，スタイン・レヴィは，アスペルガー症候群や高機能自閉症のある人たちを対象とした個人療法アプローチのパイオニア的存在です。彼女は，必要な情報をホワイトボードや紙に一覧表にして書き出すなど，目にみえる形で構造化することは，より高機

能で年齢も上の自閉症やアスペルガー症候群のある人にも有効であると述べています。このような人たちの場合，白黒はっきりした単純明快な考え方をする傾向があることが多いわけですから，一覧表を作成する場合にも，問題‐解決，賛成‐反対，現実的‐非現実的，長所‐短所，有用‐無用などと2極に分けるとよいでしょう。認知行動療法アプローチは，思考，感情，および行動を明確に関連づけていけるようにするもので，しばしば効果を発揮します。それぞれの状況を否定的な思考や感情と具体的に結びつけていくことで，自分の行動パターンに対する洞察を深め，自分の確信が自分の感情にどのように影響しているのか，アスペルガー症候群や高機能自閉症のある人たちの感覚を促していきます。これがさらに，自分の情緒的反応や社会的経験を自らコントロールしているという意識を強めることになるのです。認知療法については第8章でさらに詳しく説明することにしましょう。

■ 食事療法

　自閉症スペクトラム障害に関連する症状にうまく対処するために，特別な食事やビタミン補給，もしくはその両方を試みるよう提唱している専門家もいます。ここ数年にわたり，自閉症の中には食物アレルギー，特に小麦粉の中に含まれるたんぱく質であるグルテンや乳製品の中に含まれるカゼインが，脳に炎症もしくは障害を引き起こし，それが自閉症スペクトラム障害に関する特異な行動の原因となった症例もあると考える説が生まれてきました。これまでのところ，この仮説は臨床観察とご両親方からの報告に基づいたものであり，適切に管理された科学的研究に裏づけられているわけではありません。治療に関連する功罪に対する理解が進むなか，今後の研究調査が大いに待たれるところです。お子さんの食事からある特定の食品を取り除いたところ，その行動に改善がみられたと報告するご両親もいます。しかし，お子さんが除去食（計画に沿って，一度に一種類ずつ食品を取り除いていく制限食）を摂っているときに，そのような食事を与

えていることをご両親とお子さん自身にわからないようにすることは，実際のところ不可能です。しかしながら，お子さんたちを制限食のグループと非制限食のグループに無作為に振り分け，評価する科学者側がそのお子さんがどちらのグループに属しているのかわからないようにすることなら充分可能です。このような研究は，これらの治療法の効果が明らかにされる前に行なう必要があります。常に言われることですが，このような制限食を行なう際には，副作用や危険性についての知識をもち，必要な栄養が不足することのないよう配慮する栄養士もしくはその他の医療専門家による協力のもとで実施すべきです。

　アスペルガー症候群と高機能自閉症のためのもうひとつの食事療法はビタミン補給です。バーナード・リムランド博士は自閉症の生物学的原因を提唱した最初の専門家のひとりで，いわゆるビタミンの大量投与療法を長年支持してきました。これは，ビタミン B_6 とマグネシウムの大量投与（典型的なビタミン補給をはるかに上回る量の投与）を行なう治療方法です。ビタミン B_6 が適切に吸収されるためには，無機物であるマグネシウムが必要であるため，これらふたつの薬物は，通常，両者を組み合わせて一緒に与えられます。またもうひとつ，自閉症に効果があると報告され，大概の健康食品店でみつけることが可能な「天然物質」はジメチルグリシン，すなわちDMGです。これらのサプリメントを摂取していると，アイ・コンタクト，社会参加，言語，気分，さらに攻撃性などさまざまな行動が改善すると，多くのご両親が報告しています。これまでに3つの研究が行なわれ，なかには二重盲検法や偽薬対照法を用いた研究もありましたが，その効果を裏づける証拠は種々さまざまです。しかし，調査の対象となった子どもの数がきわめて少ない，無作為のグループ分けがされていない，標準化された変化評価法を用いていないなど，ほとんどの研究にもいくつかの重大な限界があります。常々お勧めしているのですが，ビタミンの大量投与療法については，やはり経験豊かな内科医との協力のもとで行なうべきでしょう。なぜならば，ビタミン治療には副作用の可能性がないとは言

えませんし，たとえ医師といえどもこのような治療で典型的に用いられる非常に大量のビタミン投与が，何らかの点で中毒をもたらすことはあり得ないと確信しているわけではないからです。

■ 家 族 支 援

　最後にもうひとつの治療分野として，家族についてお話ししたいと思います。本章の最終部で取り上げることになってしまいましたが，家族の苦しみを取り除くということは，決して二の次にすべきことでも蔑ろにしてよいことでもありません。先に説明した数々の治療がその効果を発揮し，お子さんに有効であったなら，その多くはさらに転じて，みなさん方，ご両親やご家族の方々にも概して力を与えてくれることでしょう。しかし，それでもなお重大な問題が依然消え去らないとなると，やはり追加的支援が必要となってくるかもしれません。都市部でなら，たいていアスペルガー症候群や高機能自閉症のある人たちの両親，家族のための支援グループもしくは自助グループがあります。地域によっては，高機能自閉症またはアスペルガー症候群のあるお子さんのご家族の方々のために定期的な会合を開き，比較的症状が軽く，高機能の人たちにとって特にふさわしい話題を中心的に取り上げているグループもあります。みなさんが住んでいる地域ではこのような会合に参加する機会がなかったとしても，がっかりしないでください。なぜなら，多くの支援グループが今後，その会合のうち何回かを高機能の人たちを中心としたものにしようと大いに努力していくだろうと思われるからです。したがって，事前に電話をして，取り上げられるテーマのスケジュールを手に入れて，みなさんが出席するのに最も適切な会合をみつけるのがよいのではないでしょうか。ご両親方は，他のご両親方と話す機会を有効に感じることが多いようです。他のご両親方なら，専門家の方々以上にみなさんが今経験していることをよく理解してくれるでしょうし，みなさんのご家族が置かれている状況を改善する有効な方策をご存知かもしれません。実際，これらの支援グループが，みなさんがひ

とりではないということを明らかにしてくれることは確かです。診断を聞かされたときの孤独感，おそらくそれはご両親方のほぼすべてに共通する普遍的感情とも言えるでしょう。支援グループに参加することで，多くの建設的で実践的な助けを得られるのはもちろん，このような感情はかなり解消されるのではないかと思います。こういった支援グループの定例会に参加されるかどうかはともかく，それぞれの地域の自閉症協会に連絡を取ってみてはいかがでしょうか。地域コミュニティのプログラム，書籍，会合，およびインターネットサイトについて知る，とても貴重な情報源となってくれるはずです。

その一方で，障害のある人たちのためのサービスを提供している地域当局にも連絡を取るべきでしょう。たいてい，症状の程度，お子さんの機能レベルと年齢，ご家族の（財政その他の）資産，およびお子さんが家庭に与えている影響を考慮した長期の適応過程が用意されています。みなさんの地域の規則に照らし合わせ，お子さんにその資格があることがわかれば，さまざまなサービス（職業訓練，居住サービス［residential care］，就学前プログラム）の資金援助を受けられるかもしれません。レスパイトケア（休息の保証）もそのひとつで，これは訓練を受けた専門家助手が短期間お子さんの世話をし，ご家族の方々にはしばし休憩していただくサービスです。レスパイトケアの最もよいところは，結局のところ，高度な訓練を受け信頼のおけるベビーシッターを無料で頼むのと変わらないということでしょう。また，お子さんの年齢が上がるにつれ，地域の障害者課からは就職のための訓練と仕事探し，およびその継続の両面において職業支援も受けることができます。さらに住居環境についても，支援によるもの，半独立したものなどさまざまな環境があり，お子さんが成人し，ご両親またはお子さんご自身が，新しく，より自律的な住居環境を望むようになったときに役立つことでしょう。この点については第9章でより詳しくお話ししていきたいと思います。

家族療法や夫婦療法も役に立つ可能性があります。特に，お子さんの子

育てに関してご家族が深刻なストレスに晒されているとしたら，なおさらです。お子さんの診断や将来をめぐり並々ならぬ不安や絶望を抱いている方もいるでしょう。何らかの形で自分がこの問題を引き起こしてしまったのではないだろうかと理不尽な罪悪感に駆られている方もいるかもしれません。サービスが思うように利用できない怒りや欲求不満，問題のある子どもがいることで家族に及ぶ影響への憤りなど，ご両親はさまざまな思いを抱えています。熟練の家族療法家や夫婦療法家なら，みなさんがこれらの感情をよくみつめなおし，お子さんのニーズにうまく対応できるようにする一方で，なおもある程度の生活を維持していけるよう力になってくれることでしょう。躾，その他の養育問題もしくは治療をめぐり，重大な意見の不一致があるような場合，家族療法家は建設的かつ適応力のある取り組みでそれらの問題に臨み，別の選択肢を探すのを助けるとともに，いっしょくたになってもつれ合っている個人的または夫婦の問題をアスペルガー症候群や高機能自閉症のあるお子さんのニーズから解き放つうえで，かけがえのないものとなるはずです。

治療マネージャーとしての両親

　アスペルガー症候群や高機能自閉症のあるお子さんをおもちのご両親として，最も大きな課題のひとつは，あらゆる治療選択肢を集大成し，お子さんのニーズに取り組んでいくとともに，偏ることなく正常な発達を促していくことのできる，互いに密接に連携し合ったひとつのプログラムを作り上げていくことです。クリニックの外来治療グループで，学校で，家庭で，そして音声言語治療でと，複数の環境で社会生活技能に取り組んでいるお子さんもいるのではないかと思います。このような場合，これらの介入のそれぞれによって異なる目標が互いに相容れず，矛盾をきたすことのないよう調整し，関係するすべてがひとつの共通するニーズに向けて作用していくよう配慮する人物が必要です。多くの場合，この役割を担うのは

みなさん方，ご両親です。

　このような日々の管理とは別に，ご両親には時の流れの中でのお子さんや家族のニーズの変化を自覚することも求められるでしょう。永遠にこれで充分と言えるような治療計画はありません。時の流れと治療介入によって軽くなる負担もあるでしょうし，その一方で新しい発達段階へと到達し，その段階を乗り切るために必要な技能が変化していくにつれて，また新たな課題がご両親に降りかかってくることも充分考えられます。

　治療の「総合計画」が確実に有効であり続けるようにするために，お子さんについても自閉症スペクトラム障害についても，共によくご存知の専門家に数年ごとに診断を見直してもらうことが必要となってくることもあるでしょう。

　しかし何といっても，ご両親に課せられたあらゆる問題の中でも最も困難を極めるのは，やはり，そもそもどの治療に従っていったらよいのかを決断することかもしれません。ほとんどのご両親が，わが子に最善の治療をみつけてあげたいという切実なプレッシャーを感じています。アスペルガー症候群や高機能自閉症の診断を最初に聞いたとき，そのような障害を慢性的状態として受け入れ，うまく付き合っていけるようにするなどごめんだ，と思われたのではないでしょうか。治してあげたい！　自分が期待していたわが子，アスペルガー症候群や高機能自閉症にまつわる困難などない未来をもつわが子に戻してほしい，そう思われたに違いありません。このように求めるあまり，望みはありそうにみえるけれどもまだ徹底的な調査は行なわれていない治療方法に走ることもしばしばです。ご両親の中には，八方手を尽くさなければならない，役立ちそうに思えるものはすべて試してみないと気がすまないという思いが，それに伴う潜在的な危険や財政的負担に勝ってしまう人もいます。しかし，本章で紹介した最もよく研究された治療法も含め，利用可能な介入の中で，すでに充分検証されたと言えるものはほとんどありません。また，極端なほど高らかに効果が謳われている，新たに開発された治療法について耳にすることもあるでしょ

う。典型的に，このような介入の場合，その治療法はどのようなタイプのお子さんに効果があり，自閉症のどの特定の症状に対応するものなのか，どのようなメカニズムを通してその介入が謳っているような変化を起こすのか，さらに，その治療にはどのような「薬」を用いるのかということについて，情報を提供するような実験的研究は行なわれていないでしょう。したがって，どのようなものであれ新しい治療法を試みる際には，その危険性と恩恵の比率を判断するために，厳しい態度で質問する必要があるでしょう。その治療法はどの年齢の子どもに最も効果があるのか？ その介入が効果を発揮するためには，子どもが言語を使える必要はあるか？ もしそうならどれほど必要か？ どれほどの効果が得られたかを判断するために，治療の前後にどのような評価を行なうのか？ アスペルガー症候群や高機能自閉症のある子どもたちすべてに等しく効果があると謳う治療法に対しては，いずれにしても特に疑ってかかる必要があるでしょう。

　お子さんに何か新しい治療法を選択する際には，まずその前に，自閉症スペクトラム障害についてよく知っており，長い治療経験をもつ専門家に相談することがますます有効になってくるでしょう。先に「魔法の治療法」と謳われていて，いったん調査してみたら効果がないことがわかったというようなものについて聞いてみると，また別のより賢明な目で捉えることができるようになるかもしれません。たとえば10年ほど前，自閉症は主に運動障害と考えられていました。子どもの潜在的なコミュニケーション能力を開花させるためには，キーボードを打てるようにさえすればよいとされていたのです。この治療法は，「コミュニケーション促進法（Facilitated Communication）」と呼ばれ，1990年代初期にかなりの人気を得ました。重度の自閉症のお子さんをもつ多くのご両親に希望をもたらしたのです。ところが後に，子どもがタイプをしたとされていたものは，実はすべての症例において，自閉症のある子ども本人が打ったものではなく，治療者が（無意識に）打ったものだったことが調査から浮き彫りになったのです。

また，より最近の例では消化ホルモンのセクレチンが自閉症の魔法の「治療法」として絶賛され，全国版のニュース番組で大いに注目されたことがありました。エピソード的なメディアの説明以外，その効果を裏づける確固たる証拠は何もなかったにもかかわらず，多くの子どもたちが静脈注射によりセクレチンの投与を受けたのです。このような大々的な宣伝を文書で証明するために，セクレチンの治療を受ける前後に子どもを評価するといったことは，それまで一度も行なわれたことがありませんでした。現在では，全国規模で100人の子どもたちを対象にした5つの別々の研究から，自閉症のある子どもにセクレチンの静脈投与したところで，塩水（治療効果が一切ない偽薬）を投与した場合と何ら変わりはないことが明らかになっています。

　いずれにしても，効果のない治療法には大きな犠牲が伴いますし，本当に効果のある治療を遅らせてしまうことにもなりかねません。最悪のケースでは，実際，お子さんに何らかの危害が及ぶ可能性すらあるのです。したがって，不審に感じられる点がある場合には，誰か気兼ねなく相談できる人で，自閉症の分野における経験と専門的知識をもつ人に必ず尋ね，回答を得るようにしてください。地方機関と治療プログラムについての確認も忘れずに行なってください。メディアに注目された経歴はない可能性が大きかったとしても，それらはしっかりした教育的，治療的実践に基づいているかもしれません。

　高機能自閉症とアスペルガー症候群の密接な関係については，本書全体を通して強調して説明してきました。それでもやはり，アスペルガー症候群のある人に必要な治療と高機能自閉症のある人に必要な治療は異なるのではないかとの疑問を感じている方もいるかもしれません。この疑問を解明するための調査は，今のところひとつも行なわていません。しかし，これまでにもお話ししてきたように，アスペルガー症候群がどのように高機能自閉症から区別されるのか，実際のところ本当に両者は異なる病気であるのかという点については，専門家の間でもまだ全体的な同意が得られて

いないのが実状です。アスペルガー症候群独自のもので，高機能自閉症と区別するような特徴的な長所，短所のパターン——たとえば，ハンス・アスペルガー博士が最初に記したように，アスペルガー症候群のある人々は，よく発達した言語をもつものの，ぎこちなく，視覚的な技能に劣る——が存在することが明らかになれば，逆に自閉症の長所である視覚的認知能力を「利用した」治療は，アスペルガー症候群の人たちには，無駄ではないにしても，おそらくあまり効果的とは言えないでしょう。むしろ，アスペルガー症候群のある人たちには，ぎこちなさや運動能力の発達の遅れに対処するために，特に身体的，職業的な特定の治療法が必要である一方，音声言語療法は必要ないかもしれません。したがって，アスペルガー症候群と高機能自閉症では，それぞれ異なる補充療法（supplementary therapy）が選ばれることになるでしょう。しかしながら現時点においては，アスペルガー症候群と高機能自閉症のこのような区別を裏づける研究は何もありません。本章で考慮すべき選択肢を多数紹介したのもそのためです。お子さんの診断が高機能自閉症，あるいはアスペルガー症候群であるかにかかわらず，お子さんに必要な治療はあくまで個人的なものであるべきです。お子さん独自の長所と弱点に基づいて選択していくことが必要なのです。

パートⅡ

アスペルガー症候群，高機能自閉症とうまく付き合っていく

第 **5** 章

お子さんの長所を活かす：
　　　　　　　　指導原則

　バーバラとユージンは，アルバートの学校から自宅へ車で向かうなか，互いの手を握り締めました。彼らの息子，アルバートは，学校の第 1 学年に入学しました。彼はその夏，アスペルガー症候群と診断されたのですが，つい今しがた学校の先生から，彼が学校で同級生たちとも大人たちともうまくいかず非常に困っているという報告を受けたのでした。アルバートは他の子どもたちと遊ぶことに興味がなく，規則に従うことを拒否することもたびたびでした。非常に高い知能をもつにもかかわらず，勉強に身を入れて取り組むことは滅多になく，大好きなコンピュータゲームのキャラクターの絵を描いているほうが好きでした。このままこのような状態が続くようでは，第 2 学年への進学は難しいとの話でした。
　車を自宅のガレージに止めたとき，アルバートは靴下のまま，靴も履かずに飛び出してきたかと思うと，両親に抱きつき，お気に入りのコンピュータゲームでの最近の成績について話し始めました。ユージンは息子の屈託のない笑顔をみつめ，抱きついてくる息子の腕に愛情を感じました。と同時に，今では慣れっこになってしまったものの，息子が本当はどれほどすばらしいか，他の人には理解してもらえないことのつらさを改めて実

感したのです。いったいどうしたらユージンとバーバラ夫妻は，彼らの息子にそのやる気と情熱を学校でも保っていられるようにすることができるのでしょうか？　アルバートは近所でも評判のコンピュータの達人でした。伝説化するほどのその才能を，数学や教室での規則，友だちとの関係で発揮するには，彼にどのように教えたらよいのでしょうか？

　ジャニスは，12歳のサミールがたった今彼女に手渡したばかりのしわくちゃの紙袋を開けたとき，あまりの嬉しさに息を呑みました。サミールは，ジャニスの好き嫌いや治療の面談でのやりとりについて，これまで意見を述べることは滅多にありませんでした。しかし彼は，彼女が使っているペンの種類を心に留め，たった一回，彼女が自分の音楽の趣味について口にしたときのことも覚えていました。しかも，彼女が時おり机の上に置きっぱなしにしていたスナック菓子の種類もちゃんと記憶していたのです。紙袋の内側には黒のサインペンで「JA」と，間隔を空けずに書いた2文字の札がテープで貼り付けてありました。そして，彼女のお気に入りの型のペンに，やはり彼女お気に入りの色のインクをいっぱいにし，彼女お気に入りのポテトチップス一袋と，彼女お気に入りの曲を――50回も繰り返し録音した――お手製のCDまで入れて，彼はその袋を彼女に手渡したのです。サミールはその生まれながらの驚異的な記憶力を活かし，自分にとってジャニスとの関係がどれほど大切なものであるかを彼女に示したのです。そしてジャニスは，サミールにお礼を言ったときの彼の輝く笑顔をみて悟りました。これこそがこのアスペルガー症候群のある少年にとって，非常に大きな満足だったのです。

　アルバートやサミールのような子どもたちにとって，毎日の日常的な活動も大きな問題です。他人とのごく普通の決まりきったやりとりが，不可能なまでに難しく感じられることもあり得るのです。みなさんなら親として，お子さんのすばらしく愛すべき性質を理解してあげられるに違いあり

ません。しかし，世間では気づいてくれないことがあまりにも多いように感じられます。そのため，外の世界にお子さんが応じていけるよう，多大な時間とエネルギーを費やすあまり，みなさんも結局，お子さんの障害や他人との違いについつい目を向けがちになってしまうことがあるのではないでしょうか。お子さんたちにとっておそらく理解し難いこの世間を，何とかうまく渡っていけるよう支えていきたいものです。でもその際に必要なことは，常に新しい目で状況を捉えること，そしてお子さんの長所を第1に考えることです。障害についてはとりあえず後回しにしましょう。この第5章がそのためのひとつのきっかけとなればと思います。さらにこれを受け，第6章から第9章にかけては，お子さんが家庭，学校，および学区で，そして成長し，職場でうまく成功し，生活を楽しむことができるような具体的な方法を多数紹介していくつもりです。しかしながらそれらはすべて，みなさん方ご両親ならお子さんの少々風変わりな行動や考え方を好ましい成果へと向け，方向転換していくことが可能であるという，当たりまえすぎるほどの原則を前提としているのです。

　お子さんの長所を理解し，うまく生かしていくとともに，他の人々にもぜひそうしてもらえるよう働きかけていくことは，お子さんの困難な領域を補っていくとはいえ，長い長い道のりとなるはずです。これは実際，私たちが気づいたことですが，自閉症スペクトラム障害に関連する生まれながらの才能をどのようにしたらうまく活用することができるのか，アスペルガー症候群と高機能自閉症に関する独自の考え方や行動の仕方をどのようにしたら創造的に開花させることができるのかと自問していったほうが，お子さんの弱点の克服に焦点を置くよりも，多くの解決への道が拓けるように思われます。独自の適応の仕方をするお子さんの能力に，みなさんが絶えず関心を払っていくことにより，他の人たちもお子さんのすばらしい性質に目を向けてくれるようになるでしょうし，親子の好ましい絆をよりいっそう強固なものにしていくことができるでしょう。そして，おそらくもっと大切なこととして，それがお子さん自身の自己評価の確立を促して

いくことにもなると思います。成功は成功を導きます。アスペルガー症候群や高機能自閉症のある子どもたちの場合，成功のチャンスを与えられさえすれば，人生は次から次へと押し寄せる困難の連続であると教えられた子どもたちよりも，実際，より迅速に，完璧に，アスペルガー症候群と高機能自閉症以外の世界に適応していく傾向があるのです。

　本書のパートⅠでは，アスペルガー症候群や高機能自閉症のある子どもたちはどのような世界をもち，またなぜ一般的な子どもたちと異なっているのか，彼らの問題を克服していけるようにするには私たちは何をしたらよいのかということについてお話ししました。障害の程度を軽くしていけるよう努めることが，治療の重要な側面であることには何ら疑う余地はありません。アスペルガー症候群や高機能自閉症のある子どもたちの中には，非常に大きな変貌を遂げ，症状が著しく改善するお子さんもいます。しかし私たちは，お会いするご両親全員に，そこで満足し，立ち止まらないでくださいと強くお願いしています。環境を変えること，要するにお子さんが本来もっているものに合うような環境に変えていくことも，決して不可能ではないからです。そしてこれこそが，アスペルガー症候群や高機能自閉症と共に生きていくということ，そのすべてなのです。以降の章ではそれが，これから紹介するすべての指導原則の根底であることがおわかりになると思います。

　本章では，高機能自閉症やアスペルガー症候群のある子どもたちに一般的に認められる6つの長所について説明します。そして，日々の生活でお子さんを助けていくうえで，これらをうまく活かしていくアイデアをいくつかご紹介していきます。ご家庭で，学校で，友だちとの関係で，そして職場で，さらに後の章では，成人後の生活の中でアスペルガー症候群や高機能自閉症とうまく付き合っていくために，数々の提案をしていきたいと思っていますし，それらをご覧になれば，その中でお子さんの長所が巧みに活かされていることがおわかりになるでしょう。また，みなさん方ご自身で，何か創造的な解決策を編み出していく際にも，常にこれらの長所を

中心とし，それを活かす形で考えるとよいのではないかと思います。

　アスペルガー症候群と高機能自閉症に対する私たちの理解は，まだ緒についたばかりですが，少なくとも私たちが今手にしている長期経過に関する情報からも，これらの子どもたちが実り多い，幸せな生活を送ることは決して不可能ではないことを充分窺い知ることができます。本書でも紹介しましたが，テンプル・グランディン博士自身，自閉症であるとともに動物学者として非常にすばらしい成功を収めています。博士は自らの偉業について次のように述べています。「私は自分にある才能を伸ばすよう努めました。私たちは往々にして，障害のある分野を強調しがちです。しかし，障害と付かず離れずうまく付き合っていくためには，まずは自分の得意な技能に焦点を置き，それで障害をカバーしていく方法をみつけることが必要なのです」。早々に自分の長所を生かしていく術を身につけた子どもたちは，そうすることで将来の成功を導く重要な基盤を敷いていくのです。

　イネッツは高機能自閉症のある35歳の女性です。毎週週末に，彼女は町のとある有名大学のキャンパス行きのバスに乗り，大学図書館の印象的なアーチ型の門をくぐります。その日一日，彼女は大学図書館の公文書課で学生のために古い論文を準備し，図書館の蔵書を整理して過ごすのです。イネッツは常々，歴史に対して情熱的な関心を寄せてきました。彼女にとってこの仕事は自分が強く関心をもっていることであり，かつ生計を立てる機会を提供してくれるのです。彼女の上司の話では，大学が所有する古文書についての彼女の知識は「驚嘆に値するほど」であり，彼女ほど有能な職員はこれまでみたことがないということです。

　おそらくイネッツは，両親の助けがなかったら今頃自分はどこにいただろうかということを，これまで一度も忘れたことはなかったのではないかと思います。歴史に対する彼女の関心は，学校の勉強のその他の面では妨げとなることが少なくなかったのですが，彼女の両親は，その関心はこの先も消えることはないだろうということ，彼女という人間にとってなくて

はならない部分であることに気づいていました。それゆえ，歴史に寄せる彼女の情熱に水を注すようなことはせず，むしろ機会あるごとに励まし，「現実世界」や将来の職業に応用できるよう応援していこうと決心したのです。彼女が高校生のときには学校の先生にお願いし，すべての授業に歴史的要素を組み込み，たくさんの宿題を出してもらうようにしました。このようにしてイネッツは，世界史だけでなく科学の歴史，コンピュータの歴史，そしてさまざまな言語の歴史と進化についても学ぶ機会を得，多少なりとも関心の幅を広げていったのです。両親はイネッツを歴史クラブにも入部させました。そこで彼女は，（系図学［genealogy］など）歴史関係の職業に就いている大人たちと出会ったのです。それだけではありません。彼女の両親は，イネッツが貪るように読破してゆく本を自らも何冊か読み，毎晩夕食の席で歴史について話題にするようにしたのです。職業カウンセラーから図書館の公文書保管係の仕事についての話があったとき，両親はすぐに，これはイネッツにとって彼女の情熱を活かす形で応用できる絶好の機会になると直感しました。イネッツに話をしたところ，彼女も公文書課で働けるかもしれないということに有頂天になりました。そこで両親は，彼女が勤めることになるかもしれない雇い主の方に彼女の自閉症のこと，およびその特別な長所と限界の両方について話しました。先方はイネッツを雇うことに偏見を抱くこともなく，彼女を受け入れてくれました。雇い主の方にとっても両親にとっても，職場の規則をイネッツに教えるには多少なりとも時間と労力が求められましたが，イネッツはこの職場でこれまでずっと活躍してきました。最近では，課内で「今月の優秀な職員」に名前を挙げられるまでになりました。

アスペルガー症候群と高機能自閉症に関わる特異な行動と独自の関心は，お子さんを診断した医師の目からすれば「症状」とみなされるものです。しかしイネッツは，むしろそれを「長所」として，どのようにしたらそれをお子さんの人生における成功の鍵として利用することができるかを実に見

事に示してくれた例と言えるでしょう。本章で説明する6つの特徴は，大きくふたつのグループに分けられます。一方は真の長所（true strength），つまり何ら手を加えなくともそれ自体自ずと利益をもたらす才能です。そしてもう一方は，特異な行動ではあるものの，ちょっとした創造性と視点の転換により長所にもなり得る可能性があるものです。みなさんのお子さんがここで説明する長所をすべて具体的に示すことはおそらく考えにくいでしょうし，特異な行動をすべて長所に変えることはやはり無理かもしれません。しかし，お子さんの様子をじっくりと観察することで，みなさんのお子さんがこれらのどの特徴をもち，どの長所がお子さんにとって最もすばらしく花開く可能性があるかを見極めることができるでしょう。

真の長所と生まれながらの才能

　アスペルガー症候群や高機能自閉症のある人たちの中には，驚くべき記憶力，優秀な学問的才能（特に読みやつづりの技能）あるいは優れた視覚化能力を発揮される人がたくさんいます。これらの技能は，学校で優秀な成績を収め，将来仕事をしていくうえで貴重な資質です。自閉症であろうとなかろうと，優れた記憶力や読み書きの堪能さ，高度に発達した視覚‐空間的認知能力は強い武器になるはずです。みなさんのお子さんにはどのような能力が認められるでしょうか？

■ 驚異的な記憶力

　特に，物事の詳細や事実に対するアスペルガー症候群や高機能自閉症のある人たちの驚異的記憶力にはしばしば目を見張るものがあります。たった一回，もしくはほんの一瞬その情報に触れただけにもかかわらず，後で「写真」に勝るとも劣らぬほど完璧に蘇らせることができるのです。またその量と正確さにおいて群を抜く記憶力には感動すら覚えることがあります。

8歳のロバートは最近，両親の催したディナーパーティで，「アメリカの鉄道線路は標準的にローマ帝国の戦闘用馬車本来の間隔に基づいているんだよ。それはね，当初4フィート8.5インチ（約1.44メートル）だったんだ」と言い，お客さんたちをあっと言わせました。ロバートはギリシャ・ローマ戦争に夢中でした。近所の子どもたちと外で遊ぶよりも，暇さえあればたいていこのテーマに関する本を貪るように読んでいました。そして，本で読んだことについては細部に至るまで実に完璧に夕食の席で蘇らせ，両親を喜ばせました。彼の両親は彼の優秀な記憶力を認識するにつれ，チャンスがあればいつでもその才能を実用に役立てていくよう彼を励ましました。両親は他の子どもたちが話題にしたがるようなテーマ（地元のプロ野球チーム，コンピュータゲームなど）をリストアップして彼に与えました。彼はそれを忘れないよう記憶することで，以前よりも同級生たちに溶け込み，会話を楽しめるようになったのです。また彼は両親の勧めで町のつづり字コンテストにも参加し，2位に輝きました。さらに両親は学校の先生に対して，かけ算の取り組みを彼に始めてもらえるようお願いし，彼はそれを数週間ほどでマスターしてしまいました。こうして彼の並外れた記憶力はギリシャ・ローマ戦争に限ったものではなく，さまざまな他の領域においても有効に活用できることがわかり，両親にとっては嬉しい驚きとなったのです。

■ 優れた学問的才能

実際に情報に対する優れた記憶力をもつこと以外にも，アスペルガー症候群や高機能自閉症のある子どもたちの多くは一般的に，ひとつないしふたつの特定の分野において，平均を上回る学問的才能をもっています。語彙の発達もその一例と言えるでしょう。アスペルガー症候群や高機能自閉症のある子どもたちの中には，新しい言葉や洗練された言い回しをすぐに覚え，使いこなせるようになる子どもがいることは本書でもすでに紹介してきました。さらにもうひとつ，つづりをめぐる才能も一般的に認められ

る長所です。アスペルガー症候群や高機能自閉症のある子どもたちの多くは，単語を声に出して発音したり，目にしてすぐに読む能力についても，本来の学年水準をはるかに上回っています（とはいうものの，自分が発音している単語が実際に何を意味しているかということについての理解は，当人の学年水準とさほど大差ないか，場合によってはそれを下回ることすらあります）。

このような長所を活用していくひとつの方法は，お子さんに対し，同級生の子であなたよりも勉強が苦手なお友だちに学校で勉強を教えてあげたら，ともちかけることです。お子さんにとって，ひょっとしたら社会関係というのは学科の勉強以上に難しいものかもしれません。しかしそのような問題は抜きにして，このような役割をもつことは，お子さんの自己評価を向上させる機会をつくることになります。さらにうまくすれば，それにより同級生に対する関心が増す可能性も期待できるかもしれません。

　ノーマは6年生のとき，他の生徒との間でつらい思いをした時期がありました。他の生徒たちが彼女のことをしばしばからかったのも確かでしたが，彼女のほうも，彼らが興味をもっていることをくだらなく思うことが少なくなかったのです。とはいえ彼女は優秀な学生でしたし，読み書きにかけては特にそうでした。大学レベルのものであろうと，どのような単語も発音し，つづることができました。学校心理士は，彼女の学校の先生に，読み書きが苦手な他の生徒たちに教えてあげるようノーマに頼んでみてはどうだろうと提案しました。それが彼女の自己評価の向上につながるよい方法になるかもしれないという考えでした。ノーマは，同級生の子どもたちの「お友だち先生」としての仕事に俄然張り切りました。これは彼女の才能を周りに示すことになり，彼女は同級生の仲間たちからの尊敬の眼差しを実感できるようになっただけでなく，先の展開が読める構造的な環境の中で，快適に人と接触することができるようになったのです。

■ 視覚的思考

アスペルガー症候群や高機能自閉症のある人たちの中には、いわゆる「視覚的思考者」と呼ばれ、パズルを完成させる、地図を読み取る、または建物の設計をすばやく理解するなどの分野に優れた才能を発揮する人たちがたくさんいます。テンプル・グランディン博士は、彼女の著書、*Thinking in Pictures*（邦題：『自閉症の才能開発―自閉症と天才をつなぐ環―』学習研究社，1997.）の中で、自動的に言葉を絵に変換することについて述べています。たとえば、誰かが彼女に話しかけると、その言葉は一連のイメージへと変換され、まざまざと目にみえる形で視覚的な物語を語り出すのだそうです。彼女はこのような自分の思考力を視覚的表現と呼び、言葉の流れによって物事をとらえる大方の言語的思考者の思考力と区別しています。

私たちの世界は、言語的思考者による言語的思考者のために作られた世界です。ニュース番組も新聞も、言葉を拠りどころにしています。商品の使用説明も言葉に頼っていますし、就職リストもそうです。相手に意思を伝えるのも、互いにやりとりをするのも、主に言葉を介してです。これは、視覚に基づいた思考方法によって物事をとらえる人々にとっては、若干の不都合さをつくりだします。しかしその一方で、視覚的な思考方法をもつ人たちは、言語的な思考方法による人たちにとっては難しい、もしくは不可能な事柄において、人を凌ぐ才能を発揮する可能性を拓く鍵をもつことになります。たとえば、先ほどのグランディン博士は、頭の中に牛の飼育設備を思い浮かべ、「牛の視線」で牛舎の中をずっと歩いていくことによって、牛が実際に目にしているであろう光景を直に経験しながら、牛の飼育設備を操作、「検証」していく様を説明しています。言語的思考者も言葉を駆使し、とことん語り尽くすことによって、この種の経験をつぶさに説明することができるかもしれません。しかしどうしてもこまごまとした重要な点が抜けてしまうのはやむを得ないのではないでしょうか。

もちろん、優れた視覚的能力をもつ人が、みな自閉症スペクトラム障害であるというわけではありません。芸術家、グラフィックデザイナー、イ

第 5 章　お子さんの長所を活かす：指導原則　171

ラストレーター，建築家，数学者，およびエンジニアのほとんどは，いわゆる視覚的思考者です。これは単に情報処理の方法が大方のものとは異なっているという思考の型の違いであり，障害ではありません。むしろ一般的な言語的思考者には不可能な，彼らにこそふさわしい仕事への扉を開く能力と言えるでしょう。

　ロニーは，高機能自閉症と診断された大学生です。彼は自分が視覚的に物事を考える人間であることをずいぶん以前から自覚していました。彼はそれまでの人生の大半において，自らの視覚化能力を学校の勉強に活かすことで成績を維持してきたのです。しかしながらこの視覚的思考が実際，彼にとってどれほど大きな強みとなるかは，建築の勉強を始めるまで本人もまったく気づいていませんでした。彼は初めての研究課題で，同級生の多くが実物大の模型を作らないことには設計上の不備を指摘できないことに驚きました。ロニーならわざわざ模型を作るまでもなく，頭の中に設計図を思い浮かべ，綿密に検証することができたからです。彼はその空間がさまざまな異なる角度からどのようにみえるか，実際に使っている人々にどのような問題が生じることになるか，映像的にとらえることができました。そして模型の完成を待つまでもなく，いつでも着工可能な設計図を完成させたのです。この長所は彼の人づきあいにおいても一役買ってくれました。彼のクラスメートは彼の天性の才能に気づくにつれ，続々とロニーのもとを訪れ，自分の課題をチェックしてくれるよう頼むようになったのです。

　お子さんに何らかの概念を教える際や，規則について説明し，活動計画を立てる際，もしくはいつもの日課に何か変更があるときに何か事前策を打とうとする際などにも，お子さんの視覚的思考スタイルをうまく利用することは可能です。たとえば数学的概念を教える際など，口頭での説明や言葉による出題ではなく，グラフや具体的なものを示してあげたほうが，

お子さんにとっては理解しやすいかもしれません。お子さんと一緒に楽しく数学を勉強していく方法として，足し算や引き算の問題でチョコレートチップを使うという方法があります。たとえば，答えが正しかったらチョコチップを食べてもいいよとするのです。原則的にはこれと同じですが，チョコチップの代わりに小銭を使うという手もあります。解答が正しかったらこの小銭はあなたのものよというようにです。お子さんに自分の課題に挿絵を入れさせたり，自分が今書いている作文の課題に関連する写真をみつけさせたりすると，動機づけとなり，学習強化につながるかもしれません。

視覚的思考者にとっては，課題を完成させたらどのようなよい結果を得られるのかということも，絵や写真を使って示すほうがよいでしょうし，またそのために具体的に何をしたらよいかということについても，図で説明されているほうが大きな動機づけとなるようです。

　アニーの母親は，彼女との宿題をめぐる毎日の格闘を思うと，いてもたってもいられませんでした。毎晩，アニーは宿題をするのを嫌がりました。彼女は座って絵を描いているほうが好きだったからです。母親がこのことでアニーを説得しようとしても，「右の耳から左の耳へつつぬけ」といった感じでした。母親は，アニーが視覚的に物を思い描く能力に優れている（それは彼女のすばらしい絵が立証していました）ことを考慮し，彼女に，おやつ，宿題，テレビ，就寝といった，学校から帰宅してからの一連の行動を絵で示したスケジュール表を作るのを手伝ってくれないかなともちかけてみることにしました。するとアニーは嬉々としてこのスケジュール作りに参加しました。今ではどのようなことが求められているのかを理解できるようになりました。また，彼女自身が自分で主体的に作り上げたからでしょうか，以前ほど抵抗なくスケジュールに従うようになったのです。スケジュールの項目をすべて時間どおりに行なったら，スケジュール表に添えられた図に星印をつけることになっています。そして各

週末に星が5つになったら、新しいマジックやお絵かき帳を買うために美術用品店で買い物ができる引換券を手にすることができるのです。日程を絵に描いて確認できるようにしたことで、アニーは毎晩宿題をしたら寝る前にテレビをみてもいいんだということも忘れなくなりました。これは、その1週間を通して動機を維持していくための長期的目標になりました。算数よりも絵のほうが好きなことは相変わらずですが、実際、目にみえる形で視覚的に思い起こすシステムを採用したことで、アニーの母親も、彼女の宿題をめぐって毎晩ガミガミと小言を言って悪戦苦闘する負担から大幅に解放されたのです。

長所となり得る個性的な行動

他にも、高機能自閉症スペクトラム障害に関連するもので、同様に活用次第ではお子さんの強みとなり得る特徴があります。しかし悲しいことですが、これまでこれらの特徴は障害と呼ばれることのほうが多かったかもしれません。アスペルガー症候群や高機能自閉症のある子どもたちが学校や社会で抱える問題は、融通性が欠けていることや、ひとつのことに没頭するあまり周りが目に入らなくなってしまうこと、同年代の子どもたちとうまく付き合えないことなどに関係していることがよくあります。しかし、これらの行動や考え方を別の角度から捉える——うまく活かしていく——道があります。ちょっとした創造力と、じっくりと腰を据えた熟慮をもってすれば、これらの特徴も強みとなり得るのです。

■ 秩序を認識し法則に従う

アスペルガー症候群や高機能自閉症のある人たちは、物事の働きや人との関わり方、出来事の一般的な展開の仕方を、明快な「法則」に変換し、パターン認識することによってなんとか世間を渡っていくことがよくあります。情報を分析し、物事をつかさどっている一連のパターンや法則を引

き出すお子さんの能力には，ご両親方もしばしば目を見張ります。10代の高機能自閉症のある少女は，あるとき本書の著者のひとり（ジェラルディン・ドーソン）は横縞の服が好みなのに対し，別の同僚は縦縞の服が好みであることを知っているよと言いました。実際には当の本人である私たち自身は，どちらも自分のそのような好みを意識して気にしてみたことはそれまで一度もありませんでしたが，そう言われてみて頭の中で持ち前の衣装を思い浮かべてみると，確かに彼女の言うとおりでした。アスペルガー症候群や高機能自閉症のある人たちは，はたしてどのような才能によって行動やふるまいにおける一定のパターンを理解するのか，正確なところはまだよくわかっていません。しかし，社会的状況についての洞察力が生まれながらに欠けているというアスペルガー症候群と高機能自閉症に関する障害も，このような理解力をもってすれば充分補うことが可能であると言えるでしょう。ある状況でどのような行動をとったらよいかについての「常識的感覚（common sense）」に欠けているような場合でも，規則，パターン，法則，および原則を踏まえることで，気持ちよく行動を展開し，自信を深めることができるのです。

　デニスは，アスペルガー症候群のある若い成人女性で，大学卒業後，病院の医療謄写者（medical transcriptionist）として働いています。彼女は自分の成功について語りながら，社会的行動に一定の規則を導き出すために他人の様子を注意深く観察するという自らの「秘密」を明らかにしてくれました。彼女は子どもの頃から，適切な行動やコメントをする手がかりを得ようと，同級生たちの様子を観察している自分に気づいていたと言います。「ある一定の状況で，人が何をし，どのようなことを口にするのかをじっくり観察し，万一同じ状況が自分に起こったときに備えて，その規則を記憶しておいたんです。だから，その規則を実際に教えてくれる人がいるとすごく嬉しかったんです！　母は，学校の校舎などで誰かに『こんにちは』と声をかけられたら，相手のほうをみて手を振りなさいって教えてく

れました。私，そのとき本当にほっとしたことを今でも覚えています」とデニスは説明しました。

同様の傾向から，高機能自閉症やアスペルガー症候群のある子どもたちの多くは，既存の規則に実に熱心に従い，法律に対し，すばらしく忠実な市民になるという可能性が考えられます。しかしながら，そのためにはその規則が単純明快で，矛盾なく一貫している必要があります。さもないと，アスペルガー症候群や高機能自閉症のある子どもたちはその論理に——おそらく厳しい態度で——異議を唱える可能性が大きいでしょう。たとえば，走ったほうが早く目的の場所へ行きつけるのに，どうして僕もクラスの友だちも廊下を走っちゃいけないんだろう，どうして歩いていかなくちゃならないんだろう？　僕はまだ，そのおもちゃで楽しく遊んでいたいのに，どうしてそれを他の友だちと一緒に使わなくちゃいけないの，どうしてなの？　アルバートは，疑問に感じずにはいられませんでした。アスペルガー症候群や高機能自閉症のある子どもにとって，このような共同社会のルールや社会におけるこまごまとした決まりごとは，その背後にある論理が明確に説明されないかぎり独断的であるように思われ，直観的に反発を感じるのかもしれません。

規則や指示を求める気持ちは，家庭を中心とした日々の生活で，お子さんにお手伝いをしてもらう際にも利用することができます。家事の責任を負うことは，アスペルガー症候群や高機能自閉症のあるお子さんに限らず，すべての子どもたちにとって大変なことです。しかし，お子さんにある本来の特性に沿う形で仕事を選んでいくことで，そのハードルはずいぶんと低くなるはずです。

マークは，物が「正しい」場所にあるのがとにかく好きでした。子どもの頃，彼は食卓の塩や胡椒の容器がキッチンテーブルのちょうど真ん中の小さなレース状の敷物用ナプキンのほぼ中央に置かれていないとひどく動

揺したものでした。彼は，両親の目からはどこがどう違っているのか皆目見当がつかない規則に則り，自分が集めている石やビンの蓋を何時間もかけて入念に分類していました。そのあまりの几帳面さに，彼の両親は，彼なら相当うまく芝を刈ることができるのではないかと考えました。しかしマークは芝刈り機の音をひどく嫌い，芝の葉っぱがムラなく切れていないようにみえ，かなりの欲求不満に陥りました。そのため両親は，代わりに台所や食品貯蔵室などの掃除と，家計ファイルの整理を手伝ってくれるよう彼に頼むことにしました。両親が正しい整理の仕方を説明したとたん，マークは嬉々としてこの仕事を理解し，どんなに有能な秘書にも勝るとも劣らぬほど見事にやりこなすようになりました。その後，彼は地元の中古品店に就職し，そこで持ち込まれた品物を再販用の分類にしたがって整理する仕事をするようになったのです。

このように，規則に基づいて行動したがるお子さんの特性は，お子さんの社会参加の機会を広げるという目的のためにも活用することができます。往々にしてアスペルガー症候群や高機能自閉症のある子どもたちは，規則に則った状況でのほうが，人と快適にやりとりすることができる傾向があります。規則に基づいた状況における人とのやりとりの最たる例は，チェスやチェッカーなどのボードゲームです。多くのボードゲームでは，先の展開が予測可能な決まった手順にただ従っていくだけでなく，記憶や視覚的思考といった自閉症スペクトラム障害に関連する他の長所がゲームの勝敗を左右することになります。ごく簡単なゲームをはじめとして，スペルや単語の組み立てゲーム，トランプ遊び，およびチェスなどがそうです。

■ 情熱と確信

高機能自閉症スペクトラム障害のあるお子さんをおもちのご両親は，お子さんが特定のテーマや関心に没頭するあまり――学校の勉強や日常のこまごまとしたこと，ひいては自分自身の健康管理にまで支障が及ぶほど

——他のことが一切目に入らなくなってしまう傾向を嘆くことがよくあります。しかし，ひとつのことに集中しがちであるというまさしくその同じ傾向が，これらの子どもたちを本人の興味をそそるテーマに黙々と勤しむ勤勉な学生とし，その分野での非常にすばらしい成功者となることを可能にもするのです。

　ダーシーはまず両親によって，古典的自閉症と診断された兄とよく似た傾向に気づかれ，その後就学前に PDD-NOS と診断されました。後に彼女の診断はアスペルガー症候群に変更されました。ダーシーが特別な関心を抱いていたことのひとつにコンピュータゲームがありました。彼女は誰に教わることもなく，自分専用のゲームを独自にプログラムする方法を習得するほどまで熱中するようになり，近所や学校の子どもたちの間で一目置かれた存在でした。中学生になると，両親の友人のために個人向けスクリーンセーバーを作成するビジネスを立ち上げ，待望のお小遣いを手にするようになりました。高校 2 年生のときにダーシーは，町の大きな州立大学のコンピュータ科学部を志願しました。そこでメキメキと頭角を現わした彼女は，翌年の夏には有給で職を依頼されるほど有名になったのです。ダーシーは現在マサチューセッツ工科大学（MIT）に入学しています。彼女の両親にとってこれは，暇さえあればひとりディズニービデオのセリフを暗誦していた，就学前の彼女からは想像できなかった，すばらしい成果でした。

　ジーンにもアスペルガー症候群があります。まだ高校生であるにもかかわらず，化学に対するその強い情熱から，大学レベルの課程に入学しました。そして群を抜く才能を発揮し，クラス討論では参加者として人気を得ています。彼の教授は，ジーンがしばしば授業で口にする話から，クレンザーや発汗抑制剤などのような日常品を構成している基本的な化合物に関する彼の知識に目を見張っていました。しかし教授は，たまたま近所に住

んでいた本書の著者のひとり（サリー・オゾノフ）にジーンのこのような類稀な才能について話をし，そこで初めて彼の診断について知ったのです。教授にとって，ジーンの知識は高い価値のある実用に即したものであり，障害などでは決してなかったのです。

特定の関心事に対するこのような熱意は，アスペルガー症候群や高機能自閉症のある人たちの信念をますます揺るぎないものとし，確固たる自信を浸透させていくようです。対立する考え方や議論を前にして，彼らがほとんど動じることがないのも，うなずけることかもしれません。

　ラニーは，リサイクルと環境保護に強い関心を抱いていました。時間さえあれば，ごみの削減や再生資料の使用拡大方法について勉強していました。彼女が自分が通う中学校の校長先生に最初に自分の考えをもちかけたとき，校長先生は実際のところ，さほど興味を示してはくれませんでした。しかし彼女が数人の先生方と熱心に議論し，その後も何度か校長室を訪ねたことで，校長先生もラニーが提案した改善点をいくつか実行してくれたのです。彼女の献身的な姿勢と情熱が周囲の無関心をくつがえし，環境改善に貢献したのです。

できるかぎり，お子さんの関心を学校関係の活動に組み入れてあげてください。頻繁に，かつ幅広くそうした機会を用意することにより，いつの日か仕事や生涯の職業につなげていけるような機能的な形で，彼らの関心を方向づけていく可能性を最大限に高めることができるでしょう。たとえば，お子さんの興味があるテーマを中心に読みの練習を行なってもよいでしょうし，読み書きや作文の課題についても，お子さんの関心のある領域について書けるようなテーマを選ぶという方法もあります。また，お子さんの特別な関心をうまく取り入れた数理的な単語問題を作成することもできるでしょう。お金の概念を教える際には，お子さんのお気に入りの品目

(たとえばスプリンクラーの部品など)のカタログやお気に入りのレストランのメニューを利用するという手もあります。社会科については，お子さんが興味のある領域（たとえば，動物，コンピュータ，地理学）における重要な発見について年表を作ってみてはいかがでしょう。この他，学校の教室でお子さんが動機づけられるよう，お子さんの特別な関心を利用する方法については，第7章でいくつか例を挙げて紹介しています。また，お子さんの関心と仕事の場がうまく一致するような接点をみつけていく方法については，第9章で説明していきたいと思います。

　毎日のこまごましたことや宿題，もしくはどちらかというと敬遠しがちな日課などをやり遂げるためのご褒美として，あるテーマに対するお子さんの特別な関心を利用することもできます。学習理論の古い格言に，「価値あるものは苦労せずして手に入らない (Something of value should never be given freely)」というものがあります。言い換えると，お子さんの支えとなり，お子さんにとってふさわしいものは何かを理解し，それを手に入れるためにお子さん自身にも多少なりとも努力させるようにしなさいということです。たとえば，歯を磨いてパジャマに着替えてからでないと，好きな列車のビデオをみたり配管設備の配管カタログを読んだりしてはいけないというようにです。コンピュータを使うことが好きなお子さんなら，学校である程度勉強を終わらせたら，コンピュータの時間を先生が作ってくれるというようにしてもよいでしょう。ただし，お子さんの好きな話題や活動に関わるのを制限する際には，若干の注意が必要です。目標はあくまで現実的なものとし，頑張った見返りとして頻繁にご褒美を得られるようにすることが非常に大切です。先ほどのアニーの場合，彼女は宿題をするよりも絵を描いているほうが好きだったわけですが，彼女のように，宿題を1週間やり遂げたら，そのぶん何かご褒美がもらえるとすれば充分なお子さんもいるでしょう。しかし，もっと年齢が低いお子さんや，そこまで注意力を維持していられない（もしくはとりあえず今目の前にある課題に対し，相当強い嫌悪感を抱いている）お子さんたちの場合は，見

返りをもらえるまでの間隔をもっと短くし，より頻繁にご褒美をもらえるようにしたほうがよいと思います。はじめはまず比較的頻繁にご褒美をあげるようにし，その後，自分のお気に入りのものや活動をするためには嫌なこともちょっぴり頑張らなくてはならないという考えにお子さんが馴染んできたら，ご褒美の間隔を広げていくようにすると，よりスムーズに続けていけるでしょう。

ある特定の話題に対するお子さんの熱意を機能的に利用していく方法として，もうひとつ，その関心を共有できる同年代の仲間を探すという方法があります。これにより，人とのやりとりや仲間関係を育んでいく技能を練習する新しい機会を作ることができるのです。

トーマスはアスペルガー症候群と診断された10代の少年です。彼は，彼よりも2，3歳年下のジョンという少年を紹介されました。2人とも工学原理とその環境問題への応用に強い関心を抱いていたことから，すぐに意気投合しました。「世界を救う」機械の入念な設計図を描きながら一緒に過ごすうち，少年たちの間には真の友情が花開きました。トーマスは自分のアイデアに耳を傾けてくれる聞き手がいる楽しさを知ったからでしょう。ジョンとのやりとりにおいても柔軟性が増し，自分がすべて牛耳ろうとはしなくなりました。こうして，それまで彼の人づきあいを難しくしていた落とし穴の多くを避けることができるようになったのです。

共通の関心をもつ同年代の仲間をみつける最もよい方法は，そのような関心をもって活動しているクラブやグループを探すことです。たとえば，アスペルガー症候群のあるお子さんで，天文学や宇宙旅行に関する専門的な知識をもっているような場合，SFクラブや，このテーマを扱ったテレビ番組のファンクラブなどに参加すると，実力を発揮できるでしょう。このような環境の中では，記憶力に優れ，特定の話題に関して膨大な知識をもっているということは貴重な財産ですし，社会的なステータスを得る鍵

にもなるのです。空想的世界をもとにしたカードゲームに強い関心を抱いていたあるお子さんは，同級生の友だちと遊びたいという思いをほとんどもっていませんでしたし，実際，カードゲームに夢中になるあまり，人とのやりとりに支障が出ることもしばしばでした。その一方で，彼は週末ごとにカードゲームの競技会に参加し，同じ関心を共有する他の子どもたちと対戦し，互いに触れ合うことを楽しみにしていたのです。この競技会に参加しているときだけ，「本当にぴったり合うな」と感じられると彼は言います。このグループではあらかじめ議論のテーマが決まっていたことから，少年は人と関わることに対して心の準備をすることができましたし，何について話をしたらよいかわかっているという確信をもって競技会に臨むことができたのです。お子さんの熱烈な関心を社会的状況で活かしていく方法についてはさらに第8章でも紹介していますので，あわせてご参照ください。

■ 大人といることで得られる満足と適合性（親和性）

アスペルガー症候群や高機能自閉症のある子どもは同年代の子どもたちとはなかなかうまくいかないことが多く，友だちの行動を突拍子がない，気まぐれだと感じることがあるようです。その点，大人は通常，同級生の子どもたちと比べれば一貫性がありますし，順応性もあることから，自閉症スペクトラム障害のある子どもたちは大人と一緒にいるほうを好みます。アスペルガー症候群や高機能自閉症のある子どもが言葉づかいや関心において洗練されていることから，大人のほうも彼らと一緒にいると楽しいということもあるでしょう。

　ジョアンは一番上のボタンをしっかりと留め，髪をなでつけました。ワクワクしながらニッコリ微笑むと，ディナーにやって来る両親の友人たちに会うために階段を下りていきました。ジョアンは人に話しかけるのが大好きでしたが，学校の友だちとはどうもうまくいきませんでした。同級生

の子どもたちはジョアンに対し，たびたび彼を混乱させるような冗談を言いましたし，彼が口にする会話のテーマをからかうこともありました。しかし両親の友人たちとは，いつも実に楽しく過ごすことができたのです。彼らのほうが話の内容も面白かったですし，第一彼らはジョアンのことを決してからかったりしなかったからです。彼の両親は，彼がもっと幼かった頃からすでにこの傾向に気づいていたので，自分たちの友人をより頻繁に自宅へ招くようにし，ジョアンにも参加を促しました。積極的とはいえ，これらのやりとりは確かに同年代の友だちとのものではありません。しかしそれでも毎回，回を追うごとに，ジョアンは大人，子どもの区別なく，とにかく人のそばにいることに次第に抵抗がなくなってきましたし，興味も増してきているように両親は感じました。彼が大人に対して慣れ親しむようになったことが功を奏したのでしょう。最近，クラスで老人ホームへ慰問に訪れた際に，彼が友だちともうまく付き合えたことに両親は喜びました。ホームのお年寄りたちと交流するよう求められたとき，生徒の多くは恥ずかしがったり何をしてよいかわからず戸惑っていました。ところがジョアンは臆することなく大人たちに自己紹介したのです。ホームの人たちは彼を感じのよい子だと思い，彼の心遣いを喜んでくれました。ジョアンのクラスメートたちは，彼が普段自分たちとの関係の中でみせる戸惑いとは対照的な様子に驚きました。彼らはジョアンの新たな一面をみつけたのです。その後，多くの生徒たちはジョアンが大人とのつきあいに長けていることで，自分たちの戸惑いをうまくカバーしてもらおうと，彼の後をぞろぞろとついて回りました。

みなさんのお子さんはどのような長所をおもちでしょうか？

以上ご紹介した6つの特徴は，みなさんのお子さんの隠れた長所を認めるための，よい手がかりになることでしょう。しかし心に留めておいていただきたいことは，長所をみつけることは必ずしも簡単で単純なことでは

第5章　お子さんの長所を活かす：指導原則　183

ないということです。しかも通常，欠点として現われている行動のいったいどれが長所へ転じる可能性を秘めているのか，見分けることも容易ではありません。おびただしい数のビデオの登場人物について，お子さんがその特徴を実に詳しく延々と話し続けるようなことが，人との交際や家族の計画の妨げとなるとき，この行動が実はすばらしい記憶力を反映していると認識することはなかなか容易ではないはずです。さまざまな状況におけるお子さんの行動を観察し，以下の質問についてじっくりと考えてみてはいかがでしょうか。

- お子さんは何を楽しんでいますか？　時間があるとき，お子さんは何をしようとしますか？　何についてみなさんに話しますか？　どのようなものを買ってほしいと言いますか？　学校の教科で，お子さんが最も楽しんでいるものは何ですか？　家族の活動の中で，どのようなタイプのものをお子さんは楽しみますか？
- お子さんが最もうまくいっているのはどのようなときですか？　最近お子さんがうまくやれている事柄，もしくは過去にうまくいった事柄について考えてみてください。学校でお子さんがよい成績を取った教科は何ですか？　お子さんは，単語の問題や自分が読んだものについての質問に答えるのが苦手でも，つづりのコンテストや数学の公式の暗記は得意ですか？　他と比べ特にどのようなタイプの社会的状況なら比較的うまく行動できるのでしょうか？　近所の子どもたちと一緒に自転車に乗ることはできないけれども，トランプ遊びをする子どものグループには加われるということはありませんか？　大人の人からしばしば感じのよいお子さんねと言われる一方で，同年代の友だちとうまくいかないことに驚かれてしまうということはありませんか？
- お子さんが嫌がらずにすることは何ですか？　お子さんが最も抵抗なく行なえることは何ですか？　そのことからどのようなことがわかるか考えてみましょう。みなさんが新聞を読んでいるときに，お子さん

はみなさんのために快く辞書を引いてくれますか？　その一方で，「今月はあと何日あるか？」といったきわめて簡単な計算を代わりにしてくれるよう頼むことはありませんか？　芝を刈る手伝いは嫌がるけれども，リビングルームのレンガの壁に留め金をつけたり食事の後片づけをすることなら嫌がらないということもあるのではないでしょうか？

　観察の結果を日記に記録しておくと役立つかもしれません。詳しく記す必要はありません。お子さんが楽しそうにやっていること，我慢していること，または上手にやれていること，あるいはそれらの活動が行なわれている状況について，毎日もしくは週一回，簡単に挙げていくだけで結構です。授業中や学童保育で，お子さんが楽しみ，上手にやっている活動について，お子さんの学校の先生もしくは監督者の方に尋ねてみてください。お子さんの行動についてより広いイメージを得るために，第三者から得た回答とみなさん方ご自身の意見を比較していただきたいのです。一貫したイメージが浮かび上がってくるでしょうか。確かめてみてください。

　お子さんの年齢や能力次第では，この長所探しのプロセスにお子さん自身にも参加してもらうことができるでしょう。お子さん独自の特徴について，お子さん自身と率直に話し合うことで自己評価を確立することができます（この点について，いくつかの補足資料を第8章の終わりで紹介しています。併せてご参照ください）。アスペルガー症候群や高機能自閉症のある子どもたちをたびたび診ているある心理学者は，この作業を子どものための「活動の手引き(operating manual)」作りと呼んでいます。お子さんには，あなたが自分自身のことをもっとよく理解できるように，そして他の人たちにもあなたのことをもっとよく理解してもらえるように，こんな手引きを作ってみることにしたのよ，と説明してあげてください。みなさん方からみて，お子さんが楽しそうに，しかも上手にやっているなと思われることを一覧表にして挙げてみましょう。お子さん自身もこれらの長所に賛成でしょうか。それとも他に何か違う点について考えているで

しょうか。本人に聞いてみてください。お子さんが返答に困っているようなら，いくつか考えられる長所を例として挙げるとよいかもしれません（「本を読むのは得意？　すべてがきちんと整理されて，ちゃんと正しい場所にあるのが好き？　学校に行くときにパパやママが間違った道を通ってたら，違うよって教えてくれる？」）。

　最後に，みなさんが観察して気づいたことをじっくり検討し，何か一定のパターンや主題がないか探してみてください。ガイドラインとして記述した長所リストを使ってもらいますが，他の可能性への扉も開いておいてください。みなさん方からみて，お子さんがうまくやれていると思われたいくつかの領域に何か共通点はありませんか？　お子さんが好むタイプの活動に共通する特徴はありますか？　どのような活動をしている最中にお子さんは最も楽しそうですか？　お子さんが楽しんでやっていること，または喜んでやろうとすることには，彼らの優れた記憶力，学問的または視覚的認知能力，指示や規則を求める願望，ある種の話題に対する情熱的な思い，もしくは大人と一緒にいたがる傾向などが反映されていますか？

　どのお子さんにもそのお子さんなりの個性があります。本章で説明したのはあくまで最も一般的にみられる長所です。みなさんのお子さんがそれとは違う長所をもっている可能性もあるでしょう。このことを忘れないでください。お子さんの言語能力がきわめて発達しているとしたら，それはひょっとしたら彼女にとっては視覚的リストを作るよりも言葉で説明してあげたほうがよくわかるということかもしれません。頼みごとをするにも控えめなお子さんもいるでしょう。物静かで穏やかな性質が窺えるかもしれません。ということは，動物を扱う仕事には理想的と言えるかもしれません。あらゆる可能性を考慮してください。何よりも重要なことは，お子さんの好み，性向，長所，および情熱に一貫してみられるテーマと共通点を探すこと，まずはこれが第一です。そのうえで，それを日常のこまごまとしたこと，躾，および好ましい家族関係から学校そして将来の仕事にいたるまで，あらゆる問題について情報を得て，活用していくのです。

アスペルガー症候群と高機能の重要な部分である個性的な能力を活用していくことには，多くの実用的な理由があります。お子さん本来の能力を活かしたほうが，みなさん方ご両親にとってもお子さん自身にとっても，物事がうまくいきやすくなるからです。しかしここでもやはり，長所に焦点を置くことの最も重要な側面とは，そうすることによってお子さんの自己評価を押し上げることができるということでしょう。アスペルガー症候群や高機能自閉症のあるお子さんたちの多くは，自分の弱点を痛いほど自覚しています。自分の障害を克服するために，彼らは学校でも家でも，そして治療者とも，かなりの時間をかけて頑張っています。しかしこれらの独特かつ個性的な子どもたちと関わる人々は，しばしば彼らが秀でている多くの分野を強調するのを怠りがちです。お子さんが上手にできることを利用することで，みなさん自身にもお子さんにも優しい気持ちになれるはずです。お子さんにとっても，長所や生まれながらの能力に焦点を置いて取り組んでいったほうが，長期的にみて，動機，自己評価，そして達成感にもよい影響をもたらすことができるでしょう。家庭，学校，仕事場および他者との関係から生まれる自閉症スペクトラム障害に関連した多くの障害を克服するために，以降の章で，お子さんの長所を活用していく方法の特別なガイドラインを紹介していきたいと思います。

第6章
家庭でのアスペルガー症候群と高機能自閉症

　アスペルガー症候群や高機能自閉症のある子どもを育てることは，なかなか骨の折れる仕事です。みなさんは，すでにお子さんの治療を管理し，学校を手配し，さらにはお子さんの友だち関係や親戚関係における社会的な指導者としての役割をも果たし，多大な時間と労力を費やしてきました。家庭では本来もっと楽にいくはずなのですが，多くの場合そうはいかないのが現実です。アスペルガー症候群や高機能自閉症のあるお子さんの個性的な性格は，身近な家族とのやりとりや日々の家庭生活を，学校や社会行事，およびその他の外の世界とのやりとりとまさしく同じくらい難しいものにしてしまうことがあるからです。

　そこで本章では，宿題や日常のこまごまとしたことへのお子さんの抵抗から，毎日の決まった日課が変わることへの反発，家庭生活の決まりを受け入れることの難しさまで，家庭で起こりがちな問題となる行動に，ご両親が対処するための一連の方法を紹介していきたいと思います。アスペルガー症候群や高機能自閉症のある子どもたちは，他のお子さん方とは異なることに動機づけられ，別なルートを通して適切な行動を学んでいくことが多いということを認めるべきでしょう。その心得をここに紹介したいと

思います。そのうえで，一日の中で就寝時など，手を焼く典型的な時間帯に注目し，よりスムーズに変化を促すとともに，お子さんが毎日の家庭生活にきちんと馴染めるような習慣作りのノウハウを，伝授することにしましょう。

　もちろん，家族のメンバーの中でアスペルガー症候群や高機能自閉症のあるお子さんだけに目を向けていればよいというものではありません。ご両親方と一緒に取り組んできて私たちが学んだことは，健康な家族の姿勢を保ちながらもアスペルガー症候群や高機能自閉症のあるお子さんのため，最も支援になる環境を提供していくためには，やはり家族全員――ご両親，きょうだいを含めて――の個人的なニーズにも応えていくことが不可欠だということです。したがって，本章の第2番目の部分では，アスペルガー症候群や高機能自閉症ゆえの個性的な性格のお子さんの世話をするという大変な役割をこなす一方で，彼らのきょうだいである他のお子さんたちのニーズ――ご両親自身のニーズ――に応えるためのアイデアを提案します。

基本：一貫性

　一貫性という問題は，本書を通じてこれまでも述べてきましたし，みなさんもご家庭できっと経験していることだと思います。アスペルガー症候群や高機能自閉症のある子どもたちのほとんどは，自分の世界が一貫性や恒常性に欠け，予測不可能な状態になると困難に陥ります。したがって，ご両親としては，子育てに臨む姿勢全般にわたり，また家族の日課，スケジュールの確立においても，常に一貫性を保つことを第一優先とすべきです。家庭での生活を一貫性，恒常性のある予測可能なものにすることで，お子さんの混乱と不安は和らぎ，好ましい行動が促されるでしょう。そしてさらにはそれが，みなさんのご家庭を，家族全体にとって本来のあるべき姿，安息の場により近いものにすることができるのです。第5章においてもお話ししましたように，高機能自閉症またはアスペルガー症候群のあ

る子どもたちの多くは非常に優れた記憶力をもち，規則に忠実に従う力をもっています。そのため通常，決まった日課を忘れることなく実行していく能力に長けています。家庭でお子さんの長所を存分に活用していく絶好のチャンスとして，この点を生かさない手はありません。

　家庭で一貫性を維持しようとするとき，家庭内での決まりごとや日課を，教室など，他の環境で定められている規則と同じ（もしくは類似する）ようにすると，よりいっそう効果的にその努力を生かすことができます。学校の先生，ベビーシッター，家庭教師，ボーイスカウトやガールスカウトの指導者，およびその他お子さんの世話をする大人たち全員が，お子さんが従うべき共通の規則や決まりごとについて意見をひとつにし，一致団結して取り組んでいけるようにする大役を自分たちが担わなくてはならないと考えると，身の竦む思いがするかもしれません。しかし，アスペルガー症候群や高機能自閉症のある子どもたちにとって規則を理解することは，とてつもなく大きな課題です。だからこそ，このような「一挙に仕上げる」ようなアプローチで一気に周りを固めることは，計り知れないほどの効果をもたらすのです。このことをどうか忘れないでください。お子さんの周りで，誰もが口を揃えて同じ行動規則を繰り返すことがなかなか実行できないものであっても，「叩いてはダメ」「大人の人に聞いてからでないと部屋［建物］から出てはダメ」といった，いくつかの指示だけは一貫した原則として確保しておいてほしいと思います。たとえば乱暴なことについては，責任ある大人が常に対応するといったことを子どもが学ぶと，どのような状況にも当てはまる基本的な行動原則を理解するようになるでしょう。一貫した対応，わかりやすい対応が，アスペルガー症候群や高機能自閉症のある子どもたちにとって，彼らの力だけではどうにも捉えにくい微妙な社会的ニュアンスと技能を明確にすることになります。関係者全員がさまざまな規則の優先順位と決まった日課の全体的な枠組みを常に心に留めておけるよう，学校の先生や福祉関係者とは定期的に連絡を取り合い，協力し続けていくことが必要です。

対応困難な行動を理解する

　アスペルガー症候群や高機能自閉症のある子どもたちの中には，時おり，叩く，叫ぶ，癇癪を起こす，言い争いを繰り返す，さらには自傷行為（自分の顔を掌で叩く，手を噛むなど）に及ぶなど，対応困難な行動を示す子どもがいます。特に，現実にお子さんと収拾がつかないような衝突を繰り広げている真っ只中にあるときは，多くのご両親にはこれらの問題となる行動が，もはやそれ自体が究極的な目的であるかのように感じられてしまうことがあるかもしれません。対応困難な態度をとることこそが子どもの目的であり，親はそれを抑えるのが役目なのだという考えで頭がいっぱいになり，その瞬間に我を忘れてしまうのです。何はともあれすぐ目の前にある問題を何とかしなければならないのは確かでしょう。しかし，お子さんの対応困難にみえる行動は，ただやみくもに乱発されているわけではありません。ほとんど必ずといってよいほど，何らかの役割もしくは目的があってのことなのです。それどころか，お子さんはそうやって自分のニーズや願望を他の人に知らせようとしていることのほうが多いのです。したがって，お子さんの対応困難な行動をやめさせたいと思うのでしたら，お子さんがそのような行動を通して何を伝えようとしているのかを見極めることが必要です。お子さんがみなさんに訴えようとしていることがわかれば，そのような要求やニーズを表わすため，より健全で状況にふさわしい別の方法へと導いてあげることもできるでしょう。これは本書の第4章で最初に紹介した「機能的行動分析」と呼ばれる行動管理方法の基本です。これは，対処が難しい行動の目的を分析することで，その目的の有効性を引き下げ，そのような行動に出なくてもよいようにしていく体系的な方法です。それではここで機能的行動分析に必要なステップを紹介し，それにあわせて，これらのステップを活用してお子さんが対応困難な行動を取り除いていけるようにするための提案をしたいと思います。ついでながら，こ

れらのステップは，家庭，学校，職場，または自宅周辺の地域など，どこであろうと問題とされる行動が現われたときにはいつでも用いるべきです。また，一貫性を維持するために，次に紹介するステップは，ご両親に限らず学校の先生，治療者，およびその他の状況でお子さんの問題行動に直面すると考えられる，どんな人によっても用いられるべきでしょう。

■ ステップ１：対応困難な行動によって，お子さんは何を伝えようとしているのでしょうか

子どもたちが厄介な行動を通して私たちに伝えようとしていることとして，一般的に次のようなことが考えられます。

- 混乱し，助けを求めていることを示すメッセージ
  「こんなこと，僕には難しすぎるよ」
  「どうしていいか，わかんない」
  「何すればいいんだっけ。忘れちゃった」
- 感情を示すメッセージ
  「おなか空いた」
  「気分が悪いよ」
  「腹が立つなあ／悲しいの／怖いんだ」
- 現在の状況から逃れたいという気持ちを示すメッセージ
  「こんなこと好きじゃないんだもん。やめたいな」
  「ここにいると落ち着かないんだ」
  「ちょっとひとりになってもいい？」
  「ねえ，これはいつ終わるの？　いつまで続くの？」
- 同じであること，予測可能性，決まった行動などを強く求めていることを示すメッセージ
  「いつもと違うこと［もしくは計画性のない，行き当たりばったりのこと］してると，圧倒されちゃいそうな気がするんだ」

「前と同じだと思ってたのに」
「いま僕はこれをやってるんだよ。やめるのはいや［たとえば，好きな活動など］」
「次はどうなるのか，よくわかんない」

- ある物への接近，もしくは人との社会的関わりを求めているのだが，そのための方法がわからないことを示すメッセージ

「それ［対象，品物，食べ物］ちょうだい」
「ねえ，退屈しちゃったよ。こっちみてよ」
「いっしょに遊ぼうよ」

　お子さんが不適切な行動をとったときには，その行動にどのようなメッセージが読み取れるのか，ご自身に尋ねてみてください。親として，みなさんは他の誰よりもお子さんのことをよく理解しているでしょうし，おそらく何年もの間，多くのさまざまな状況でお子さんの問題行動を経験してきたことと思います。お子さんが何を訴えようとしているのか，直観的に，まさしく手に取るように理解できることもあるでしょう。しかし必ずしもいつもそれほど簡単ではないのではないでしょうか。そこで，行動の目的をいくらかでも理解しやすいようにいくつかの提案をしたいと思います。これらの提案は，機能的行動分析の教育を受けた専門家たちによって実際に行なわれているプロセスに基づいています。

　まずはこれらの厄介な行動が生じる状況と背景に注目してください。その行動の成り行き，結果についても着目しましょう。それらの点について1週間にわたって書き記し，一貫して認められることやテーマを探してください。観察して気がついたことを記録するために，一枚の紙を縦に3つの段に分けて使うとよいかもしれません。3段のうち，いちばん左側の段には，その行動が生じる直前の状況または背景を記します。真ん中の段には問題となる行動を記します。そしていちばん右側の段には，その行動の結果について記します。では，ひとつ例をあげてみましょう。

第6章 家庭でのアスペルガー症候群と高機能自閉症

状　況	行　動	結　果
10月9日，7:30PM 私はマイケルにテレビを消して寝る準備をするように言った。	マイケルは泣いて，ソファを叩き始めた。	私はテレビを消し，足で蹴ったりして大騒ぎをしている彼を寝室へ引きずるように連れて行った。
10月10日，6:30PM 夕食時。	マイケルはくだらない文句を言い，しかめっ面をしていた。	私は彼に席を立つよう頼んだ。
10月10日，8:10PM テレビルームでマイケルに，もう寝る時間よ，と言った。	マイケルは自分の頭を叩きながら，「僕は寝るのが大嫌いなんだ」と叫んだ。	私は彼のパジャマを持ってきて，着替えるように促した。
10月11日，放課後 マイケルの姉が友だちを家に招いた。	マイケルは姉を叩き，姉の友だちを押し退けた。	マイケルの姉に呼ばれ，私は彼を止めた。
10月12日，6:00PM 夕食の席に着いている。	マイケルが姉をつねった。	姉が「やめてよ」と怒鳴った。マイケルはニコニコしている。父親が彼に，今日はテレビゲームでどのくらい進んだか尋ねた。

　このようにして数日ほど記録したら，何か明確なテーマが浮かび上がってくるかもしれません。一日のある一定の時間帯，もしくはある一定の状況がたびたび表に登場していませんか？　行動自体は日によって異なってはいても，それらが生じる状況が似通っていることに気がつくかもしれません。たとえばマイケルの場合，夕食時に問題を起こすことが多く，彼の姉が友だちを招いたときにもやはり多いようです。これらの状況に何か共通点はあるでしょうか？　可能性のある状況として，先ほど5つの例を紹介しましたが，上記の観点を踏まえたうえで改めて表をみて，最も考えられそうなことについて予想してみてください。おそらくマイケルはこれらの状況でもっと注目してもらいたいとか，もしくは相手にしてもらいたいと思っているのかもしれません。しかしどうしたらよいのかわからないのでしょう。マイケルはまた，寝る準備をする時間になるとダダをこねがち

です。たぶん彼はもっと手を貸してもらいたいのか，さもなければテレビをみるという自分の大好きなことを中断して次の行動へ移るのが嫌なのかもしれません。このように仮説を立ててみることで，行動を変えるにはどうしたらよいか，何かよい手がかりが掴めそうです。次はその点について考えていくことにしましょう。

　お子さんがすでに大きい場合は，お子さんが伝えようとしているメッセージを予測する別の方法として，お子さんといっしょに確認するという方法があります。アスペルガー症候群や高機能自閉症のあるお子さんの多くは，自分だけの力では複雑な感情を明確に表現することがなかなかうまくできません。しかしみなさんが一連の表や複数の選択肢から答えを選ぶような質問をするなどしてきっかけを与えてあげれば，快く自分の動機について伝えることができるかもしれません。たとえばアスペルガー症候群のある少女は，自分の世話をしてくれる人のひとりに話しかけるのを嫌がっていました。そのため，どうして話しかけるのを嫌がるのかと尋ねてみましたが，彼女ははっきり返事しませんでした。しかし，項目のリストを（いくつかわざとおもしろおかしい項目も織り交ぜて）渡し，どうしてその人物をそんなふうに冷たくあしらうのか，順番に理由を並べてくれるよう頼んだところ，彼女は自分の動機を明らかにすることができたのです。この方法により，治療者は彼女の行動の動機を理解するとともに，その問題の人物との関係をもっと魅力的なものとするための計画作りに彼女と共同で取り組んでいけるようになりました。

■ **ステップ２：お子さんがまず真っ先にこのようなメッセージを表現しなくてもよいように環境を変えていくためにはどうしたらよいでしょうか。**

　状況を変えることで前述したメッセージを伝える必要性を減らす，もしくはまったくなくしてしまうようにするにはどうしたらよいかということについて，いくつか例を挙げて説明することにしましょう。

- お子さんが状況を把握しようとして混乱している，もしくは把握できずに困っている場合，どのようにしたらそのような状況を理解しやすいようにできるか，より具体的に，いつも決まっているように，もしくは予測可能なようにできるか考えてみてください。たとえば課題を単純にする（細かくいくつかの段階に分ける，もしくは期待度を少々引き下げる），指示を繰り返し明快にする，指示を書いたり伝えたいことを絵にしたりするなどの視覚的な助けを示す，などが必要かもしれません。
- お子さんが感情や体調の悪さを表現している場合には，その状況を改善するよう努めてください。食事を与える，熱を測る，薬の不快な副作用について調べてくれるよう医師の予約を取る，もしくは充分に睡眠をとれるようにしてあげてください。
- お子さんが，圧倒されている，もしくは落ち着かない，あるいはその状況から逃れたいという思いを表現している場合，この種の状況を避けることや，このような状況で過ごす時間をいつでも可能なときには減らすことを考えてください。その状況が避けがたいものである場合は，その活動の最も嫌がる側面だけでも部分的に変え，お子さんが少しでも受け入れやすく思えるようにしてあげてください。言葉もしくは絵を使って，つらい状況が終われば嬉しいご褒美と一休みの両方またはどちらか一方が待っていることを，事前に充分注意し，お子さんに知らせておいてください。

毎週日曜日の朝に教会へ向かうため家族が車に乗り込むと，アマンダはますます声を荒らげ，文句や繰り返し同じことを話し始めます。教会での長い礼拝と混雑が彼女にとって大きなストレスとなっていることは，彼女の両親もわかっていました。しかし彼女はこの件について，自分の感情をなかなか明確に表現することができず，それで何とか教会への到着を遅らせようとしてこのような行動をしてしまうのです。しかも彼女は，礼拝の

最中にトイレに行ってもよいかと尋ねることがよくありました。そこで彼女の両親は，彼女が途中で抜けるのは2回までに抑え，礼拝の間，最後まで我慢できたら帰り道で彼女のお気に入りのアイスクリーム・パーラーに立ち寄ることにするという約束を決めました。さらに彼女が自分の目標を思い出すことができるよう，彼女の大好きなアイスクリーム・サンデーの写真をクリップで留め，礼拝の間中それを手で握っていられるようにしたのです。ステップ1で説明したものと同様の表を，続けて2回，日曜日に記録したところ，両親はアマンダがトイレに抜けたがるのは聖歌隊の歌が始まってすぐだということにも気がつきました。そこで一家はできるだけ聖歌隊から離れるため教会の最後列の席に座るようにし，アマンダには歌が始まったら耳栓をつけてもよいとしたのです。

- お子さんが，ある活動（一般的には好きな活動）から別の活動へスムーズに移行できない場合には，次のことへ移らなくてはならないということを示すような何か手がかりとなるもの（活動の順番を絵や文字で示したスケジュールなど）を与えてあげてください。事前に充分な注意を与え（たとえば，タイマーを用いるなどして），お子さんが自分が今やっている活動に区切りをつけることができる（たとえば，箱に物をしまう，コンピュータゲームを終了するなど）ようにしてください。次に何が起こるかを明確にし，その次の活動に移るとき，お子さんと一緒に移動して，手助けしてあげてください。

1週間にわたりステップ1の表を完成させたあと，マイケルの母親は寝る準備をするときが特に難しい時間帯であることに気づきました。彼女はマイケルに，テレビをみるのをやめて寝る準備をしてちょうだいと幾度となく言ったものでしたし，彼が自分の好きなテレビ番組をみているときには，終わるまでちょっとの間待っててあげるからと事前に注意することもよくありました。しかし必ずといっていいほど，彼はテレビが終わるとひ

どく困った様子で，先ほどまでみていたテレビ番組について質問するなど，同じ話を繰り返し，しまいには泣き出していました。ときには攻撃的に食ってかかってくることすらありました。ただし，母親が自分がしていることをやめて彼に付き添い，寝る準備をするために必要な手順をひとつひとつ一緒にやっていきさえすれば，彼も落ち着いていたのです。母親は，彼が先に示したような欲求不満やストレスは，おそらく就寝時の日課を手伝ってほしいということを伝えるための彼なりの方法なのではないかと気づきました。歯を磨いてパジャマに着替えるなど，決まった行動のひとつひとつは，それ自体ではマイケルにとって難しいものではなかったのですが，それらのステップを順番にこなし，自分だけの力ですべて終わらせることは，彼にとってとてつもなく大きな難題だったのです。マイケルは読むことにかけては実に優れていましたから，母親は就寝時の日課を一連のステップで大まかに示した表を作り，各ステップを完了したらひとつひとつチェックしていくよう彼に促すことにしました。これによって彼は，自分の行動を順々にこなし，組み立てていくことができるようになっただけでなく，達成感を得ることもできるようになったのです。

- お子さんが，他のお子さんと社会的に関わりたいという気持ちを表わしているようでしたら，ぜひともクラブなどの社会的活動に参加する機会を充分に用意してあげてください。他のお子さん方が近づいてきて，みなさんのお子さんが何とか相手と関わろうとしている際に，他のお子さん方がそれを積極的に受け入れてくれているかどうか，気をつけてあげてください。お子さんが無視されているようでしたら，他のお子さん方がみなさんのお子さんに対してもっとよい反応を示してくれるよう，何かみなさんにできる方法はないか考えてみてください（たとえば一対一で遊べる日を設定するなど，第8章で具体的に説明します）。お子さんが望む対象を手にしようとしているようでしたら，可能なかぎりいつでもそれに近づく機会を与えてあげてもよいですし，

お子さんがまず先にそれほど好きでもない他の活動を終えたら，後で望むことができるような計画を考えてあげてもよいでしょう。

ジェームスはコンピュータで遊ぶのが大好きでしたが，一日に何度も使わせてほしいと言いがちでした。両親がすぐにコンピュータを使わせてあげないと，彼は何度も何度も繰り返し頼み，ときには「いつになったら使ってもいいの？」と1時間に100回も尋ねることがありました。両親は一体全体どうしたらいいの！と思ったものです。そこで，「価値あるものは苦労せずして手に入らない」という格言（第5章参照）に従い，両親はジェームスに一日に10回だけコンピュータを使うことを認めました。ただしコンピュータをやったらその後必ず10分間宿題をする，食器洗い機にお皿を入れる，もしくは歯を磨くなど，あまりやりたくないことをするというようにしたのです。ジェームスはこんなに何度もコンピュータを使えるとあって喜びましたし，使わせて使わせて，とあれほどうるさかった訴えもさほどではなくなりました。

■ **ステップ3：お子さんにとって伝えたいメッセージがあるなら，より適切な行動で自分の必要や願望を伝えられるよう，何かよい方法を考えてあげましょう**

お子さんがそのメッセージをどうしても伝えようとし，止めようがないときは（ステップ2のように），お子さんが自分の伝えたいことを伝えるためのより好ましく，受け入れられる方法を考え出せるよう助けてあげることが必要です。これには，適切に言葉で伝える方法と，不適切な行動に代わって，言葉は介さずともより好ましい形でメッセージを伝えていく方法の両方があります。

- 宿題で戸惑ったときは，叫ぶのではなく手を上げる，ベルを鳴らす，自分の席に着いたまま身体を斜めに向ける，といったように，助けが

必要なことを言葉以外で知らせる行動をとるように，お子さんに教えてあげるとよいでしょう。

- 食事のテーブルの準備をしてちょうだいと言われたら，自分の手を噛むのではなく，「一緒に手伝って」とか「ちょっと僕には大変なんだけどな」と言えるようになろうと教えてあげてください。
- 困ってしまってその状況から逃げ出したいと思うときには，他の人を叩くのではなく，「これは好きじゃないの」と言えばいいんだよ，とお子さんに教えてあげてはいかがでしょう。
- ちょっと一休みしたいなというときには，悪態をついて教科書などをビリビリにしてしまうのではなく，一休みしたいことが伝わるような絵を示すようにしなさいと，お子さんに言ってみてはいかがでしょう。

　エドワードは宿題をしている最中にストレスがたまったり，退屈したりすると，決まっていきなり立ち上がって部屋を出て行ってしまい，その後はもう戻るのは嫌だと抵抗します。彼が宿題の時間中に何度か休憩を必要としていることは彼の母親も感じてはいるのですが，あまり休憩時間を取りすぎてばかりでは永遠に宿題が終わらなくなってしまうのではないかと心配だったのです。そこで母親は彼に，それぞれ1枚ずつに「よく頑張りましたね。3分間休憩です」と書いたカードを5枚渡し，彼に，これからは一言「休憩させて」と言うだけでいいの，そうすればすぐに3分間休憩していいわよと説明しました。このような「休憩」を利用できるということを承知しているだけで，エドワードは以前よりも宿題を何とかできそうに思えるようになりました。それでもやはり，エドワードが自分自身で休憩を求められるようになるまでには相当の練習と励ましが必要でしたが，このような方法は最終的に大成功し，彼はとうとう適切な方法で自分のニーズを満たすことができるようになったのです。時間が経つにつれ，エドワードの母親は徐々に徐々にですが，休憩カードを5枚から2枚へ減らしていくことができました。それとともに，「わかったわ。あともう2つ

（または3つないし6つ）問題を終えたら休憩しようね」と言って，エドワードが休憩を求めてから実際に休むまでの時間を段階的に引き延ばしていくこともできるようにしました。このようにしてエドワードの母親は，彼の新しい，より適切な方法を尊重しつつ，彼にはまだしなくてはならない宿題が残っているということを伝え，うまくバランスをとっていったのです。

- テレビを消して寝る準備をしなさいと言われたら，泣いて家具を叩くのではなく，「この番組を見終わってからパジャマを着るようにしたいの」と言えばよいことをお子さんに教えてあげてください。
- お友だちと一緒に遊びたいなと思ったら，いきなりその子に触るのではなく，まず「一緒に遊んでもいい？」と声をかけてからにしようね，とお子さんに教えてみてはいかがでしょう。

■ ステップ4：新しいコミュニケーションの方法を練習してみましょう

練習方法：
- お子さんが自分のニーズや願望を伝えることができる，より適切な言い回しや言葉以外の合図を模範的にお子さんに示してあげてください。
- 新しい言い回しや行動が実際に必要となりそうな状況が起こる前に，前もってお子さんにそれらを練習させてください。
- 実際そのような状況になったら，その新しい言い回しや行動を使うよう，お子さんに思い出させる（促す）ようにしてください。

ヴィンセントには，学校の運動場で自分が遊んでいる遊具に同級生の子どもたちが近づいてくると，彼らを乱暴に押し退ける癖がありました。母親は彼に，「僕が今これで遊んでいるんだよ。僕が終わってからなら使ってもいいよ」と言うように教えました。ヴィンセントがこのように言えるようになるよう，母親は，まずは自分が模範を示すことにしました。ヴィ

ンセントに，こちらへ来てママが使っている遊具に触わってごらんと言ったのです。そして次に彼が使っている遊具に彼女が近づいていって，彼にも同じことができるようにしました。そのうえで彼女はヴィンセントと一緒に学校の運動場へ行き，彼が他の子どもたちの近くで遊んでいる間，その様子を観察していたのです。ヴィンセントが同級生の友だちを叩きそうな状況が発生しているのに気づいたとき，彼女は，ほら，ママと一緒に練習したあの言葉を言ってごらん，と彼に思い出させました。そして，ヴィンセントが先ほどの言い回しを使ったときには，ほらね，お友だちは遊具を使いたがるのをやめて気持ちよく反応してくれたでしょう，と念を押しました。そして最後に，ヴィンセントの学校の先生にも教室や休み時間に同じ手順を取ってくれるようお願いし，こうして全員が彼の不適切な行動に一貫して取り組むようにしたのです。先生は学校でヴィンセントと一緒に先ほどの言い回しを使う練習をし，必要なときにはいつでも彼を後押しすることに同意してくれたのです。

■ ステップ5：この方法を使えば欲求を満たすことができるということを示し，その都度ご褒美を与えましょう

みなさんがお子さんに教えた新しいコミュニケーション方法は，以前のものと同じくらい有効であるということを確認する必要があります。泣き叫んだり繰り返し文句を言ったりするほうが，「このビデオを最後までみたい」ときちんと伝えたり休憩カードを示したりすることより効果があるとしたら，お子さんが新しい方法を使おうという気になることはほとんどないでしょう。お子さんが適切なコミュニケーション方法を使ったら，何はさておきまずはお子さんを誉め（「新しい言葉を使ってくれてるんだね。ママ，嬉しいな」），次にそのコミュニケーション方法のすばらしさを称え，自然にそれが好ましい結果を招くことを確認します。できるだけその都度すぐにご褒美を与えるようにしてください。

- お子さんが助けを求めたときには，すぐに手を貸してあげてください。
- お子さんがその状況を離れたいと求めた場合には，直ちに一休みさせてあげてください。
- お子さんがみなさんの関心を求めている場合には，ご自分がしていることを中断し，しばし時間を取って関心を寄せ，お子さんに関わってあげてください。

こうしてお子さんは，これらの新しい適切な行動は，みなさんがやめさせようとしている対応困難な行動よりも，自分の欲求を満たすのにずっと効果的であるということを学んでいくことでしょう。

■ ステップ6：お子さんが必要なものを得るには，もはやかつての対応困難な行動は有効ではないということを確実にしてください

みなさんが教えた新しく適切な方法以外に，お子さんが自分の欲求を満たす代わりの方法は一切残っていないようにしてください。問題行動が起こっても無視して結構です。そのかわり，新しいコミュニケーション方法を促すようにしてください。たとえば，お子さんが何か避けたい状況があるといつも泣き叫ぶとしたら，泣き叫んでいる間その状況をそのままにさせておくのではなく，避けたいということを適切な言葉でちゃんと言ってごらんなさいと促してください。

イバンナの11歳の娘ミカエラには，きょうだいやクラスメートの関心を引こうとして，そばに近づいて行き，彼らに手で触る癖がありましした。彼女がもっと幼かったときにはこのような行動は別に不適切ではありませんでしたし，好意的と感じられました。しかしまもなく10代になろうという年齢になった今では，そのようなことをしたら同年代の友だちの気に障るでしょうし，若い男の子たちには誤解を招くような合図を送ることになりかねないと，彼女の母親は心配でした。イバンナはミカエラに，この

ような行動が適切でない理由を説明し，代わりに「こんにちは。調子はどう？」と言うように教えました。イバンナはまず自分が模範を示し，そう言えるようになるようミカエラと役割練習をするとともに，ミカエラのきょうだいたちにもこの方法について話しました。ミカエラが触れてきても相手にしないこと，その代わり彼女が教えられた通りに関心を求めたら，すぐに関心を払ってあげてほしいと頼んだのです。これは同時に，ミカエラの不適切な方法はもはや通じず，新しい方法こそが報われるということを保証することにもなりました。

ここでご紹介してきた各ステップは単純なものです。しかしお子さんが示す対応困難な行動を，同じ目的に到達するためのより適切な手段へ切り替えられるようにすることは決して簡単なことではありません。みなさんにとって，お子さんと一緒に練習して，適切な方法が厄介な行動や不適切な行動に基づいた方法よりも説得力があることを確認していくことが非常に重要でしょう。対応困難な行動を改めさせようとしているにもかかわらず，それがますます頻繁になってくるように感じられ，悲しくなってしまったというご両親もいることでしょう。一見理解しがたいことですが，頻繁に現われるようになってきたということは，実際にはよい徴候なのです。子どもたちは，信頼していたはずのかつての方法がもはや通じないことに気づいたとき，自分の目的を達成するために「量的にもよりいっそう大変にする」ような，悪あがきとさえ思える行動をとることがよくあります。これはお子さんが，もはや今までのような偶然は通じなくなってしまったことに気づいたことを示しています。問題行動がますます頻繁になり，いつまでもしつこく続いたとしても，みなさんがそれに屈しないかぎり，変化が訪れるのはおそらく時間の問題でしょう。

好ましい躾方法

みなさんも経験していることでしょうが，多くの標準的な躾方法は自閉症スペクトラム障害のあるお子さんたちには有効ではありません。アスペルガー症候群や高機能自閉症のある子どもたちは自己観察技能（self-monitoring skill）があまり優れておらず，自分の行動が適切かどうか判断する能力に欠けていると考えられます。普通なら自分の行動がぴったり合っていないということを気づかせる手がかりを，彼らはうまく掴みきれていないのかもしれませんし，不適切な行動をしてしまったときに大抵の子どもたちなら経験する恥ずかしさや面目のなさを，この子どもたちは感じないのかもしれません。もしくは，うまく行動して両親や他の大人たちを喜ばせたいという気持ちは，必ずしも彼らにとっては動機にはならないのかもしれません。

10歳のロナルドが友だちを自宅に招くと，彼らはロナルドの14歳の兄，ピーターに，彼がマスターしたテレビゲームについて聞きたくて彼と話そうとします。ピーターは弟の友だちになどまったく興味はないのですが，なにぶんピーターはアスペルガー症候群があるため，自分の気持ちを適切に伝える術を知らず，ただやみくもにロナルドとその友だちを，どけよとばかりに押し退けてしまうのです。そのようなときピーターの母親は，弟のお友だちを押し退けるなんて，とピーターを彼自身の部屋へ追いやってしまったのですが，実際これによって彼は自分が求めている孤独を手にすることになり，彼の不適切な行動にむしろ報酬が与えられる結果になってしまったのです。

タイム・アウトのような方法は，一般的な発達をしているお子さんには有効でしょうが，アスペルガー症候群や高機能自閉症のあるお子さんには

少々力不足かもしれません。概して，自閉症スペクトラム障害のお子さんたちには次のような方策のほうが有効ではないかと思います。

1. 具体的な一連の約束を設定し，一貫してそれらを守らせるようにしてください。
2. 書き記す，もしくは絵を用いて説明することで，お子さんが自分は何を求められているのか確実にわかるようにしてください。服を着る，歯を磨く，もしくは食事テーブルの用意をするなど，すべき行動は細かいステップに分割する必要があるかもしれません。図示するか，もしくは文字で書き記すか，いずれかの形式でこれらのステップを目でみてわかるように説明するとわかりやすいでしょう。絵で示すと最も効果があるというお子さんの場合には，ある行動を完了するのに必要な各ステップを，インスタントカメラを使って写真に撮り，お子さんの部屋ないしご自宅のどこか別の場所に貼ってみてはいかがでしょうか。
3. 何をしてはいけないのか，ではなく，何をしたらよいのかという言い方で，みなさんがお子さんに求めていることを説明するようにしてください。たとえば「叩いてはダメよ」ではなく，「両手は膝の上に置いておきましょう」というようにです。こうすることで，より前向きな形で指示を与えることができますし，くどくどとしつこく小言を繰り返さずにもすみます。
4. 朝と夕方の習慣を確立してください。必要ならばその習慣の概要を言葉や絵で説明するとよいでしょう（これはしばしば「活動スケジュール」と呼ばれます）。活動には明確な区切りをつけ，タイマーや視覚的な手がかりを用いるなどして，それぞれの始まりと終わりを知らせるようにします（例：遊び道具を入れものの中に片付けるなど）。ひとつの活動がまもなく終わろうとしているという具体的な手がかりを与えます（例：「ほら，タイマーがもうそろそろ鳴るわよ。タイ

マーが鳴ったらコンピュータは切るのよね」などと言ってみてはいかがでしょう）。
5. お子さんが好きではない活動をやり遂げたら，ご褒美として好きな活動をさせてあげてください（例：「歯を磨いたら恐竜の本を読んでもいいわよ」）。
6. 明確なルールを設定することで，お子さんが非生産的なことに夢中になっている時間を制限します。たとえば，好きな話題についての質問は一晩につき3つまでにする。もしくはコンピュータで遊ぶのは一晩に一定の時間までとする，などです。

一日の困難な時間帯への対策

■ 朝

ほとんどのご家族にとって，朝は特に困難な時間帯ではないでしょうか。眠りから覚める，自宅から学校へ行くというこの移行の時間帯には，興奮のしすぎ，もしくは逆にまだよく目が覚めきっていないといった問題が特に起こりやすいのです。学校をストレスがたまる場と感じている多くのお子さんたちにとって，朝というのは先の苦しみを予想し，何とか逃れようと土壇場の策を講じる時間でもあるのです。対策としては，前の晩にできるかぎりの準備を終えておき，朝の気分によって日課が妨げられるのを極力防ぐようにするとよいでしょう。たとえば，寝る前に服を出して用意しておき，玄関口には学校の教材を準備しておくようにすれば，とりあえずふたつは朝の日課を省くことができます。

幾分でも容易に目覚められるようにするために，お子さんを起こすさまざまな方法を実験的に試してみるとよいかもしれません。人に起こされたときと，目覚まし時計やラジオによって起こされたときでは，お子さんの反応に何か違いがあるでしょうか。まず10分前に起きてもよい頃だと伝え，実際起床しなさいと言う5分前にも警告するといった「漸進法」の起

こし方をしたらうまくいったというご両親もいます。

■ **食事時間**

　アスペルガー症候群や高機能自閉症のあるお子さんをおもちのご家族にとって，食事時間もしばしば大変な時間帯となりがちです。これらの子どもたちの多くは，食事にはかなりやかましく，特定の食事への偏りや，ある種の粘り気や舌触りに敏感に反応するなどの面がみられます。そのため多くのご両親は，このような神経質なお子さんの摂取状況を栄養学的視点から心配し始めます。しかしご両親がこの点に関心を向ければ向けるほど，お子さんは逆にこれをよいチャンスと捉えてしまうのです。そしてこのような状況のなか，食事時間は正真正銘力のせめぎ合いと化すことすらあります。多くのご両親方は，一度にひとつの食品，そして一度に一口ずつというようにして新しい食品を加えていくとよいと感じているようです。お子さんによっては，これよりもさらにゆっくりとしたペースで食品を増やしていったほうがよいという場合もあるでしょう。たとえば，まずはテーブルやお皿の上に見慣れない食べ物がのっていても我慢するということから始め，その後その食べ物の匂いをかぐ，指で触る，唇に触れさせる，ちょっと舐めてみる，口の中に入れる，そして最終的に飲み込んでみるというように進めていってはいかがでしょう。新しい食べ物が数回出されてやっと受け入れられるようになるというお子さんも多いのではないかと思います。食事習慣の変化に応じられるようになるには，2週間ないしそれ以上かかるという調査もあるほどですから，辛抱強く充分な時間をかけて，お子さんがゆっくりと新しいものに慣れることができるようにしてあげてください。

　お子さんの栄養摂取が不充分なのではと深刻に心配している場合には，いくつか対策を講じることができます。まずは小児科医にお子さんの身長と体重をチェックしてもらってください。お子さんの成長は適正範囲内にあるでしょうか？　何か心配なことがあるようでしたら，お子さんが食べ

た物（学校で口にした物についても必ず情報を得るようにしてください）を記録し，栄養士の方と相談してください。特別な食事を始めていこうとする際には，まずはその前に栄養相談を受けることが特に重要と言えるでしょう。

　お子さんが食べている物について，ご両親が抱いている印象は必ずしも正確であるとは限らないということも心に留めておくことが必要でしょう。サンドラは，高機能自閉症と診断された8歳の少女です。彼女の母親は娘さんがプレッツェル（訳注：塩味のビスケット）とチーズ以外何も食べないという印象をもっていました。彼女は医師に相談して，娘さんの身長と体重の数値が適切であることがわかったあと，サンドラの学校の先生に学校での彼女の食事習慣について尋ねました。そして，サンドラが学校の給食では，野菜と牛乳も含め，通常すべて平らげていることを知ったのです。

　一日の中で食事の時間帯を一定にすることも有効です。これにより，お子さんは先の予測ができますし，食事を通常の日課に組み入れていくことができます。お子さんによっては，食事時間が事前にわかるように食事予定表，もしくは一週間の献立表を作ると役に立つかもしれません。食事の時間になったら，他の家族の食事と一緒にお子さんの食事も出してあげてください（みなさんのご家族が毎晩一緒に夕食を楽しんでいるという前提です）。他の家族が席に着いているのにお子さんが食べようとしない場合は，その晩は夕食を食べる機会を失うことになるということを明確に示してください。これを実践していくことにより，お子さんを強制的にでも食事スケジュールに従わせることになり，ひいては時折調子が崩れがちだった身体を楽にし，健康な食事パターンへと導いていく助けにもなります。しかもこれは規則を求めるというお子さんの願望を活かすことにもなります。明確な規則が設定されると（例：「食事は家族全員で一緒にいただく」），お子さんもそれを喜んで受け入れる可能性がよりいっそう高まるでしょう。

　テーブルから立ち上がってしまう傾向があるお子さんの場合には，壁に

面した席に座らせるとよいでしょう。こうすることで，若干にしろお子さんはうろうろ歩きまわりにくくなり，じっと席に着いている可能性が高まるのです。「対応困難な行動を理解する」の節で先に説明したような対策を用いてもよいでしょう。歩き回ることはどのような機能を果たしていると思われますか？　歩き回ることで，夕食の最中に何回か短い休憩を入れているのでしょうか？　お子さんはそうすることで，夕食の席の話題やスクリプト（第8章参照）を手に入れ，家族のメンバーとより適切に関われるようになるのでしょうか？　もしくは，何か他の家族が食事を終えるまで手で持っていたり，テーブルの陰でそっと握り締めている物をみつけようとして歩き回っているのでしょうか？

■ 放課後の時間

　学校から帰宅してからの時間帯も，多くのアスペルガー症候群や高機能自閉症のある子どもたちにとって難しい移行の時間です。放課後に行なうべき最も適切な活動について規定した絶対的な規則など何もありません。しかしながら，ここでもやはり一貫性の原則が有効ではないかと思います。お子さんのことを最もよく理解しているのは親であるみなさんです。みなさんはお子さんの専門家なのです。お子さんにとって，やはり学校というのはつらい場であり，ストレスだらけの一日を終え，張り詰めた気持ちを和らげるために，お子さんは「独りっきりの時間」を求めているのかもしれません。あるいはエネルギーに溢れたお子さんは長い長い時間ひとところにじっと座らされていて，ようやく解放された今，走り回ってエネルギーを発散させる時間を必要としているのかもしれません。みなさんのお子さんにとって，放課後には何をするのが最も適切なのか考えてみてください。そして日々一貫してそれを行なえるようにしてください。

■ 就　寝　時

　もうひとつの厄介な移行時間，就寝時もやはり途方もない努力を強いら

れる時間となるはずです。特に自閉症はしばしば睡眠障害と関連があることが研究によって明らかにされています。毎晩同じ時間にベッドに向かい，寝る前には同じことを済ませるといった就寝時の日課は，すべてのお子さんにとって役立つものですが，アスペルガー症候群や高機能自閉症のあるお子さんたちにとっては特に必要なものです。たっぷり余裕をもって事前に注意を促し，就寝時間が近づいてきたらカウントダウン（30分前，20分前など）をしていきます。お子さんが自然に気分を鎮めていけるよう，就寝前には本を読むなり，ゆったりとしたゲームをするなり，必ず静かな活動をするようにしてください。「鎮め（decompression）」の時間を確保するためのもうひとつの方法は，ご両親が電灯を消し，お子さんに寝るよう求める前に，ご両親もお子さんの寝室で一緒に時間を過ごすというものです。就寝時にお子さんと一緒に過ごす場合は，みなさんがベッドサイドにいる時間を常に一定にすることが必要です。また，みなさんの存在が刺激となってお子さんがいつまででも目が冴えているということにならないよう注意してください。お子さんによっては，自分が眠りに落ちた後も，ご両親が見守っていてくれるということを承知していると安心するという子もいます。

　寝室はお子さんにとって快適な場であるようにしてください。部屋に自分のお気に入りの物が置いてあることが重要な子もいますが，かえってそれが気を散らせる原因となったり刺激となることもあります。また，小さい灯りや音楽が流れていると気持ちが和らぐと感じるお子さんもいる一方で，完全に真っ暗でシーンと静まり返っていないと眠れないというお子さんもいます。

　いろいろなアイデアを試し，それでもまだお子さんがなかなか眠りにつけないという場合は，小児科医に検査してもらうことを考えてみるべきでしょう。もしかしたらその医師から，お子さんがよく眠れるような薬を勧められるかもしれません。第4章には，就寝時の行動的，視覚的日課作りのための補足的情報もいくつか紹介していますので，そちらも参照してく

ださい。

■ 家族旅行

　たいていのご家族にとって，旅行や休暇は楽しくわくわくするものです。しかしながらアスペルガー症候群や高機能自閉症のある子どもにとって，家族そろっての旅行は，決まった日課が崩れること，馴染みがなく予測不可能なこと，そして新しい人々や場所に対応しなければならないことを意味します。これらの理由から，家族旅行はアスペルガー症候群や高機能自閉症のある子どもたちにとって，不安をかき立てる機会ともなりかねません。しかしご両親が事前に計画を立て，その旅行がどのようなものとなるか，あらかじめお子さんに知らせてあげることによって，このようなストレスを最小限に抑えることができます。キャロル・グレイのソーシャル・ストーリー（アプローチ）を一度試してみてはいかがでしょうか。これは写真を用いて経験を詳細に生き生きと描き出すとともに，これから先に何が起こるかを説明した物語を添えてお子さんに示すというものです（この方法の活用の仕方については第8章で詳しく説明しています）。たとえば，遊園地への家族旅行を心配しているお子さんのためには，その遊園地のウェブサイトを検索し，駐車場，入口，およびその遊園地のいくつかの乗り物について，その外観をプリントアウトします。その後，これらプリントアウトした写真に添えて，お子さんがこの旅行をめぐりどのようなことを予測したらよいのかわかるような簡単な物語を書き記していけばよいのです。そして実際にご家族でその遊園地へ出発する前に，何度かその物語をお子さんと一緒に読んではいかがでしょう。このようなソーシャル・ストーリーは，医師の診察に訪れるなど，娯楽以外の行動についてもすでに活字となったものが多数用意されていますので，それらを利用することもできます。

　新しい経験については少しずつ段階的に触れさせていくことによって，ゆっくりとお子さんを慣れさせていくことが必要かもしれません。ソー

シャル・ストーリーなどの視覚的な手がかりを用いて，前もって新しい経験を展望したうえで，新しい場所や活動に短時間触れてみる機会を手配してください。時間が経つにつれ，お子さんはその新しい活動をより快適に受け入れられるようになっていくでしょうから，そうなった時点で時間を引き延ばしていくことができるでしょう。

■ お手伝いと家事の責任

　家庭でのお手伝いをお子さんに促していくことは，アスペルガー症候群や高機能自閉症のあるお子さんをおもちのご両親に限らず，すべてのご両親にとって，ひとつの挑戦でしょう。たいてい，子どもというのはお手伝いを嫌います。その責任を何とか逃れ，代わりにもっと楽しいことをしようと全力を尽くすものです。自閉症スペクトラム障害のあるお子さんが毎日のお手伝いをいくらかでも楽しくこなしていけるように，それらを毎日の，もしくは週ごとの日課に組み込んでください。このように一貫したものにすることによって，お子さんは何をする必要があるのか知ることができ，いきなりお手伝いをしなければならなくなってびっくりしてしまったという嬉しくない事態を避けることができます。さらにそのお手伝いを行なうひとつひとつの手順も定めてください。これらの子どもたちにある典型的な視覚的長所を活かすため，その仕事を行なうのに必要な手順を要所要所書き記したチェックリストや，それらを図示した一連の絵を用意してあげると助かるお子さんが多いでしょう。たとえば，お子さんが生ごみを出せるようになるためには，ごみ袋を取り外し，袋の口をしばり，ガレージにある缶の中にそれを置き，その後新しい袋を取り付けるという一連の動作を行なっている写真を示してあげると役立つでしょう。必要な手順をお子さんが学べるように，お子さんと一緒に何回か先のチェックリストを順にたどってあげてください。

　お子さんにぴったり合った仕事を選ぶことは，前章でも説明したように，お手伝いを割り当てる際の決定的に重要な要素です。家事の責任という考

えをお子さんに最初に教えるときには，まずは単純で簡単にやり遂げられる仕事から始めてください。可能なときにはいつでも，お子さんの長所に無理なく一致するような仕事を選んであげてください。

　イヴァンは高機能自閉症と診断された12歳の少年です。彼は身の回りの環境がきちんと整っていることが好きです。ところが彼には一般的な発達をしている4人のきょうだいがおり，彼の家はさながら熱帯性暴風雨が通り過ぎたばかりのようなありさまとなることもしばしばです。そこで彼の母親は，一日に一回，リビングルームの調度品とコーヒーテーブルを整えるという仕事を彼に頼むことにしました。イヴァンは最初この責任を負うことに抵抗しましたが，これを引き受ければコンピュータの時間を増やしてもらえることを知り，しぶしぶ承知したのです。ところが，ほどなくして彼の母親は，リビングルームをきちんと整えなおすことには，実際にはイヴァン自身を落ち着かせる効果があることを確信しました。部屋を整えることで，彼は家のために役立ち，自分の心も落ち着き，さらに特権まで手に入れることができたのです。

　もう少し大きなお子さんには，書類整理や食事の後片づけ，および料理の材料の準備など，将来の仕事に活かせる技能の練習ができるようなお手伝いを割り当てることも考えられるでしょう。

■ 宿　題
　お子さんが毎日同じ時間に同じ場所で宿題を終えられるよう，体系的な宿題計画表を作ってください。実際にこういった情報を目にみえる形で計画表に示すと役立ちます。こうすることによりお子さんは，もうそろそろ宿題の時間だなと思い出すことができますし，宿題が全部終わればもっと楽しいことがあるんだということを思い起こすことができます。また，お子さんによっては，さらに宿題時間そのものを構造化する必要があるかも

しれません。というのも，学校で多数の異なる宿題が出たときなど，それらの宿題にどう取り組んでいくのがいちばんよいのか途方に暮れてしまうことがあるからです。このように先の見通しが立てられなくてお子さんが困っているような場合には，どのような優先順位で何をしていったらよいのかについて記したリストを作って助けてあげてください。具体的な取り組み計画を示すことで，お子さんにとって宿題をずっと威圧感の少ないものにすることができます。第7章では，宿題も含め，お子さんのために学問的課題を構造化するためのより詳しい提案を紹介しています。

　アスペルガー症候群や高機能自閉症のある子どもたちの多くは，すぐに気が散ってしまいがちです。したがって，彼らには気が散るようなもの，たとえば雑音や部屋の散らかり，他の家族メンバーなどから解放された勉強部屋が必要です。お子さんの注意能力や勉強スタイルに合った方法を考えてあげてください。お子さんによっては，個室で宿題を一気に完了させてしまうのが最も合っているという場合もありますが，それではあまりにも息苦しくなってしまい，むしろ何回かに時間を区切り，間に休憩を挟んでやると効果的なお子さんもいます。また私たちが一緒に取り組んでいる親御さんには，お子さんのためにキッチンタイマーを取り付けたという方もいました。宿題を集中して30分間行なったら，お子さんは5分間コンピュータで息抜きをすることができるのです。もしくはひとつの宿題または教科を終えるごとに休憩を与えるという方法でもよいでしょう。休憩ないしその他の何か励みとなるようなもの（おそらく特別なおやつや，後でもっと大きなご褒美と交換できる引換券など）を，宿題の最中または終了時に与えてあげると，お子さんのやる気も増すことでしょう。一方，宿題そのものがもつ，やる気を促す性質を利用するという手もあります。アスペルガー症候群や高機能自閉症のある子どもたちの多くは，ある特定の教科に極端なまでに熱心です。好きな宿題を最後に仕上げるようにすると，その他のあまり興味のない題材に取り組むための動機づけとして役立ちます。

お子さんの運動と感覚における特徴が宿題の進行に及ぼす影響についても承知しておいてください。アスペルガー症候群や高機能自閉症のあるお子さんの多くにとって，手で字を書くということは難しい微細な運動課題なのです。きちんと書くことの難しさのため，宿題がよりいっそう不快に感じられることにもなりかねません。この種の問題を解くにあたっては，できるかぎり創造的に，柔軟に受け止めてあげてください。たとえば，お子さんの学校の先生に，宿題を手書きで清書する代わりにコンピュータや口頭で仕上げてもよいかどうか尋ねてください（これらの点については第7章でより詳しく説明しています）。子どもたちの感受性の鋭さも宿題の完成に影響を与えます。アスペルガー症候群や高機能自閉症のある人の中には，ある特定の照明では字が読みづらいという人もいます。照明の程度を実験的に試して，お子さんにとって最も快適な明るさを調べてあげてください。

　宿題は家庭と学校の隙間を補うものですから，両方の状況に一貫性が保たれるようにすることは特に重要です。お子さんの学校の先生と連絡を取り合うことによって，学校でうまくいっている方法を学ぶことができますし，逆に家庭で有効だった関わり方を伝えることもできるでしょう。ご両親と学校の先生の間で意思疎通を図ることは，宿題の完成に関する決まりという点でも一貫性を促すことになります。お子さんの学校の先生が20分ごとに休憩を認めているとしたら，ご家庭でも30分間隔で休憩を入れるのではなく，学校と同じスケジュールを用いるべきでしょう。また，学校の先生が適切な勉強の励みとして，ご褒美との引換券などではなくステッカーやチェックマークを用いているとしたら，ご家庭でもそれに代わるものを用いるようにしてください。本章の中で先に触れたように，子どもは複数の状況に共通して通用する一連の規則があると，何を予測したらよいのかずっと楽に理解することができ，それ相応の行動をとれる可能性が高まります。

　また誰か他の人，おそらく家庭教師を雇うか，学校の先生にお願いする

ということになるでしょうが，お子さんの宿題を手伝ってくれるような人がいるとずいぶん助かります。アスペルガー症候群や高機能自閉症のある子どもたちの中には，勉強を要領よく済ませてしまうことができず，結局かなりの量の宿題を自宅に持ち帰ることになってしまう子がいます。したがって，学校でいくらかでも宿題を済まして帰れるように，特別教室の使用やリソース・ルーム（訳注：補習教室とも言われるが，日本では通級の個別指導教室のようなもの）の使用延長を許可してくれるようお願いするとよいかもしれません。お子さんが宿題に取り組めるよう導くとともに，実際に宿題を完了できるように援助してくれる人が決められていれば，貴重な戦力となるはずです。これにより，ご両親がお子さんと一緒に乗り越えなければならないと考えていた困難な領域を省略することができます。ご両親は，職場または家庭で一日中働いた後，しばしご自身の「休息時間（down time）」を手にすることができます。自閉症スペクトラム障害のあるお子さんに取り組んだ経験のある家庭教師はたくさんいますから，みなさんのお子さんと取り組むための新しい方法を考え出すうえで力になってくれることでしょう。家庭教師については，みなさんの地元の自閉症協会がおそらくリストを保管していると思います。または，お子さんが診察を受けた病院もしくは機関の小児科ないし小児精神科に問い合わせてください。

健康的な家族の態度の維持

■ きょうだい

自閉症スペクトラム障害のある子どものきょうだいが心理的に健康でいられるよう努めることは，ご両親にできる最も貴重なことのひとつです。健康的な考え方をもっているきょうだいなら，アスペルガー症候群や高機能自閉症のあるお子さんの世話をするうえで，ご両親の最大の協力者となることができます。また，アスペルガー症候群や高機能自閉症のあるお子さんのすばらしい友人にもなってくれるでしょうし，特に社会生活の理解

を助けるうえでも役割モデルとしての役割を担ってくれることでしょう。最後にもうひとつ，きょうだいは彼ら自身が幸せで，支えられていると感じているときこそ家族全員の全体的な幸せに貢献してくれるのです。

　きょうだいに特別な配慮が必要なお子さんがいても，その子自身が発達に課題をもっていないなら，さほど心配する必要はなさそうに思えるお子さんもいます。最近，全国的なニュースレターに紹介されたある女性は，特別な配慮を必要とするきょうだいがいるからといって，それだけで自分もそうだということにはならないと述べています。自閉症と診断されたきょうだいに対する彼女の揺るぎない愛情と，同級生の友だちに対しても隠し立てしない率直さが，自閉症と診断されたきょうだいがいるという事実を，彼女にとって何ら取るに足らない問題にしたのです。しかしその一方で，残念ながら特別な配慮を必要とするきょうだいのために，家庭的にも社会的にも，そして個人的にも多くの困難を突きつけられる子どもたちが大勢いることも確かなのです。

《きょうだいとのコミュニケーション》
　アスペルガー症候群や高機能自閉症のある子どものきょうだいへの対応においては，何よりも誠実であること，正しい知識を伝えること，そして率直であること，これが最も重要な原則となります。家族の中で特に問題なく発達しているお子さんたちは，おそらく障害のあるきょうだいについて次々と質問を投げかけてくることでしょう。どうしてお兄ちゃんは僕に話しかけてくれないの？　どうしてお姉ちゃんはあんな変なことをするの？　どうして僕と遊ぼうとしてくれないの？　私のこと嫌いなの？　僕も自閉症に「なっちゃうの」？　弟がまだ赤ちゃんだったときに僕が乱暴にレスリングをしすぎちゃったから，弟はアスペルガー症候群になっちゃったの？　しかし，彼らも自閉症スペクトラム障害についてきちんと理解すれば理解するほど，障害のあるきょうだいを深い洞察力をもってみることができるようになり，病気の伝染やいわれのない因果関係をめぐる，とん

だ思い違いからくるストレスに苦しむ可能性も少なくなります。お子さんがアスペルガー症候群や高機能自閉症のあるきょうだいに対する肯定的,否定的感情の両方について話し合うことができるときになったら,批評や批判ではなく,率直で誠実な話し合いの機会を必ず設けてください。そしてこのような会話を通し,自宅や学校でのきょうだいの経験について,注意深く様子を窺ってください。お子さんがまだよく理解していないのはどのような点でしょうか？ アスペルガー症候群や高機能自閉症のあるきょうだいがいることに関し,お子さんは最近どのようなよい面,悪い面を経験したでしょうか？ みなさんなら親御さんとして,お子さんが特に必要としているものを確信をもって理解し,受けとめるとともに,それだけにとどまらず,ときには欲求不満やその他の否定的感情もやむを得ないことを明らかにし,きっとすばらしいお手本を示されるに違いありません。しかし最近の研究からは,ご両親が一般的な発達をしているきょうだいのお子さんと自閉症スペクトラム障害について話し合った後でさえ,彼らの多くはまだたくさんの誤解を抱いていたり,この障害の基本的なことについてさえ,いくつか理解していない点があることがわかっています。言い換えると,たとえご両親の口から説明されたとしても,それだけでは障害なく成長しているきょうだいのお子さんがご両親が言ったことを理解したとは言えないということです。ご両親が説明したことを,もう一度お子さん自身の言葉で説明してくれるよう求めてみると役立つかもしれません。ほんの数回,一言,二言,言葉を交わしてそれでよしとするのではなく,繰り返し繰り返し話し合いを続けていくことが必要なのです。

　障害なく発達をしているきょうだいとのコミュニケーションを積極的に促していく手段として,アスペルガー症候群や高機能自閉症のあるお子さんをどう支えていったらよいかについて話し合う際に,彼ら（障害のないきょうだい）にも話し合いに参加してもらうという方法があります。この方法は,どの発達段階にあるお子さんにも一様にふさわしいとは言えませんが,充分に成熟したお子さん,青年期にまで成長したお子さんなら,ア

スペルガー症候群もしくは高機能自閉症のあるきょうだいの経験やある種の行動の原因について深い理解を示してくれるでしょう。彼らはまた同年代の若者として，社会関係や学校環境に対応する術についても役立つ意見をもっているかもしれません。障害のないきょうだいにも加わってもらうことで，家族の結束を育み，ご家族の誰ひとりとして疎外感を味わうことなく，一丸となって進んでいくことができるのです。

《罪悪感と過剰な責任感》

　特別な配慮が必要なきょうだいをもつお子さんの中には，自分自身に多くを要求しすぎてしまうお子さんがいます。彼らは自分自身の学校の勉強や社会生活を犠牲にしてまで障害のあるきょうだいに尽くそうとすることさえあります。「小さな親」の努力として特に強調して取り上げる心理学者もいるほどで，これは障害のないきょうだいが，子どもというよりむしろ大人の介護者のような行動をとり始めることを言います。家庭や学校で，アスペルガー症候群や高機能自閉症のあるお子さんの世話をする際に，ご両親が障害のないきょうだいにあまり頼りすぎないようにすることで，これを防ぐことができます。

　障害のないきょうだいは，彼ら特有の考えの過程に原因があるのですが，情緒的にも敏感になりやすくなることが考えられます。対立を解消する術を学ぶ場を提供しても，きょうだい間にある程度の緊張が漂うのは当然のことで，ある意味その状況にふさわしいことかもしれません。しかしながら，きょうだいに特別な支援を必要としている子どもがいる場合，心根の優しいお子さんは，「まさしくどうしようもない」きょうだいに対して否定的な感情を抱いてしまうことに罪悪感をもってしまうことがあります。これらの感情が自然なものであるということ，最も大切なのはその感情に基づいて，どのように行動するかであるということを，お子さんが理解できるようにしてあげてください。ママやパパにいっぱい注目してもらって，自分と比べてずっと楽そうで，全然苦労なんてしてないみたいなお兄ちゃ

ん［弟］，お姉ちゃん［妹］に腹が立ってもいいんだということ，むしろそれが普通なんだということをお子さんに教えてあげてください。そのように考えてしまうあなたの気持ち，ママもパパも本当によくわかる，ママたちだってそう思うことがあるのよ。それに，あなたが障害のあるお兄ちゃん［お姉ちゃん，弟，妹］のことを温かく好意的に考えてくれるのとまったく同じで，ママたちはあなたのことも心から愛しているのよ，と知らせてあげてください。意地悪したり冷たい態度を表に表わさないかぎり，心の中でそのような感情を抱いてもそれは仕方のないことだということを明らかにしてあげてください。

《平等の関心，活動，そして躾》

　自閉症もしくはアスペルガー症候群のある兄［弟］，姉［妹］は，自分たちよりも両親に多くの関心を注がれている。これは一般的な発達をしているお子さんたちが共通して抱いている認識です。実際，彼らの思っている通りであることが非常に多いかもしれません。アスペルガー症候群や高機能自閉症のある子どもたちには特殊な障害があり，子どもなら難なくこなせることをやり遂げるまでに，特別な配慮が必要になるという事実は避けようがありません。とはいうものの，きょうだいから無視されたり潜在的な怒りを買うことを未然に防ぐための手立てはいくつか考えられます。まず，両親が二人ともそろっているご家庭なら，お子さん方双方の話に同時に耳を傾け，関心を注いであげられるよう，両親が二手に分かれることで分裂を乗り越えることができるでしょう。また，親御さんが一人のご家庭の場合は，誰か手を貸してくれる友人，もしくは親戚に応援を求めることによって臨時の世話をお願いできますし，みなさんはご自身の時間をより柔軟にそれぞれのお子さん方に振り分けることができるようになります。誠実で率直であること，そしてみなさんが障害のないお子さんのことを深く愛し，キーキー軋んでいる車輪だけでなく，すべての車輪が滑りよく回転していくよう努力しているということを伝えることが重要です。たとえ

ほんの短い時間でも結構です。障害のないお子さんだけをみつめる時間を毎日確保してください。就寝時もしくは夕方，何か他のことを行なう傍らで，彼らが何を経験し，何を感じ，そして何に関心を抱いているか尋ねることを忘れないでください。月に1，2回，障害のないお子さんに興味のあることをして，楽しめる日を決めてはどうでしょう。その日は高機能自閉症もしくはアスペルガー症候群のあるお子さんの世話をしてくれる方を探してください。このようにしてご両親の気持ちを態度に表わすことが，長い目でみてみなさんにとってすべてのお子さんが大切であるということを明らかにしていくことになるのです。

　次に紹介する最後の方法は，アスペルガー症候群や高機能自閉症のある子どもたちのきょうだいに共通するもうひとつの感情，障害のある子どもに特別な配慮が必要なために家族全体の活動が制限されるという考えに関係します。たとえば，ピザ店とゲームセンターが一緒にあるような店へ家族で出かける場合を例に考えてみましょう。多くの子どもたちにとって，その場の刺激に比例するように楽しみも倍増していくものですが，アスペルガー症候群や高機能自閉症のある子どもたちの中には，騒音や視覚的な刺激，および混雑する人々に圧倒されてしまいそうな子もいるのです。ご両親方にとっては，アスペルガー症候群や高機能自閉症のある子どもの必要に合わせていくのが簡単かもしれません。しかしこれでは障害のないお子さんたちの怒りを招くことになりかねませんし，アスペルガー症候群や高機能自閉症のあるお子さんにとっても，実際そうしてしまっては彼らの経験の幅を狭くし，ただでさえ柔軟性に欠ける行動をますます助長してしまうかもしれません。このような理由から，ご両親は家族全員の関心を網羅するさまざまな活動を計画することが不可欠でしょう。どうしてもアスペルガー症候群や高機能自閉症のあるお子さんの好みを優先して家族全体の経験を規定してしまいがちですが，これは危険な，そして陥りやすい落とし穴なのです。

　躾の問題も，やはりすべてのお子さんたちに平等にしていくのが難しい

分野と言えるでしょう。ときにはアスペルガー症候群や高機能自閉症のあるお子さんには別の決まりや期待を設けていくことが必要な場合もあります。しかしこれではたちまち障害のないきょうだいに，障害のあるお兄ちゃん［弟，お姉ちゃん，妹］は行儀の悪いことをしても叱られないみたいという印象を与えてしまうでしょう。この問題に対処する方法はふたつあります。ひとつは，みなさんがお子さん方にどのように躾を採用してきたか，自ら批判的に評価してみることです。おそらくお子さんの印象は間違っていないでしょう。みなさんはアスペルガー症候群や高機能自閉症のあるお子さんに少々甘くしているのではないでしょうか。たとえお子さん方に対する期待にそれぞれ相違があったとしても，家庭の決まりをよく検討し，本当に必要なものに限るようにしてください。たとえば障害のないお子さんに対しては，何か特権を得たければお手伝いをしなくてはだめよと言うのでしたら，障害のあるお子さんにも，たとえもっと基本的なことでも，同じように家事の負担を負わせるようにしてください。そしてもうひとつの方法は，正当な理由で違いをもたせているのなら，その事情を障害のないお子さんにきちんと説明することです。相違の理由を理解すれば，お子さんも，ご両親や障害のあるきょうだいに憤りを抱く可能性は低くなるでしょう。

《友だち関係》

多くのご両親は，アスペルガー症候群や高機能自閉症のある子どもがきょうだいの友だち関係に及ぼす影響を懸念しています。友だちの反応には冷酷なものから親切なものまで幅があるというのが私たちの感想です。アスペルガー症候群や高機能自閉症のことを他のお友だちにも説明し，この問題についてあなたが感じていることを表現してごらんなさい，と障害のないお子さんに教えてあげれば，お子さんもこのことについてより気持ちよく他のお友だちと話し合う術を得られるでしょう。まずは障害のないお子さんに相談することが先決でしょうが，学校の友だちを自宅に招き，

障害のあるきょうだいに会ってもらうことが役立つでしょう。このような機会を設けることで，友だちの好奇心を満たし，自閉症スペクトラム障害について，より現実的な目で考えてもらえるようになるでしょう。クラスメートのお子さんたちは，自分たちの友だちのお兄さん［弟］，お姉さん［妹］がどのような様子なのかきちんと理解すれば，他の人が不適切な行動に出ても味方になってくれるでしょうし，みなさんの障害のないお子さんにとっても，事情をよく知っていてくれる頼もしい存在として力になってくれるでしょう。そして成長したとき，彼らは多様性を受け入れることができる，より親切で共感的な大人になるのではないでしょうか。

　その一方で，障害のある子どもと障害のないきょうだいの友だちとの接触には一線を設ける必要があると感じているご両親もいます。アスペルガー症候群や高機能自閉症のある子どもに社会に触れることで得られる利益を与えてやりたいという思いと，障害のないきょうだいに友だちの中で孤立感を味わわせてしまったらと案じる気持ち，両者の間には微妙なバランスが存在します。そこで，たとえばおやつを出す，テレビゲームや集団のスポーツをさせるなど，すべての子どもたちが一緒に触れ合うことができる時間を作ると同時に，その一方で，障害のないきょうだいが自分の友だちとだけ一緒にいられる時間も必ず確保してあげてください。子どもたちが家の共同スペースにいるときは，みんな一緒の時間，でもお友だちが子ども部屋に入ったらあとはもう個人の時間にすると決めておくとよいと感じているご両親もいます。障害のないきょうだいの友だち関係を尊重することは，健康な社会的発達を促すと同時に，家族と障害のあるお子さんに対する肯定的な態度を育むためにも重要なのです。

《個々の生活》
　家庭の日課をアスペルガー症候群や高機能自閉症のあるお子さんに合うように変えていくことについては，すでにお話しした通りです。同じ方針

は障害のないきょうだいにとっても大切なはずです。アスペルガー症候群や高機能自閉症のあるお子さんが他のきょうだいの家庭経験にどのような影響を及ぼしているかということについては常に自覚していてください。障害のあるお子さんは，きょうだいが眠ろうとしていたり宿題をしようとしているときに，大きな音を立て，騒いではいませんか？ ご家族全員の習慣とニーズを尊重するよう心がけてください。

　アスペルガー症候群や高機能自閉症のあるきょうだいが僕［私］の持ち物を持ち出す，個人的なスペースに踏む込んでくるという，無数のお子さん方の不平を私たちは耳にしてきました。個人的な境界を判断し，他人の感情を推し量るうえでアスペルガー症候群や高機能自閉症のある子どもたちに難があるとしたら，みなさんが間に入り，障害のないお子さんが大切にしている持ち物や個人的な品が好奇心旺盛な視線に晒されたり，詮索好きな手でいじくられたりしない「安全な」スペースを確保できるようにしてあげてください。このようなスペースとしては，引き出しやクローゼット，もしくは障害のあるきょうだいが立ち入ることができない部屋を設けてもよいでしょう。こうすることによって，お子さんに安全な場所を提供するという実際的な利点が得られるだけでなく，みなさんが障害のないお子さんのことも忘れてはいないという明確なメッセージを送ることにもなります。ただし，この考えを実行する際には一貫性をもって，アスペルガー症候群や高機能自閉症のあるお子さんにも特別で安全な場所を設けてあげてください！

《補助的な支援》
　きょうだいの問題に特に焦点を置いている書籍もあります。サンドラ・L・ハリス博士著, *Siblings of Children with Autism*（邦題：『自閉症児の「きょうだい」のために』ナカニシヤ出版, 2003.）は，子どもに自閉症について教え，彼らがこの主題をめぐる自らの経験を伝えることができるようにするための具体的な手段を紹介しています。自閉症スペクトラム障害のある

子どもたちのきょうだいがこのような状況特有の困難に取り組めるよう支援する，年齢に応じた書籍やウェブサイトが多数存在します。きょうだいにある障害を受け入れることができずに苦しんでいる障害のない子どもたちにとって，カウンセリングが力強い支えとなることもあります。アスペルガー症候群のある子どもたちのきょうだい専用のサポートグループを提供している支援環境もあります。これらのグループでは，子どもたちが同じ経験を味わってきた他の子どもたちから学び，彼らと友だちになるための快適で親しみやすい環境を提供しています。

■ 親である前に一人の人間として

　自閉症スペクトラム障害は，ご両親方にとって最も受け入れがたい診断のひとつと言われています。おそらくこの障害の原因についてごくわずかしか解明されていないことが理由でしょうが，罪の意識にとらわれるご両親が多いのです。診断を受けた後，うつ状態に陥ってしまうことも珍しくありません。夫婦関係が緊迫し，特別な配慮の必要なお子さんのいる家族の離婚率は平均より高いという結果さえもたらしています。したがって，お子さん方にとって必要なものだけでなく，ご両親自身にとって必要なものも充分に考慮していくことが重要なのです。アスペルガー症候群や高機能自閉症のあるお子さんにとって，みなさんは最も大切な支えです。みなさんが健康であればあるほど，よりよい支援を提供していくことができるのですから。

　自分自身を大切にするために，たとえ家族全員が寝静まった後のほんの数分間にすぎないとしても，毎日，個人的な活動時間を作り出してみてはいかがでしょう。特別な障害のある子どもの親であるという前に，みなさん自身の主体性（アイデンティティ）を維持してください。夫婦交替で週に一回，夜に休みをとり，個人的な気晴らしを楽しんだり，友人と出かけたりしてはどうでしょう。シングルでお子さんを育てているなら，週に一回，お子さんの世話をしてくれるベビーシッターか友人をお願いすれば，

私的なつきあいやその他の個人的な趣味を楽しむために休みをとることができます。

　個人の精神衛生は，配慮を怠ると損なわれてしまうのとまったく同じで，人間関係にもやはり同様の関心を払う必要があります。ご両親にとって，パートナーと上質の時間を確保していくことは非常に難しいに違いありません。しかし，夫婦の関係をないがしろにし続けていては，家族全員に悪影響を与えることにもなりかねませんし，それは何とか力になろうとこれほどまでにみなさんが力を尽くしているお子さんにとっても例外ではありません。親戚や友人にお願いして，週に数時間ほどお子さんをみてもらっているというご両親が多いようですが，臨時のヘルパーさんを雇って数時間ほど個人的な時間や社交の時間を取れるようにしているという人もいます。夫婦でお子さんを育てている家庭で，ストレスを最小限に抑えるために不可欠な手段は，何はともあれ徹底的に話し合い，治療や子育ての決断についての合意を図ることで食い違いを最小限にとどめ，一貫性を確保していくことです。ときにはこれが難しく，さまざまな選択肢や治療の決断について話し合うために，お子さんの主治医の先生など，専門家の助けが必要だと感じることもあるかもしれません。

　夫婦の一方が，アスペルガー症候群や高機能自閉症のある子どもと血のつながった親ではない場合，大人同士の関係を維持していくことは，さらに輪をかけて困難になることが考えらえます。シングルの親御さんの場合，恋人とのデートや新しい人と付き合っているときなど，お子さんから離れた時間を過ごすことに引き裂かれるようなつらさを感じることがしばしばです。ご両親が自分自身を大切にすることは，お子さんの世話をすることに何ら劣ることではありません。共に重要であることに変わりはないのです。これはいくら強調しても強調しすぎることはないでしょう。ご両親が孤独で満たされず，大人との会話を切羽詰まった思いで求めているとしたら，アスペルガー症候群や高機能自閉症のあるお子さんを辛抱強く支えていくために存分な力を発揮できなくなってしまいます。恋人も含め，他の

大人たちとのつきあいのために、しばしお子さんから離れる特別な時間をぜひ確保してください。新しいパートナーについては、相手の人が関心を示してくれるようなら、少しずつアスペルガー症候群や高機能自閉症に関する情報を提供していくとよいかもしれません。お子さんの能力についてよく理解してもらえるような状況を設定し、アスペルガー症候群や高機能自閉症のあるお子さんと積極的に触れ合える機会を設けてください。理解不足から、依然として多くの人々が自閉症といえば重度といった既成概念を抱いています。みなさんの生活において大切な存在となるであろう人には、一切そのような考えは捨ててもらえるようにすることが重要です。アスペルガー症候群や高機能自閉症に特有の興味深い一面を他の人たちにも理解してもらえるようにしてください。みなさんもご承知のように、アスペルガー症候群や高機能自閉症と共に生きていくことは必ずしも容易なことではありません。しかし常に困難であるというわけでもないのです。

　シングルの親御さんの家庭か、両親がそろっている家庭であるかにかかわらず、自閉症スペクトラム障害のお子さんをおもちのご両親、すべての人たちのために結成されたサポートグループが無数にありますので、ぜひ利用すべきでしょう。たいていこれらのグループでは、みなさんに勝るとも劣らない困難に遭遇してきた他のご両親方から役立つ助言を得られるはずです。また、グループによっては、ご両親が会合に参加している間、お子さんを預かることで、ご両親方には待望の「休息時間」を、アスペルガー症候群や高機能自閉症のある子どもたちには肩の張らない社会的グループを提供しているところもあります。しかしながら、何といってもサポートグループの最大の利点は、みなさんが現在その真っ只中にあるのと同じ苦しみを生き抜いてきた他のご両親たちと話をする機会が得られることでしょう。自分の置かれている状況が、しばしば感じてきたほど稀なものではないということに気づき、共感してくれる仲間からよい対処法を学ぶことで、ずいぶんと安心できることでしょう。

　みなさんがお住まいの地域にサポートグループがみつからない場合は、

ご自身で非公式なグループを結成してみてはいかがでしょうか。ワシントン大学の社会生活技能グループに参加したご両親たちは，その後続けて非公式なサポート／社会生活技能グループを結成しました。月に一回，会のメンバーのご自宅に集まり，問題点について話し合いながら互いに助け合うのです。このグループでは，ご両親たちが会談している間，お子さんたちの面倒をみていてもらえるよう，教育を受けた大学院生を雇っています。これによって子どもたちも彼らとのやりとりを通じて，幾ばくかの社会生活技能について指導を受けることができるのです。

　アスペルガー症候群や高機能自閉症のあるお子さんを抱えながら家庭を維持していくことは，家族全員に余計なストレスを強いることになります。これは確かでしょう。しかしながら本章で紹介した方法を活用していただくことで，みなさんがみなさんの特別なお子さんからの贈り物である達成感，喜び，そして笑い声にいくらかでも目を向けてくださるようになればと願ってやみません。

第1章
学校におけるアスペルガー症候群と高機能自閉症

　ジョセフは8歳，小学3年生のクラスでいちばん読みがうまく，書き取りも誰にも負けません——実際，これまでクラスメートたちに先んじて6年生の読み書きの授業にも参加してきたのです。彼はまた，コンピュータの達人でもあります。コンピュータの端末を接続したりフォルダを開いたりするのに，先生ができなくて困っているときなど，彼なら問題を解決することができるのです。学校の先生はジョセフのことを大変気に入り，彼の才能には常に目を見張っていますし，コンピュータの経験が浅いクラスメートたちを助けてくれるよう彼を頼りにしてくれてもいます。そしてジョセフはにこにこ微笑みながら，マウスを使ってポイントを指し，クリックする方法を実際にやってみせるのです。最近，彼の才能が発揮された例としてこんなことがありました。鏡に逆さまに映ったニューヨークタイムズの読み方をクラスメートたちに教えたのです。しかしその一方で，ジョセフにはうまくいかなくて苦労している分野もたくさんあります。自分が読んでいる内容を誤って解釈していることがありますし，先に声をあげてすらすらと，しかも完璧に読めたにもかかわらず，その短い文章についての簡単な質問にすら答えられないことがよくあるので

す。ジョセフは3桁の数字を暗算で引き算することはできるのですが、昼食にいくらお金が必要で、おつりは正しくもらえたかの計算ができないのです。また、字を書くのが大の苦手です。鉛筆をもつことさえ嫌がるのです。そのため彼の学校の先生は、手書きの宿題でも彼にはキーボードを使うことを許可しています。彼の机ときたら、それはもうびっくりするほどの散らかりようです。提出し忘れた問題用紙、一度も最後まで仕上げたことのない宿題、古くなった食べ物、さらにどうでもいいような小物類がバラバラとあたりにこぼれ落ちているのです。人の話を聞いていないか、さもなければ夢うつつの世界にすっかりひたっているかのようにみえることもしばしばです。先生が何か指示をしたときも、彼の周りでクラスメートたちが一斉にワークブックを取り出し先生が指したページをめくっているなかで、ジョセフはひとりじっと座ったまま思索に耽っているのです。しかも彼は、自分の興味がない題材（基本的に地理学に関係のないものは何であろうと一切興味ありません）をクラスで勉強していると、退屈だといってよく文句を言うのです。彼の両親は、彼の宿題のいくつかを何らかの形で地理学に関わるものに変更してくれるようお願いしたのですが、先生はそのようなことをしたらジョセフを「甘やかし」すぎることになりはしないか、さらにいっそうクラスメートたちから浮かせてしまうことになりはしないかと自信がありませんでした。

ハンス・アスペルガーが最初にジョセフのような子どもたちについて記述したとき、彼は「この特別な人物たちには特別な治療を行なう必要がある。…この子どもたちは心理学と教育に根本的な疑問を投げかけているのである」といって、これらの子どもたちの特別な認知面の長所と深刻な学問的短所の両方を強調しました。彼は、一般的な教育はアスペルガー症候群（および高機能自閉症）のある子どもたちには必ずしも有効ではなく、彼らがその真の能力を確実に発揮するためには特別な手段をとる必要があることを即座に理解したのです。そして実際、それを実践すれば、これら

の障害を抱える子どもたちは「高いレベルの独創的な思考と経験」と「その後の人生における特別な成功」が可能になると確信したのです。本章では，自閉症スペクトラム障害のある子どもたちや少年少女たちの学問的成功を助けるために，この障害の独特な力を活用していく多種多様な学校サービスと適切な支援について簡単に説明していきます。

アスペルガー症候群や高機能自閉症のある人の認知面と学問的な側面

　第5章では，しばしば高機能自閉症やアスペルガー症候群の一部である認知面の才能について検討しました。また第2章では，自閉症スペクトラム障害のための診断プロフィールの一部である認知面の問題を紹介しました。ジョセフは典型的で（ただし普遍的ではありません）模範的な例と言えます。彼の学問的能力は非常に発達している面もある一方で，やはりどうにも劣っているとしか言いようのない面もあります。ジョセフはほとんどあらゆる言葉を示されても発音できる半面，その意味を必ずしも理解していないのです。これは読みの解読能力と読みの解釈能力の間の乖離を示しています。同様に数学においても，彼は足し算と引き算の規則を理解しており，かけ算表すら暗記し始めているにもかかわらず，これらの規則を現実世界に適応し，常識的にそれらを利用していくことには四苦八苦しています。他の子どもたちが本質的に興味を示すことに対しても，彼はまるで学ぶ気がないかのようにみえることもよくあります。よい成績を取って先生や両親の称賛を得ることも，彼にはちっとも重要ではないようです。

　ジョセフにある生きにくさを生み出している最大の原因のひとつは，物事を組み立て，計画し，そして目標に向けた活動をすることに難があるということです（これはしばしば「実行機能」と呼ばれます）。ジョセフはしばしば白昼夢にとらわれることがあり，そのせいで先生の言っていることを聞き逃してしまったり，当然しているはずのことができていなかったり

といったことがあります。しかしながら，注意欠陥／多動性障害のある人のように，外からの刺激によって注意がそらされるというのではなく，内的に生じる刺激が原因です。ジョセフは自分自身の考えに完全に没頭し，教室で実際今起こっていることに上の空になってしまうことがよくあるのです。ジョセフはまた時間の管理も苦手です。勉強をするにしても，とにかくゆっくりで几帳面でもあるので，結局，授業のペースについていけず，夕方何時間も宿題をすることになってしまいます。どうやら彼は，気持ちを落ち着かせて物事に取り組むということができないようです。宿題をしようと腰を下ろすのですが，その宿題を仕上げるために必要なものを決まってどこかに忘れてきてしまっているのです。学校に置いてきてしまったか，もしくはそれを探しに出かけていったものの，途中で何かもっと興味をそそられるものに気を取られてしまったのかもしれません。そしてそうこうしているうちに1時間経ってしまうわけです。しかも，ジョセフのリュックサックの中は何もかもが一緒くたに押し込まれているため，せっかくやった宿題をいざ提出しようと思ってもみつからないこともありましたし――そもそもこの提出という最後の段階こそが絶対に欠かせないことをすっかり忘れてしまっているのです。ある2月の中旬，彼は学校で作ったクリスマス用の飾りを自分の机の奥から発見したことがありました。そして，あろうことかそれを祭日の贈り物として家族にあげたのです。ジョセフには，細かいことにこだわり身動きが取れなくなってしまう傾向があります。とりあえず今最も関係のあるものと，さほど重要でない問題とを区別することが難しいのです。実際，脇道に逸れてしまうこともありますし，大して重要でもないことに過剰に集中したりしてしまいます。たとえば本のレポートを書いていたときでした。作者の生年月日を明らかにすることに夢中になり，それに時間をかけすぎてしまい，母親が夜中まで寝ずにレポートを手伝ったにもかかわらず，結局完成させることができなかったのです。

　学習障害については学校の先生方も非常によく気がつくものですが，こ

こで示すような長所と短所は学習障害とはきわめて異なるものです。たとえば，最も一般的な学習障害であるディスレキシア（読み障害）のある子どもたちは，実際，ジョセフとは本質的に正反対のパターンを示します。これらの子どもたちはことばの発声音の聞き取りに深刻な問題があり，文字と音の対応の仕方がよく理解できないために単語を発声することができません。したがって，声に出して読むように求められると，多くの単語を間違って発声したり，読み飛ばしたりします。また，あてずっぽうで読んだり，四苦八苦しながらかなりたどたどしい読み方をすることもあります。しかし，このような問題があるとはいえ，ディスレキシアのある子どもたちは，少なくとも自分が完全に読めたことについては質問にも答えることができるのです——彼らにみられた読みの誤りや，印刷されたページと彼らが実際に声に出して読んだ事柄が基本的に対応していないことを考えると，これはまったくもって驚異的な能力とすら言えます。

　この種のパターンについては，学校の先生方も教員養成課程の中で学習していますから，このような子どもたちへの対応の仕方は心得ています。しかし，引用された文章を完璧なまでに読みこなしたにもかかわらず，その意味を理解することに困難を抱えている生徒というのは，多くの先生方にとって未知の体験なのです。同様に，物事を系統立て，計画的に行なうことができないということも，学習障害では一般的にはみられません。そのため，これほど多くの点で優れている子どもがずいぶん前から計画されていた校外見学を「忘れて」しまったり，宿題を仕上げるのにどのような資料が必要なのか予測したりすることができないということは，先生方にとってなかなか信じ難いことなのです。このような学習上のつまずきにはめったにお目にかかれないので，アスペルガー症候群や高機能自閉症のある子どもたちに対し，非常に理解ある先生方やご両親でさえ失望してしまうことがあります。ときにはこれが子どもの行動について誤解を生み——たとえば，この生徒は怠け者で，頑固で，人の言うことにわざと従わず反抗的な態度をとるなど——学校での評価を悪くする原因になることもあり

ます。多くの先生方，そしてご両親の中にさえそのように思ってしまう人がいます。この子は「本人が本当にその気になりさえすればやれるのに」と感じてしまうのです。これでは，お子さんと先生の間に対立関係を生むことにもなりかねないだけでなく，お子さんが学校やその後の人生でうまくやっていくために必要なサービスや適切な支援を受けることすらできなくなってしまうかもしれません。そしてしまいには，このような態度がお子さん自身の自己評価や学校に対する感情に否定的な影響を及ぼすことにもなりかねないのです。

学習障害とアスペルガー症候群，高機能自閉症

　自閉症スペクトラム障害を原因とする認知面の問題と，学習障害を原因とする認知面の問題には大きな相違があるからといって，子どもが両方の障害をもっている可能性はないということにはなりません。自閉症スペクトラム障害のお子さんにディスレキシアも認められるということは比較的稀ではありますが，ときどきそのようなことがないわけではないのです。したがって，お子さんに音声に関する何らかの問題がみられる場合は，必ずディスレキシアについての診察を受けてください。たいていの学校心理士，および地域の多くの臨床心理士の先生方は，こうした特別な評価を行なう教育を受けているでしょう。

　自閉症スペクトラム障害のお子さんたちに，実際幾分共通してみられる学習障害があります。それは非言語性学習障害でNLD (nonverbal learning disability) として知られているものです。第2章で紹介したように，NLDのあるお子さんは数学や視覚-空間的認知能力（たとえば，パズル，迷路，作図の完成），および書字に著しい困難がみられますが，主に言語能力（たとえば，読み，スペル，質問への回答）による活動はうまく機能しています。これらの子どもたちは不器用で，歩き始めるのも遅いでしょうでし，自転車に乗るなど，その他の運動神経の発達が遅れていることがし

ばしばあります。またNLDのある子どもたちの多くは他人の感情を読み取ることが苦手で，恥ずかしがり屋だったり友だち作りに苦労したりと，その他の面でも社会的な困難さがみられることがあるでしょう。こうした困難の中には，確かに自閉症スペクトラム障害に共通するもの（たとえば，社会性の問題や運動技能の発達の遅れなど）もありますが，自閉症スペクトラム障害では比較的稀なもの（視覚‐空間的認知能力が劣るなど）もあります。NLDと診断されるためには，社会的な課題や運動発達に関する症状だけでは不充分です。数学および視覚‐空間的認知能力が劣り，非言語性の知能が低いなど，この障害であることを裏づけるとも言える認知的，学問的な特徴が認められる必要があります。イエール大学の研究者である，アミ・クリン，フレッド・フォルクマー両博士は，NLDパターンはどちらかというと高機能自閉症のある子どもたちよりもアスペルガー症候群のある子どもたちにより一般的にみられるものの，アスペルガー症候群に普遍的にみられるわけではなく，また実際には高機能自閉症にも時おりみられる場合があることを明らかにしました。したがって，こうした困難のいくつかがお子さんに認められる場合，数学を学習する際に特別な援助を得られるかどうか，もしくは作業療法的な支援を受ける資格があるかどうかを確認するために，学校に評価をお願いしてみる価値があると思います。

教育に配慮したクラス分け

　アスペルガー症候群もしくは高機能自閉症と診断されたお子さんのご両親から真っ先に質問されることのひとつに，学校でのクラス分けという問題があります。これらの子どもたちは普通教室で授業を受けるほうがよいのでしょうか，それとも特別支援教育を実施している教室のほうがよいのでしょうか？　自閉症スペクトラム障害向けの教室のほうが，より一般的な学習，行動障害のある子どもたち向けの教室よりもふさわしいのでしょうか？　私立の学校を探すべきでしょうか？　これらの質問に対する答え

はその個々のお子さん次第でしょう。アスペルガー症候群や高機能自閉症のある子どもたちすべてに普遍的に成功するクラス分けなどあり得ないからです。ただ経験上，お子さんの学年レベル，もしくはそれに近いレベルの能力をもち，対応困難な行動（たとえば，急な感情の爆発，乱暴，妨害）が比較的少ないお子さんなら，普通教室での教育で効果が得られるのではないかと思います。しかしながら，たとえこれらの条件を満たしていたとしても，この子どもたちが両クラスの狭間に陥ってしまう危険がないとは言えません。普通教室は特別な教育環境と比べ，生徒対先生の比率がはるかに高いのです。お子さんが何か理解できないことがあったとしても，助けや詳しい説明を求めることはなかなかしづらいでしょうし，先生方もより大きな集団を前に，忙しすぎて，お子さんひとりに目を向けることは難しいかもしれません。しかもお子さんが読みや計算に優れた技能をもっている場合，理解力や抽象的推理，および体系的な思考に問題があることは理解されないままになってしまうおそれもあります。お友だちなどからの冷やかしに対しても目が行き届かないかもしれません。また，社会的能力の発達についても，特別支援教育を実施している教室のように，繰り返し取り扱ってもらえないかもしれません。元来，アスペルガー症候群や高機能自閉症の特徴をもつ子どもたちは，通常の教育の妨げとなるような問題は比較的軽いように思われるかもしれません。それでもやはり，成功の助けとなるような特別な支援は依然必要となるでしょう。

　第4章からたびたび繰り返しているテーマですが，お子さんの教育プログラムには，みなさん方ご両親の積極的な参加が必要不可欠です。お子さんの専門家，あるいはお子さんのことをよくご存知なのは，何といってもご両親なのですから。お子さんの長所，興味のあること，日課，反応の引き金となること，および過去においてうまくいったこと，逆にうまくいかなかったことなど，親であるみなさん方ならよくご存知のことでしょう。昔から言います，「三人寄れば文殊の知恵」と。これこそこの状況に特にあてはまります。教育目標とカリキュラムの設定にあたっては，お子さんの

学校の先生方や校長先生への積極的な協力を惜しまないでください。お子さんへの教育的ニーズ（学校の先生や理事たちよりもご両親のほうがよくわかっているでしょう）を先頭に立って主張する一方で，教育的で専門的な流儀の学校側と協力して取り組むには，両者の間で微妙なバランスをとっていかなければならないのですから，みなさんのご苦労は並大抵ではありません。言うは易く行なうは難し，それは私たちも重々承知しています。しかし，お子さんの学校との対立関係は，私たちの経験から言っても決してお子さんのためにはなりませんから，何としても避けるようにすることが非常に重要なことなのです。

■ 特別な教育の選択肢——IEPとは何でしょうか？

1970年代以来，連邦法は各州に，すべての障害ある子どもに平等に教育を受ける機会を提供することを定めています。1975年に米国議会はPL 94-142を通過させ，これにより障害のある子どもたちに「自由で適切な公共教育」の基本的権利を確立させたのです。加えてこの議会案では，学校が公正で偏見のない評価をしてサービスを受ける資格を判断するとともに，子どもたちの教育の必要性を満たすことのできる「最少限度の制限下」の環境に彼らを置くよう求めています。これらの子どもたちのため，個別で特別な教育サービスを受けさせるため「個別教育プログラム（Individualized Education Program: IEP）」を正式に掲げる必要がありました。そのためにはご両親たちがIEPの作成チームの一員に加わることで，子どもたちの教育をめぐる決定に参加することが強く求められました。この法律は制定されてほぼ30年となり，この間幾度となく修正されてきました（名前も新しくなりました）が，その精神は今日でも依然健在です。特別な教育を受ける資格が適切に認められ，行なわれるよう監督されています。特別な教育を規定している現在の法律は，障害者教育法（Individuals with Disabilities Education Act: IDEA）といい，1997年に米国議会上院によって再認されました。

これらの法令により，みなさんのお子さんには特別な教育を受ける権利が認められてはいますが，それでも実際これらの権利を手に入れるには，かなり大変なプロセスを経ることになると理解しておくことが重要です。多くの発達の時期や段階に応じて，それぞれの子どもにふさわしいプログラムが実行されていかねばなりません。こうした時期や段階を経てゆくなかで，地元の学校が協力的で，新しい考えにも可能性を開いてくれていることを実感できる場合もあるでしょう。しかし逆にその学校には始めから一連のマニュアルが用意されていて，歩み寄りの姿勢がみられないことを思い知らされるという場合もあるかもしれません。後者の場合には，お子さんに代わってみなさん方ご両親が立ち上がる覚悟をすべきでしょう。自分たちの権利と責任を知ることが何よりも重要です。州の教育課に連絡し，みなさんが住んでいる州で行なわれている特別教育課程についての情報を入手するとよいでしょう。

　その一方で，自閉症スペクトラム障害（もしくは実際のところどのような心理学的，精神学的診断であろうとも）というだけでは，お子さんに特別な教育サービスを受ける資格があると保証することにはならないということも念頭に置いておくべきです。適性は，お子さんの学問的才能はもちろんですが，学校環境におけるそれ以外の分野にお子さんの障害がどう影響するかを調査することで判断されます。連邦政府のガイドラインが実際にどのように履行されるかについては，それぞれの州によって違いがあります。特別な教育を受ける資格条件として，お子さんの知能指数（IQ）と，学問的もしくはその他の機能的能力との間の格差を挙げている州がほとんどですが，この格差を判断する仕方，およびどの程度の格差を条件とするかについては州によってさまざまです。したがって，診断を受けたら，ご両親はその診断報告書をお子さんの学校に持参し（もしくは郵送をお願いしてください），お子さんの教育上のニーズについて評価判断をお願いする必要があります。この評価の結果，お子さんには特別な教育サービスを受ける資格がないということになる可能性もあります。しかし，たとえそ

◆ お子さんに適切なプログラムを見つけるためのステップ ◆

1. 診断を受けたらすぐ,お子さんの学校の校長先生に連絡を取ってください。
   - 検査結果を説明します。
   - 特別教育の適性決定を行なうため,学校職員課への照会をお願いしてください。
2. お子さんに特別な教育を受ける資格があると確定したら,お住まいの地区で選択可能なさまざまな教室について調べてみてください。
   - さまざまな教室を訪れ,その先生方から直接話を聞いてください。
   - 特定の適切な支援を図ってもらうことが可能か,もしくはその気持ちがあるかということについて尋ねてください。
3. お子さんには特別な教育を受ける資格がないと判断された場合は,地区の「504コーディネーター」に予約を取ってください。
   - 504評価をお願いしてください。(504というのは連邦リハビリテーション法504項のことで,連邦政府の補助を受けている基金やプログラムにおいて,障害をもつ人に対する差別の禁止を制定している)
   - 特定の適切な支援を図ってもらうことが可能であるか,もしくはその気持ちがあるかということについて尋ねてください。
4. 財政的に許されるのであれば,私立学校の選択についても同時に検討してはいかがでしょうか。
   - みなさんが住んでいる州の自閉症協会,もしくはお子さんを診断した医師に,アスペルガー症候群と高機能自閉症のある子どもたちへの取り組みに成功している私立学校の名前を尋ねるとよいでしょう。
   - さまざまな教室を訪れ,その先生方から直接話を聞いてください。
   - 特定の適切な支援を図ってもらうことが可能であるか,もしくはその気持ちがあるかということについて尋ねてください。

うなった場合でも，がっかりしてはいけません——学校で支援を受けるための選択肢は他にもまだあるのです。これについては後の章で教室での適切な支援と504計画に関して説明する際にお話ししたいと思います。

では実際に，みなさんのお子さんに特別な教育を受ける資格があることが明らかになった場合はどうなるのでしょう。そのときには，みなさんからの多くの情報を基にIEPが用意されることになります。IEPは，その実施チームが同意した内容がお子さんの教育として適切であるか，それをどのように行なっていくか，およびそれが有効に機能しているかどうかを確かめるためにどのように評価していくかの概要を示すもので，ご両親と学校との橋渡しをするものとして最善であると考えられています。IDEAは，「チーム」によるIEPの作成，検討，および改訂を求めています。IEPチームは，次の人々により構成されます。

1. 特別教育の実施もしくは監督の資格がある学校代表者（学校の先生方は除く）。（地区に自閉症の専門家がいる場合はその人にこの役をお願いすることも考えられます。代わりとして，特別教育の監督者，もしくは別の学校の管理経営者なども考えられます）
2. お子さんの普通教育と特別教育を行なう先生方。
3. お子さんに訓練を行なう他の学校の職員（たとえば，作業療法士や言語療法士）。
4. ご両親。
5. 参加可能であり，年齢的にも適切である場合は，お子さん本人。

IEPチームのメンバーとして，ご両親には決断を下す過程でいくつかの選択肢がありますし，権限もあります。特別に何ら配慮が必要ない他のきょうだいの場合にはさほど選択肢はなかったでしょうし，みなさんもそれに慣れているかもしれませんが，障害のあるお子さんの場合には，少なくともそれ以上の選択肢，権限があると考えてください。したがって，何

かお子さんにとって学校で必要だとみなさんが考えるもの（言語療法，社会生活技能訓練，目標設定や構造化の手助け，読みの個別指導，補助者など）がある場合には，それを IEP の中に組み込んでしまうことが，何にもましてそれを確実にする方法と言えるでしょう。また，お子さんのニーズに関する特別な知識，もしくは専門的な技術をもつ方にチームに加わってもらいたい場合には，どのような人でもお願いすることができるということも心に留めておいていただきたいと思います。

　さらに，ご自身の法的な権利を理解しておくことが必要です。たとえば，法律が約束していることを IEP が行なってくれるとみなさん自身が納得するまで，IEP に署名する必要がないというのも重要なことです。とはいうものの，法律ではお子さんにはふさわしい教育を受ける権利があると謳われてはいますが，最高の教育とは述べられていないということを理解することも同様に重要です。普通教育の場合とまったく同様，ご両親はわが子にとってそれが最高の教育であるとなれば，私立学校という形を通し，お金を払ってそれを「購入する」こともあり得るでしょう。つまり，教育計画はあくまでそれぞれの個人に合ったものでなければならないということ，すなわちお子さん固有のニーズを満たすべく，特別に設えたものでなければならないということを忘れてはいけません。要するに，学校は，他の子どもたちに対してはどのような教育を行なっているかにかかわらず，その生徒一人一人に合った個別の計画を作成する必要があるということです。

　では，適切もしくは最高の特色ある教育という点で，学校側と意見が合わない場合はどうなるのでしょうか？　たとえば，ある特別なサービスについて，ご両親はそれをアスペルガー症候群あるいは高機能自閉症のわが子にふさわしく，したがって，当然，学校制度による資金援助を受けられるものと考えているにもかかわらず，学校職員からするとそれは「最高」の技術であり，したがって，学校が進んで提供するものではないと考える場合もあります。私たちの経験では，ご両親が辛抱強く，かつ折り合いをつけようという気持ちをもって臨むことが，ご自身の願望にかなり近いも

のを IEP に反映させる秘訣であることが多いように思います。しかしながら，学校と一連の交渉を重ねたにもかかわらず，なお学校側が提示するプログラムをふさわしいものとは感じられない場合には，州の教育課に連絡し，代わりにどのようなものが利用できるか確かめてみることができます。連邦政府は，両親が特別な教育課程を利用できるよう取り計らう機関の設置をすべての州に命じています。

　IEP には，お子さんの教育に適した特定の到達点（goals）や目標（objectives）が定められています。到達点は，お子さんの学習，技能もしくは態度において求められる全般的な変化であるのに対し，目標というのは，その変化と，それを達成するための方法を個々に定義したものと言えます。到達点はたいていより広く，長期にわたる（おそらく 1 年ごとに設定されます）ものですが，目標はその到達点に向けて適切に進展しているかどうかを判定するための，より短期的な判断基準です。たとえば，ある IEP で到達点を「読解力の向上」に掲げ，それに対応する目標としては「短い文章の質問にその都度 75％の確率で正しく答えられるようにすること」を挙げるというようにします。IEP の到達点と目標の選択にあたっては，意味があり，かつ現実的なものであることが重要です。能力については，達成可能なものであるとともに，お子さんの機能性，独立性，および後の成功にとって重要なものであるように特定してもらってください。IEP の目標があまりにも高く設定されてしまうと，不釣り合いな能力レベルに到達させようとして，実際お子さんは本当に精一杯努力しているにもかかわらず，「怠けている」ようにみえてしまうでしょう。逆に目標を低く設定してしまうと，お子さんにとって本当に必要なレベルの支援や教育的対応を受けさせていないということにもなりかねません。また IEP は，変更不可能な永久的なものではないということも覚えておいてください。いつでも，IEP チームのメンバーの誰でも（ご両親であるみなさんも含めて），IEP の再検討と改善を求めることができます。これについては少なくとも 1 年に 1 回，必要ならばもっと頻繁に行なわれるのが一般的です。目標が予想以上の

ペースで達成された場合や，逆にまったく達成されない場合，もしくは新しい診断ないし評価の結果が得られた場合には，当然，IEP チームの会合が開かれることになります。個々の目標，到達点とは別に，IEP では発声・言語療法，作業療法，適応身体教育，または社会生活技能訓練など，学校環境でお子さんに提供される関連サービスのリストも挙げています。アスペルガー症候群や高機能自閉症のある子どもたちの中には，その行動もしくは理解力のせいで，本来ならその指導から得られるはずの利益に限界が生じることもあり得ます。そのため，ある特定の学問的課題のためや，ある種の活動（たとえばグループ活動など）の最中に一対一の指導が必要なお子さんもいるでしょう。そのような場合，補助者をつけてもらうような要請を IEP に織り込むことも可能です。補助者はフルタイムか，もしくはパートタイムのいずれも可能ですし，生徒ひとりに個人的につけることも，より小さなグループ学習で全員に効果があるよう数人の生徒に対しひとりの補助者をつけることも可能です。補助者は非常に貴重な存在となるはずです。しかし，高等学位をもたない専門家助手（おそらく正式な教育を受けていないことが予想されます）が補助者を務めることが一般的ですので，お子さんの補助にはぜひとも以前に補助の経験がある方，もしくは通常の教育原理とアスペルガー症候群や高機能自閉症のある生徒に最適な実施方法の両方にわたって特定の訓練を受けている方をお願いできるよう要請することが重要です。また，お子さんの補助の方には，毎回すぐに助け舟を出してしまうのではなく，お子さん自身にその能力を「練習する」機会を必ず与えてくれるよう確認しておくことも大切です。一対一の介助では，手を出しすぎるのも控えすぎるのと同じくらい悪影響を及ぼしかねないのです。特に，大人に背中を押してもらうことに頼りすぎるようになり，そのために子どもが自主的に取り組む力をかえって低下させてしまう恐れすらあるのです。したがって，補助者の方は次々と手助けをしていくのではなく，まずは子どもがやりとりを練習し，そして実践してみる機会をうばってしまうことのないよう，微妙な構造を整える方法を心得ておか

なければならないのです。

■ 教室選択

　子どもたちは独立型教室――すなわち教室のメンバーのすべてに何らかのタイプの障害があり，全員が特別な教育を受けるクラス――か，または部分的もしくは主としてということもあるでしょうが，普通教室で特別な教育サービスを受けることが可能です。普通教室での場合，特別教育職員と共同でIEPの目標を実践していくことになります。この方式がいわゆる主流になるかと思いますが，この場合，障害のあるお子さんを標準的な発達をしている同級生の子どもたちの中におき，適切な行動とその年齢に一般的なコミュニケーションや対人関係のよい手本に触れさせることで，好ましい効果を期待することができます。実際，特別教育法は基本原則として，障害のある子どもも「制限を極力少なくした環境（least restrictive environment）」で，障害のない子どもたちと一緒に教育を受けるべきであると謳っています（この原則は学校の職員方から「LRE」という愛称で呼ばれています）。つまり特別教室に子どもたちを入れ，通常の教育環境から彼らを引き離してしまうことは最小限にとどめるべきであるとしているのです。その一方で，お子さんが学校で一日中普通教室で過ごした場合（別名「フルインクルージョン」[個々の個性を考慮しながら，協力，強調する教育方法]とも呼ばれています），お子さんにとって必要なレベルの配慮を受けられなくなる可能性があります。必要な資料，資金の援助，および特別な教員による教育，いずれをとっても特別な教育を提供する教室のほうが充実していることが通常です。したがって，お子さんのためには「抜け出し」教室，もしくはその他の「分離」形式による特別教育のプラス面とマイナス面の両方に着目して考えていくことが必要でしょう。どちらの環境にしてもそれ自体に何ら欠点があるわけではありません。しかし「正常」とお子さん特有の障害の間でうまくバランスをとっていくためには，当然ながらそれなりの努力が必要なのです。

学校の一日の中で，部分的もしくはその大半を独立型教室で過ごすお子さんたちは，実にさまざまな選択肢の中からクラスを選択していくことになります。これらの教室がどのような名称で呼ばれているかは地域によってまちまちですが，次に紹介する教室は，ほぼどの地域にも用意されていると思います。コミュニケーション障害，学習障害，行動ないし情緒的問題，知能障害などのある子どもたちのクラス，そして自閉症のある子どもたち専用のクラスを設けているところもあります（とはいえ，たいていこれらの自閉症クラスは，言語表出機能がほとんど，もしくはまったく欠けている比較的重症の子どもたちを対象にしています）。これらのうち，どの教室であってもお子さんにとってよい選択となる可能性はあります。要は，クラス編成と他の生徒さん方の能力レベル，クラスの場所（ご自宅の近所の学校内にあるかどうか）および，その他のさまざまな条件次第なのです。お子さんがこれらの独立型教室のいずれかでよい教育効果を得られるかどうかを判断するためには，お子さんにとって，これらのクラスが適切であるかどうかについて特別教室の職員の人たちと話をし，さらに実際に教室を訪れ，先生方とも話をしてみることが最善の方法となるでしょう。この方法は，新しい年度を直前に控えた冬の終わり，もしくは早春の頃，お子さんにある障害やお子さんの前年度のクラスでの成果はもちろん，クラス編成や教室の位置，職員問題など，あらゆる点について学校側の見解が明らかになりつつある時期に試みられることが多いようです。みなさんの学校の特別教育を担当する職員が，半年あまりを過ぎてもまだ，この種の話題に触れない場合には，翌年度への移行計画を立て始めるための話し合いの場を設けてくれるよう，みなさんのほうから提案すべきでしょう。

■ 公立か私立か？

　お子さんに必要な特別な配慮が，みなさんがお住まいの地区の公立学校の選択肢によっては満たされないことがわかると，ご両親は私立学校にその可能性を求めることがあります。私立学校はたいてい，公立学校と比べ，

クラス規模が小さく，より個人的な指導を行なっていますから，明らかな利点があるように思われるかもしれません。しかしその一方で，考慮すべきことが他にあることも事実です。なかでもおそらく最も重要なことは，私立学校が「無償で適切な」公共教育を命じる連邦法の管理下にはないということでしょう。明らかなことですが，私立学校の教育は無償ではありませんし，私立学校には「適切な」教育サービスを行なわなければならないという義務はありません。したがって，私立学校への転校は必然的に，これらのサービスに対するご自身の法的権利を放棄することになるということを心に留めておいてください。とはいえ，私立学校の中にも特定の適切な配慮を払うことに同意してくれる学校もあるでしょうし，それを専門に行なっている学校もあります。そのような場合は，そういった学校こそお子さんにとってふさわしい環境となるかもしれません。

しかしながら，もうひとつ考慮すべき点は，その学校の一貫性と均質性という問題です。私立学校によっては非常に均一的で，生徒集団が非常に高い達成目標を目指して一丸となって突き進んでいるため，アスペルガー症候群や高機能自閉症のある子どもは公立学校におけるよりもはるかに浮いてしまう恐れがあるのです。したがって，私立学校にもよりますが，その環境に馴染むこと自体がかなり困難となり，そこで得られるその他の利点の価値が失われてしまうことすら考えられるのです。

最後になりますが，もうひとつしばしば問題になるのが経済的な点です。ご家庭の多くは，さまざまな治療の選択肢を前に，常にその利益と費用を天秤にかけて選択していかなければなりません。このお金はどこか別のところに費やしたほうがよいのだろうか？　この私立学校を選択してしまったら，言語療法や社会生活技能訓練は断念せざるを得なくなるのではないだろうか？　これもまたもうひとつの「闘いの選択」と言えるかもしれません。

時おりご両親方から，自閉症スペクトラム障害のある子どもたちにとって最高の学校はこの国のどこにあるのかという質問を受けます。他のとこ

ろよりもわが子のニーズが満たされるところがあれば、喜んで引っ越すと言うのです。アスペルガー症候群や高機能自閉症の生徒だけ、またはアスペルガー症候群と高機能自閉症のある生徒を主とした国立学校と称している学校はひとつもない——少なくともほとんどない——簡単ですが、これが答えです。また、これは本章および他の章においても明らかにしていかなければならないことですが、お子さんを特別教室に入れるだけでなく、学校それ自体、特別な学校へ入れ、他の子どもたちから引き離してしまうことは、みなさんのお子さんにとってのモデルとなり、ひょっとしたら友だちになれたかもしれない一般的な同級生たちから得られる効果を一切無にしてしまうということですから、それほどよいこととは言えないかもしれないのです。したがって、将来このタイプの特別な学校が実際にみつかったとしても、障害のない生徒と一緒に混じって教育を受ける機会は必ず確保しておいてください。「最も制限の少ない環境」という原則は単なる法的指針ではなく、お子さんの社会的な発達のためにも大切なことなのです。

■ 教室での適切な配慮——504計画とは？

先にもお話ししましたように、たとえみなさんのお子さんには特別教育、およびIEPの資格が認められなかったとしても、すべてが失われてしまったわけではありません。1973年の連邦リハビリテーション法は、障害のある人々の市民権および憲法上の権利を保障する法律です。この法律の504項（以後、米国障害者法［Americans with Disabilities Act: ADA］と改名）は、障害のある人々が無償で適切な公教育を受けられるようにすることを命じています。この法律では、障害を「学習も含め、何であろうと主な生活活動に何らかの制限があること」と広義に定義しています（特別教育法、IDEAよりもさらに広いと言えます）。最初この法律は、障害のある人々が教育を受けられるよう、物理的な配慮（たとえば、車椅子の生徒のための縁石とエレベータの設置、耳の不自由な生徒のための手話通訳者の配属など）を図る義務と解釈されていました。しかしながら最近では、

特別教育を受ける資格を満たしていなくても、教育的に特別な配慮が必要な（法律上の言葉でいうと「学習制限がある」）子どもたちにサービスを保証するためとして504項が引用されるようになりつつあります。現在ではすべての学区に、504項に照らし合わせて適格と判断された子どもたちのためにサービスを一貫して取りまとめる助けをする「504コーディネーター」が任命されています。要するに「504計画」というのは、子どもが普通教育の環境下でうまくやっていくのに必要なさまざまな措置を計画するものであると言えるでしょう。通常これらの配慮はIEPによる場合よりも幾分費やす時間が少なく、対応もさほど集中的ではありませんから、実施するために教育を受けた職員の数も少なくてすみます。一方、504計画の（IEPと比較して）劣る面は、実行にあたって連邦政府からの資金援助が一切ないということです。したがって、ご両親が504計画の中で学校に何らかの配慮を求めた場合、それが何であれ、すでにある資金（たいていどこか他のところから運用することになります）を流用するか、さもなければ補足費用が一切ない状態で行なわなければならないということです。次の節では、自閉症スペクトラム障害を原因とした学習あるいは行動障害を抱えながらも、お子さんが学校で（単に一日過ごすだけでなく）うまくやっていけるように、504計画の利用可能なさまざまな治療的介入や配慮について簡単に説明していきたいと思います。一方、IDEAに照らし合わせ、お子さんに特別な教育を受ける資格が認められた場合は、これらとまさしく同じ配慮をIEPの中に組み込むこともちろん可能です（言い換えれば、504の目標とIEPの目標は、互いに相容れないものではないということです）。

《先生とクラスの特色》

学校の学習計画が成功するための重要な要素のひとつは、先生の存在です。特に、先生がどれほど柔軟に心を開き、肯定的な姿勢をもっているか、ユーモアのセンスをもち、新しいことにも進んで挑戦してくれるかという

ことです。多様性を尊重し，生徒をあるがままに受け入れ，アスペルガー症候群や高機能自閉症のある人たちの独特な個性を快く受け入れてくれる先生，そのような先生は特に貴重な存在と言えるでしょう。みなさんも，普通学校，独立型の特別教育教室，もしくは私立学校で，これらの資質を備えた先生方に巡り合えるかもしれません。そこで，アスペルガー症候群や高機能自閉症（およびその他の特別な障害）のある子どもたちの教育に成功している先生方の教室でしばしばみられる特徴（工夫）を次に紹介してみたいと思います。

- 日課と規則に一貫性がある。
- 宿題の資料を保管する場所や，宿題を集める場所を常に一定にしている。
- 教室の日課が掲示してある。
- 明確で簡潔な言葉を用い，どちらとも取れるような曖昧な表現は用いない。
- 授業では説明するときに，言葉だけではなく，書いて説明する（指示は黒板に書いて示す，など）。
- 障害のある生徒を優先的に先生の近くの席にし，注意が逸れるような窓際や廊下側などは避ける。
- 騒音，その他の注意を逸らすものが妨げになる場合には，特別な学習環境を用意する。
- 説明には充分な時間を費やし，繰り返し行なうとともに，それぞれの生徒にふさわしい宿題を出す。
- 生徒のそばに付き添い，学習速度と成果に頻繁に目を配る。
- 障害のある生徒にも質問をすることで，その生徒が学習を理解し，授業に参加していることを確認する。
- 努力と成果の両方を促し，向上させることも含め，活動結果に対しては即座にフィードバックを返す。

学区によっては，子どもの近所の学校であるかどうかにかかわらず，ご両親が実際に教室を訪れ，これらの基準を満たす先生と教室を吟味，選択させてくれるところもあります。また，これらの基準が現時点においては満たされていなくても，お願いすれば快く応じようとしてくれる先生も大勢います。これらのことは実際，教室のすべての生徒にとってためになることですし，先生にとっても取り立てて時間を要することでもありません。こうした例は，お子さんの504計画（もしくはIEP）に含めることができる重要な配慮なのです。

お子さんに役立つと考えられるさまざまな追加的配慮を504計画（もしくはIEP）に加えることも可能です。しかしこれらの中には，先に紹介したリストとは対照的に，現時点でも大人数のクラスを相手に何とかやりくりしながら，かなりの過重労働を強いられている先生方に，さらに負担をかけることになるものもあります。またこのような配慮のせいで，かえって望んでもいない注目がお子さんに集まってしまうこともあるでしょう。結局，ご両親や先生方がもはや見過ごすわけにはいかないほど教室で浮いてしまうということにもなりかねません。ひとりの子どもに配慮を払うと，他の子どもたちからも同様な要請が一気に押し寄せられることになるのではないかという懸念から，学校はご両親の要請に難色を示すことがときどきあります。また学校は，504計画に挙げられた配慮を払おうにも，そのための特別な資金援助を一切受けられないということも忘れてはいけません。これらすべての事情を踏まえたうえで，以下に紹介する提案の中から，ご両親方からみてお子さんにとって本当に役立つと思われるものを確かな判断力をもって選び出し，特に限定して要請するようにしてください。

《課題量》

お子さんが，おそらく同じクラスの他のお子さん方よりもはるかに長く，毎晩何時間も宿題に四苦八苦していることにお気づきの方もいるかもしれません。これは，お子さんには比較的ゆっくりと勉強に取り組む傾向があ

ることと，アスペルガー症候群や高機能自閉症のあるお子さんには非常によくあることですが，時間の概念が未熟なことはもちろん，特別な関心に没頭したり細かいことに気が散ってしまう結果の効率の悪さが原因かもしれません。そのため，お子さんが宿題を終えるためには，ご両親がきちんと計画を立て，ひとつひとつ指示しなけばならないことになり，ご両親に多大な負担を強いてしまうこともしばしばです。私たちのクリニックにも，何時間にも及ぶ息子さんの宿題と，それを嫌がる息子さんの抵抗が相当のストレスとなり，夫婦間にひどい亀裂を生まれ，（他のストレスも加わり）結局離婚に至ってしまったご夫婦がいました。これほど極端ではないにしても，同様な状況を抱えている場合は，時間をうまくやりくりするための方法として，次に紹介するいくつかの案を検討してもらえるよう，お子さんの学校の先生にお願いする必要があるかもしれません。

　お子さんが時間の経過について自覚していないような場合は，キッチンタイマーやアラームつきの腕時計を与えるといった簡単な方法で，お子さんが自分の学習速度を随時気にかけるよう促すことができます。このような工夫は，最終時間に対してあらかじめ注意を促すというだけでなく，それぞれの学習活動の「始まりと終わり」に具体的な手がかりを与えるという効果もあります。またもうひとつ，お子さんの課題量そのものを減らすという方法もあります。出題する問題数を減らす（たとえば数学の問題なら，クラスの他のお子さんたちには20問出題するところを，みなさんのお子さんの場合は10問頑張ればよしとするなど），宿題の長さを短くする（特定の話題について作文するような場合，他の生徒さんは4段落とするのに対し，みなさんのお子さんは1段落にする）など，調節することが可能でしょう。お子さんがさほどたくさんの問題数をこなさなくても必要な概念を習得できるようであれば，このような方法も一案かと思います。また，1ページに盛り込む情報量を減らすことで，実際にはそうでなくても全体的な課題量が一見少なくなったようにみせることができます。1ページに数学の問題が10問出題されているのを前にしたら，お子さんは圧倒

されてしまうかもしれません。しかし問題がそれほどぎっしり詰まっていなければ（おそらく1ページあたり3問程度），たとえ数ページにわたっていても何とか自分でもできそうかな，という気持ちになるかもしれません。お子さんが中学校，高校，もしくは大学に通うようになったら，これにさらに受講する講座数を限定するという原則も加えるとよいでしょう。長時間に及ぶ講座や難しい講座を受講する際などは特に，通常なら4つないし5つの講座をとるところを，前期，後期でそれぞれふたつ，ないし3つずつに絞ったほうが，お子さんにとってはよいかもしれません。また，少人数クラスに入ることもお勧めです。少人数クラスならたいてい教授の注意をより多く得られると考えられるからです。また，そのような配慮をしなくても，お子さん自身，一般的にあまり人気のないクラスを希望することもあるでしょう（私たちの知っている中にも，アスペルガー症候群のある学生で，スペイン語の代わりにロシア語を選択した学生がいます）。学生にさほど人気のないクラスなら，当然人数も少ないでしょうし，教授も学生を確保しようとするでしょう。お子さんにとって重要なことは，一般的なスケジュールに従うということではなく，むしろ成功を経験できるようにすることなのです。また，全履修課程における必要教科のうち，上級数学や外国語のクラスなど，自閉症スペクトラム障害のある大半の人々にとって，いずれにしても困難であることが明らかになると思われるものは特に免除してもらえるよう申請する必要があるかもしれません。

《視覚的な対策》
　本書全体を通じて特に強調してきたことですが，アスペルガー症候群や高機能自閉症のあるお子さんや少年少女たちは多くの場合，視覚的に物事を学んでいきます。したがって，視覚的な情報入力や構造をできるだけ多く与えるようにすると，たいていのアスペルガー症候群や高機能自閉症のある生徒にとって役立つのではないかと思います。たとえば学校の先生方に，クラス全体に説明する場合は黒板に書いてくれるようお願いしてみて

はいかがでしょうか。そうすれば，みなさんのお子さんがたまたまその瞬間，先生の説明を聞いていなかったり，口頭での説明を即座に理解できなかったとしても，黒板に書いてあることをみて，何をしたらよいのか思い出すことができます。また，索引カードに思い出すきっかけとなるものや，忘れないようにする印を先生につけてもらい，それをお子さんの机にテープで貼っておくなど，個人的な配慮をしてもらうことも可能かもしれません。その他，お子さんに最終的な目標や完成作品の模型をあらかじめ示しておくことも，視覚的に全体をとらえるひとつの助けとなるでしょう。この障害の子どもたちは，抽象的な成果を最終的に求めるものや，そうでないにしても実体のないものを目指して取り組んでいく場合よりも，自分は今何をすればよいのか，目でみて確認できるほうが，目標に向かって進んでいきやすいことが多いのです。

《実行機能を支援》
　みなさんのお子さんにも具体的に思い当たる点があるかと思いますが，物事をきちんと秩序立てて捉え，計画を立てることの困難は，実行機能の問題と呼ばれます。これに対しても，いくつかの方策を講じることで補うことは可能です。たとえば，1週間の宿題記録を作成し，学校と自宅の間を往復させることで，そこに記された提出期限と進度を関係者全員が把握できるようにすることもひとつの方法です。宿題とその提出期限の記載については先生の助けを借りることが多くなるかと思いますが，なるべくお子さん自身が書き込むようにします。先生には，お子さんが学校を出る前に，宿題とその関係資料をすべてもっていることを確認してもらう必要があるかもしれません。そしてご両親は，お子さんが自宅でちゃんと宿題に取り組んだことを示すために，記録にご自身のサインを書き込みます。先生は再びそれを学校で受け取り，署名をします。これで記録は完了です。先生には，宿題が期日までに完成しなかった回数だけでなく，提出したものについては評価してもらうようにしてもよいでしょう。また，ご両親か

ら先生方に宿題の提出期限が迫ってきていることを，他の生徒よりも早めに予告してもらうようにすれば，宿題を仕上げるのに余分に時間がとれるでしょう。

〔宿題チェックリスト〕 課題が大量で，圧倒されてしまいそうな場合には，何とか手に負えられる程度のまとまりに小分けするために，宿題チェックリストを活用するとよいでしょう。たとえば，まず最初にどこから手をつけていったらよいか（4ページの「問い」7から始めましょう），何をしたらよいか（項目をひとつおきに進めていきましょう），完了したものはどこに保管もしくは提出すればよいか（ドアの近くに置いてあるリュックサックの中に入れましょう），さらに，きちんと後片づけをすることも忘れないようにするため，何か思い出すきっかけとなることを書き添えておいてもよいでしょう。また，もっと大変な宿題の場合には，より小さな目標を設定し，そのひとつひとつにそれぞれの期限を添えてもよいかもしれません。たとえば，ある本について月末までにレポートを書かなければならない場合は，ご両親もしくは学校の先生が，この大きな最終目標をより小さな，実現できそうな小目標（図書館に行く，本を選ぶ，読む，主な考えの要点を書き出すなど）に分割するだけでなく，これらの小目標のそれぞれに期日を指定するとよいでしょう。さもないと，小目標のそれぞれをこなすのにどれほど時間がかかるかを自覚しないまま，どんどん時が過ぎてしまい，最終期限の1日か2日前になってやっと取りかかり始めるということにもなりかねません。言うまでもないことかもしれませんが，アスペルガー症候群や高機能自閉症のある生徒が課題を完成させることができないのには，課題に取り組もうといざ腰を下ろしたにもかかわらず，適切な資料が用意できていないことが最もよくある理由のひとつなのです。

多くの大人たちが使っているようなスケジュール帳をもっと簡略化して用いると，お子さんの準備を促すのに有効です。時間が決まっている事柄，たとえば，起床，朝食，およびバス停に到着する時間，主な学校の活動の

時間と放課後の約束時間，夕食，宿題，休憩，そして就寝の時間など，すべてスケジュール帳に書き込みます。各項目の隣には空欄を設け，その活動が完了したらチェックの印やステッカーを貼るようにすると子どもたちは喜ぶでしょう。このようにすることで，完了したことと，これから行なうことを確認するための手がかりを具体的に目にみえる形で得ることができます。スケジュール帳は一般的にも比較的広く使われていますから，クラスのお友だちの中で浮いてしまうこともないので，お子さんも受け入れやすいでしょう。ご両親自身がスケジュール帳を用い，お子さんに利用の仕方を模範的に示すのもよいかもしれません。また，手帳を入れた袋の中には計算機，お子さんのお気に入りの筆記用具，小銭，もしくは何かの引換券など，お子さんが好きなものや特別な思い入れがあるものなどを一緒に入れておくと，お子さんも手帳に親しみをもち，大切なものと感じ，ご自宅や学校に「忘れて」きてしまうことも少なくなるでしょう。

　スケジュール帳には，しなければならないけれども特に時間は決まっていないこと（お使い，電話，雑用など）のための「するべきリスト」を加えておくのもよいでしょう。各項目をやり終えたらその都度線を引いて消していくようにし，毎晩引き続きやっていかなければならないものについては，翌日のリストに移すよう教えることも必要でしょう。リストに挙げられた項目には，番号をふったり色分けするなどして，優先順位をつけるのも一案かと思います。

《習慣化の促進》
　アスペルガー症候群や高機能自閉症のある生徒は，社会的な障害があるせいで，積極的に人と関わっていくことが苦手です。そのため，助けを必要としているときでも言い出せないことがよくあります。したがって学校の先生方は，子どもが助けを必要としていないかどうか常に気を配り，活動の様子を随時見守っていくために定期的に声をかけて確認することが重要です。また助けが必要なときにはそれを示すことができるよう，お子さ

んが利用できるような合図や一定の動作などを決めておいてあげることが大切でしょう。困ったら手を挙げなさいといった簡単な指示を与えるだけでよいこともあります。しかしながら，そのお子さんが特に自意識が強く，そのようなクラスの関心が自分に集まるようなことを望まない場合には，特別な，しかももっと目立たない動作——横を向く，机の下にまっすぐ伸ばしていた足を通路側へ向ける，もしくは机の上に何か特定の物を置くなど——で助けが必要なことを合図できるような方法を先生方から教えてあげることもできるでしょう。

《グループ学習》

　社会的な障害は，アスペルガー症候群や高機能自閉症のある子どものグループ活動にも支障をきたす恐れがあります。1990年代以来，共同学習はアメリカの学校でひときわ目立つ教育的原則となっています。子どもたちは，共同で作品を完成させるためにグループで学習に取り組みます。このタイプの学習では，一緒に活動に取り組み，話し合い，お互いに助け合えるようにしていくことが目標です。ひとりひとりの子どもが自分の個人的な目標や，課題の一部分だけに集中するのでは充分ではありません。全体の連帯の中に一箇所でも弱いところがあると，取り組み全体の評価が下がることになります。このような学習には，教育的利益があることは明らかですが，これといって現実的な社会的利益は少ないようにもみえます。しかしながら，想像されるように，この種の活動は平均的なアスペルガー症候群や高機能自閉症のある子どもたちにとっては途方もなく大きな困難となります。最悪の場合には，学習の過程があまりにも社会的能力に大きく依存しているため，お子さんが学習できない概念が出てきてしまうことにもなりかねません。そのような恐れがある場合には，お子さんのために特別に別の学習形態（個人課題など）を与えてもらえるよう，先生にお願いする必要があるかもしれません。その一方で，グループ学習に参加するだけの力がわずかでもお子さんに認められてきたら，これこそ素晴らしい

社会的機会になるはずです。

　生徒たちが互いに自分で選んだ相手とペアやチームを組んで活動に取り組む際にも問題が生じます。ポツンとひとり「選ばれず」に残ってしまうつらさ，そのとてつもないつらさは，アスペルガー症候群や高機能自閉症のある生徒にとって決して珍しいものではありません。このような取り組みの際には，番号を書いたくじを引くなり，何か別の方法でペアを決めてもらえるようご両親方から先生に提案してみてもよいと思います。

《手書きに代わる手段》
　自閉症スペクトラム障害のある人たちの多くは，手で字を書くのが苦手です。時間がかかり，四苦八苦しながら何とか形にしたものの，書かれたものをみると非常に読みづらいのです。たとえば，本章のパートⅠでご紹介した高機能自閉症と診断された青年クリントは，次のように嘆いています。「PentiumⅢプロセッサ（訳注：高性能のコンピュータの半導体チップ）にドットプリンター（訳注：旧式のプリンター。動作音が大きく，印刷速度は遅く，印字の解像度は悪い）がつながっているのようなものです」。多くの場合，これが不安や手書きが必要な活動への抵抗を招き，さらには前章で説明したような挑戦的な態度すら導きかねません。これらの問題をいくらかでも取り除くことができるよう，書くことが求められる宿題については余分に時間を与えてもらえるようにするか，あるいは全体の分量を短くしてもらえるよう学校の先生にお願いしてみてはいかがでしょう。また，評価に際しては，筆跡のきれいさや読みやすさではなく，内容で評価してもらうようにすることも重要です。と同時に，特に手書きの促進，上達そのものを目的とした課題は別として，手書きに代わる形式（コンピュータでタイプする，テープに録音する，友だちや両親に口頭で発表してもらうなど）で課題の提出を認めてくれるよう先生にお願いしてみてもよいと思います。現在では，学校の汎用コンピュータに接続したラップトップコンピュータや，それにつながっているプリンター，キーボードの使用を認めている学校も

多くあります。

　手書きでの筆記がままならないことから，アスペルガー症候群や高機能自閉症のある生徒たちにとって，ノートを取ることも難しいこととなります（聴覚的な情報処理が遅く，詳細や特定の関心に没頭しがちな傾向も同様の原因となります）。したがって，アスペルガー症候群や高機能自閉症のある生徒には（できれば事前に）先生の授業案のコピーかクラス討論の概要を渡してもらえるようにすれば，子どもたちは思うようにノートを取れない欲求不満に苦しむことなく，講義に耳を傾け，先生が解説の中で付け加えたことに意識を集中することができ，非常に助かるでしょう。また，同級生のお友だちにノートをコピーさせてくれるようお願いするという方法も考えられます。授業のテープ録音を許可してもらうのも，ノートを取る助けとなります。一方，もうひとつの困難として，板書の問題もあります（書くという障害だけが原因ではなく，黒板に書かれたことを読んで書くというふたつの課題の間を往復し，随時切り替えていくのが困難であることも原因です）。先生やクラスメートのお子さんのノートを貸してもらえれば，この問題も同時に軽くすることができます。このような配慮をすると，かえってわが子が不必要な注目を浴びることになってしまわないかと心配するご両親もいます。しかしながら私たちの経験では，このような学習上の便宜を図ることで，お子さんは環境によりいっそう溶け込むことができ，結局は教室でさほど浮いた存在になるのを防ぐことができるように思います。大学レベルともなると，教授が講義の概要を学生に示すのは決して例外的なことではなく，規則にすることもできるので，高機能自閉症やアスペルガー症候群のある学生だけでなく，クラス全員に授業案を配ってくれるようお願いしても差し支えないでしょう。

《試験を受けること》
　アスペルガー症候群や高機能自閉症のあるお子さんにとって，時間の管理，手書きでの執筆，不安や実行機能障害といった諸々の問題が絡み合い，

特別な難題となるもうひとつの学習活動は，筆記試験です。この障害のお子さんには，違う形式での受験（たとえば，口頭もしくは穴埋め式）や，試験時間の延長，および静かな部屋での個人受験，および気持ちを落ち着かせ，やる気を促したり，問題を解説するとともに時間管理をするための先生，もしくは補助の方についてもらうなどの便宜を図ってくれるようお願いすることも可能だと思います。

　アルバートは，高機能自閉症と診断された11歳の少年です。彼は，主に通常教室で教育を受ける一方，学校のリソース・ルームでいくらか特別な個人授業も受けています。あるとき理科の授業で「種の分類」について学習していたときのことです。この主題はアルバートが特に関心があり，得意としている分野でした――彼はその素晴らしい記憶力のおかげで，それぞれの種のラテン語名と範疇をいとも簡単に暗記してしまいました。したがって，いちばん上に赤で大きく，不可，と記された動物分類の答案用紙を持ち帰ってきたときの彼の母親の驚きは相当なものでした。彼女は理科の先生に話を聞くために学校を訪れ，そのテストの形式がアルバートも含め，授業で生徒が使っていた学習資料の形式と異なっていただけでなく，他のテストとも大きく異なるものだったことに気づきました。それは，動物の名前が記載されたページが生徒に渡され，生徒はそれを各自切り離し，それぞれの種ごとに一覧表にして並べていくよう求めるものだったのです。アルバートは，動物のすべての名称と分類を暗記していましたが，自分が覚えた内容をこのような新しい形式に従って順々に当てはめていくという作業ができなかったのです。そこで彼の母親は，アルバートが穴埋め式の問題や短い質問に答えるという形式でなら，表のすべての動物について見事に答えられることや，実際，母親が彼にこのテストの回答の仕方を説明し，ひとつ例を挙げただけで，後は完璧にその表を完成させることができることをその理科の先生の前で実証してみせました。さらに，IEP会議を新たに開いてくれるように要請し，リソース・ルームなど，補助の先生が

彼の勉強をそばで見守り，必要な際には手を貸したり，わかりやすく説明したりできる部屋で，彼が全授業のテストを受けられることを許可する旨をアルバートのIEPに加えてもらえるようにしました。また，彼のテストは標準的なテスト形式（特に穴埋め形式と一問一答）によるものとすることもIEPに書き加えられました。そして何らかの必要性によって別の形式でテストを行なう際には，必ず彼の母親とリソース・ルームの先生に事前に連絡し，アルバートにいつもとは違う方法での回答の仕方を説明し，自分が何を問われているのか，彼が確実に理解できるようにするという約束も取り付けました。

《理解力と抽象化能力》

アスペルガー症候群や高機能自閉症のある子どもたちの多くは，入学してから最初の数年間はこれといって何も学習上の問題が認められません。そのためご両親は，お子さんが学問的には他の子どもたちに何ら劣ることなく，分野によってはクラスメートのお子さんたちよりもはるかに発達している可能性すらあると言われることもあるかもしれません。しかしこのような最初のリードも時間が経つにつれて徐々に追い上げられ，学年が進むうちにクラスメートたちよりも遅れ始めるお子さんが出始めます。これはたいてい，学校で教えられる概念が発展的になるにしたがって，より抽象化していき，下の学年の頃と比べ，解釈，統合，および一般化がより要求されるようになることが原因です。第5章で説明したような記憶力や視覚的な理解力といった，アスペルガー症候群や高機能自閉症のある子どもたちのほとんどに認められる長所は，低学年の頃こそ脚光を浴びますが，学年が進むにつれてだんだんと求められなくなってきます。代わりによりいっそう重要となってくるのが，アスペルガー症候群や高機能自閉症の認知面の障害を考えるうえで必ず問題となる，物事を理解し，抽象化する能力です。ではこの能力を補うために，いったいどのような手段を講じることができるのでしょうか？

この問いに対する回答は，本書の中でもすでにご説明してきましたが，概念についてはできるかぎり具体的で，視覚的にする，課題は事前に計画を立てて行なう，および可能な場合にはお子さん自身の特別な関心や技能を活かすようにする，ということです。若干重複する部分もあると思いますが，これらの原則をどのように実用に役立てていったらよいか，読解力と数学的概念における弱点を例に説明していきたいと思います。

　〔読解力〕　アスペルガー症候群や高機能自閉症のあるお子さんの規則への忠実さという長所を活かし，物語を理解するための法則を教えていくことが可能です。特に初等学年では，たいていの話が次の4つの要素を含んだ構造になっています。(1) 誰が，(2) 何をしたのか，(3) その後どうなったか，(4) 最後どうなって終わるのか。つまり誰か（物語の登場人物の「誰が」）が何かをする，または何かに巻き込まれる（「何」），その後その状況で何らかの解決策が試みられ，そして結末に至るということです。したがって，アンダーラインを引くなりカラーペンで色分けするなどして，先生方が事前にこれらの要素を強調しておいてくれると，お子さんはずいぶん助かることでしょう。そして，その同じ色で書いた質問リストを用意するようにすれば，お子さんの視覚的長所に結びつける形で理解力を伸ばしていくことができます。

　また，物語の流れに矛盾しないで別の結末を考えてみるよう，お子さんに求めたり，その物語の内容をお子さん自身の言葉で語り直させてみるようにしてもよいかもしれません（この演習をできるだけ具体的に進めるために，絵を用いたり，物語の流れを図式化して目にみえるようにしたものを利用するのも一案です）。ただしこの場合，子どもがその物語を本当に理解して答えているのか，それともただ機械的に，もしくは答えを丸暗記しているだけなのか（子ども自身の言葉で考えを述べているのではなく，ただオウム返しのように文を繰り返しているだけのことも考えられます），先生方は注意して見極めることが必要です。物語の場所や設定（「どこで」

や，登場人物の理由，意図，動機（「なぜ」）など，物語の構造における補足的要素についても，子どもが対応できるにつれ，さらに追加していくことが可能です。しかし，この最後の項目，つまり主人公の心情に関する要素を追加するにあたっては注意が必要です。というのは，アスペルガー症候群や高機能自閉症のある子どもたちのほとんどにとって，人間の隠れた動機や，ある状況の対人関係上の力動を判断することは恐ろしく困難な課題であり，唯一このひとつの要素のために物語の構造全体の妥当な解釈が危うくなってしまいかねないからです。

　アレックスはアスペルガー症候群と診断された16歳の少年です。彼は高校2年の国語の単位を落としたいきさつについて，次のように説明しています。「先生たちが質問することっていうのは，いつも，先生たち自身はその答えを知ってるけど僕は知らないというものなんです。たとえば『緋文字』（ホーソーン著，邦題：『緋文字』岩波書店，1992.）で，どうしてこの登場人物がこのような行動をしたのか，その理由を考えなさいって言われても，僕が考える理由と先生が考えるその人物たちの行動理由は絶対に一致しないんです。僕と先生たちでは物事の考え方がまったく違うんですよ。他の人がなぜこのような行動をしたのか推察するのは特に嫌いです。僕が言えることは，自分がなぜそれをしたのかということだけなんですから」。アレックスは動物，特に危機に瀕している類の動物に深い関心があります。これらの話題について彼に，「なぜ」と質問すれば，おそらくヘスター・プリン（緋文字の女主人公）よりもはるかに優れた答えが返ってくるでしょう。

　〔数学〕　読解（および，本章でご紹介した他の多くも含め）と同様，数学においても，その概念の理解を向上させるためには，結局，抽象的なものを具体的で目にみえる形でとらえるようにするということに尽きます。したがって，アスペルガー症候群や高機能自閉症のある生徒については，足し算，引き算，かけ算，および割り算のような抽象的概念に代え，具体

的に操作可能な教材（棒，コイン，豆など）の使用を許可してもらうことをお勧めします。また，数学の文章問題においても，その問題の構造を示すよう求める際には，実際に行動で示したり絵を用いるなどの表現方法をとらせるようにするとよいでしょう。文章問題では，あらかじめ先生が問題を解く鍵となる点を強調したり色分けしておいてくれると，生徒は実際にどのような数学的操作を行なったらよいのか，もしくはどの変数に注目すべきかということについて，直接関係する情報なので理解しやすいでしょう。文章問題がどのように数学の計算に対応するのかを判断させるためには，生徒に，自分が特に関心があることに引き寄せて考えるようにさせると，言語的な問題を補うことができます。たとえば，「7－5」という問題なら，「君は7枚のポケモンカードをもっていたんだけど，そのうち5枚をなくしてしまった。じゃあ今，君は何枚のカードをもっていることになるかな？」という具合です。確かに，このように数学的能力を現実の生活状況にそっくりそのまま一般化するような直接的な練習ができれば理想的なのですが，実際そのような例はなかなかみつかるものではありません。それでも，たとえば分数の場合は，料理のレシピに従いながら実践的に練習することができますし，引き算ならファーストフード店で買い物をし，正しいおつりを受け取ったかどうか計算するなど，具体的に例を挙げて説明することができるでしょう。また，お金の概念については，お子さんが気に入っている品物のカタログや，お気に入りのレストランのメニューを利用して教えるという手もあります。

《行動的問題》

学校に関しては，勉強面以外にもお子さんにとって問題となることが予想される行動（割り込み，他の人々の邪魔，自分独自の関心に固執するなど）に対処するために，あらかじめ行動計画や契約を定めておくことが必要です。望ましい行動を頻繁に促していく（引換券などの方法を用いる），多少行儀が悪くても大して差し支えないものについては目をつぶる，自己

管理技能を子どもに教える，問題行動が果たしている機能を徹底的に分析し，同じ目的を果たすことになる，もっと認められる行動を子どもに教えるなど，第4章と第6章で紹介した行動介入の多くは学校環境においても役立つはずです。これらの技能については，特別教育の方面の教員の人たちなら，たいてい教育を受けているでしょうから，アスペルガー症候群や高機能自閉症のある生徒に限らず，すべてのお子さんたちにこれらの技能を用いているのではないかと思います。

《移行期》

新しい年度の訪れは，ご両親とお子さんの両方に不安をもたらします。なかでも小学校から中学校への移行は特に不安が大きな時期となりがちです。なぜなら中学校では，複数の教科担任の先生や教室にうまく対応していかなければならないからです。そこで，学年末になったら，進学先の学校を見学する計画を立ててみてはいかがでしょう。そうして新しい学校の校舎を詳しく下調べし，教室，ロッカー，食堂，およびバス停の位置をあらかじめ把握しておけば，いくらかでも不安を和らげることができるかもしれません。また，お子さん自身にも自分のロッカーのダイヤル合わせを練習させておくことが必要かもしれません。たとえば，お子さんが学校で使うことになるダイヤル型のロックを事前に教えてもらえるよう学校にお願いします。そして高価なものでなくて結構ですから，家でも練習できるよう錠をひとつ購入してみてはいかがでしょう（もちろん学校のロック（鍵）と同じダイヤルの組み合わせで開くことはあり得ないでしょうが，お子さんが番号を記憶し，正しい方向へダイヤルを回す練習をすることはできます）。また，お子さんの時間割を組むときに，校舎の物理的な配置について考慮してもらえるよう学校にお願いするのも一案です。混乱や遅刻の可能性を減らすために，教室の移動にかかる時間を短くし，比較的教室に近いロッカーを指定してもらったり，近い教室同士を選択できるようにしてもらうことが，ひょっとしたら可能かもしれません。また，お子さんの

授業の教室に印を付け、時間割の順番に番号をふった学校の地図を各教室に設置してもらうことも有効な視覚的方法となります。

複数の先生方の間を移動し（訳注：米国では授業ごとに、先生ではなく生徒が各先生の教室に移動する）、各先生方が求める期待や基準にうまく対応していくことも、アスペルガー症候群や高機能自閉症のある生徒にとっては難しい問題となるに違いありません。この問題に対処するために、学校カウンセラー、もしくはリソース・ルームの教師などが中心となって連絡役となり、サポートしてくれる方を指定するという方法も考えられます。各種サービスを取りまとめ、その進み具合を随時確認するとともに、話し合いの機会を設けます。そして必要なときにはお子さんを励まし、助ける役割を担ってくれる方を特定するということです。このようなまとめ役をしてくれる方を、IEPの一員としてどなたか指定してくれるようお願いしてみてはいかがでしょうか。お子さんの学校に自閉症の対策チームが組まれているようであれば、そのメンバーの誰かを指定するとよいでしょう。この「頼りになる人物」には多くの場合、担任以外の先生になっていただくのが最もよいようです。なぜならお子さんのニーズとご両親の願望、担任の先生のやり方、および教育制度上の制限というのは、とうてい一筋縄ではいかないような問題だからです。

結　び

本章で説明した問題の中には、アスペルガー症候群や高機能自閉症のある生徒の学習スタイルについて、学校関係者の人たちがそれなりの教育を受けてさえいれば取り除けるものがいくつかあります。お子さんの教育は、みなさん方ご両親がお子さんの診断について学校側の関心を促したときから始まるといってもよいでしょう。ご両親方の中には、診断の情報を学校側に知らせると、わが子に否定的な「レッテル」を貼られ、標準以下の教育、すなわち学問的、行動的期待を不適切に引き下げられてしまうことに

なりはしないかと心配する方もいます。しかし私たちの経験からは，このようなケースは稀です。実際には本章を読んでおわかりかと思いますが，学校でお子さんに役立つと思われる，実にさまざまな特別サービス，治療，および便宜をご両親やご家族に無料で支給してもらうことが可能なのです。しかしながら，このようなサービスを利用するためには，お子さんの学問的な問題にある特有の性質について，関係者の人たちに知ってもらう必要があります。これには，診断に関する情報の他，関係すると思われるその他の検査結果を伝えることなども必要となってくるでしょう。これはまた，関連する教育者と行政担当の人たちに，アスペルガー症候群や高機能自閉症についての方策や情報を知ってもらえるよう導いていくということでもあります。

　お子さんの履修課程については，後の生活でお子さんが成功していくために必要な機能的で適応性のある技能に向けた取り組みになるよう考慮することが重要です。よい勉強習慣を身につけ，好ましい自己概念や自立した生活技能を確立することも，軽度のアスペルガー症候群もしくは高機能自閉症のある子どもや少年少女にとって，学校教育から得られる最も重要な成果のひとつなのです。つまり，このようなお子さんの履修課程を組んでいく際には，かなりの柔軟性が必要であり，標準的な履修課程に準じないこともあり得るということを理解することが求められます。ご両親と学校の先生方は，常時，「長い目でみて，これは本当にこの子どものためになるのだろうか？」と問いただしていくことが必要でしょう。これは一般的な履修概要に従うことや，卒業に必要な履修単位の数を心配することよりもはるかに重要なことなのです。

　最後に，本書の中心的テーマに沿い，常に重要なことをひとつあげたいと思います。それは，学問的な問題や，学校で能力的に及ばない分野を補うために，お子さんの長所を活用していくということです。本章全体を通じて，すでに数多くの例を随所で紹介してきました。たとえば，口頭での指示に目にみえる形の補助を加えるというのも，お子さんの比較的弱い能

力のひとつを補うために，お子さんの優れた視覚化能力を活用していく方法です。同様に，指示や規則を書き記したものをお子さんに与えることも，お子さんの読む技能を利用して集中力を維持し，より適切な行動を教えていく方法となります。また，教室でのやる気を促すために，お子さんが特に関心を抱いていることを活かしていくことも可能でしょう。

　ジョセフの学校の先生は，彼が学校の一般的な科目にますます退屈し，興味を失っていることに対処するために，地理学に対する彼の関心をうまく利用できないかと考えました。そこで彼の両親は，ジョセフに教える科目や技能には，可能な際にはいつでも地理学に関連することを組み入れてはどうかと提案しました。たとえば，クラスで歴史の年表作りを学習しているとき，彼の両親は先生に，世界のさまざまな地域の探検家と，その発見についての年表をジョセフに作らせてくれるようお願いしました。また理科の授業では，クラスの他の生徒さんたちがユタ州の地質学について学んでいるとき，ジョセフにはその時間に彼の大好きな国であるブラジルの地質学について学ぶことが認められました。数学では，ジョセフの先生がユタ州のさまざまな都市間の距離に関する簡単な問題を作成してくれました。また読みの授業では，ジョセフだけはクラスでみんなが一緒に読んでいる本ではなく自分が選んだ本を何でも読んでよいということにしてくれたのです。このようにして彼の先生方と両親は，ジョセフの地理学に対する強烈な熱中を積極的に利用することで，全教科にわたって急降下しつつあった彼の成績を救ったのです。このような比較的簡単な介入の成功を確認したジョセフの先生はその後，これは3学年の一般的な履修課程に含まれていることではなかったのですが，クラス全体を対象に地理学の単位をひとつ加え，ジョセフにはこの授業時間中，「先生の助手」を務めさせてくれたのです。さらに先生は，ジョセフに，下の学年の教室に行って子どもたちに本を読み聞かせてくれるよう頼みました。ジョセフは，学校ではまだまだからかわれることもありましたし，他の面で失敗もしていましたが，

それでもこの「特別な任務」を通して，自分の能力について，重要ですばらしいところもあるんだと自覚できるようになったのです。他人を助けることは，自己評価と自己効力を確立する非常に有効な方法となることが多いのです。

　学校でうまくやっていくために，お子さんの能力を活用していく方法として，もうひとつ，それらの才能を活かせるか，もしくはそのような特別な関心に関わりのあるものなら何でも結構ですので，学校のクラブや活動にお子さんを参加させるという方法があります。お子さんの学校にまだそのようなものがない場合には，みなさんが進んで組織し，運営してみてはいかがでしょうか。生まれながらにして単語のつづりに才能があるお子さんなら，つづり字コンテストに参加してみるよう促してもよいでしょう。これらの活動はお子さんが学校生活に溶け込み，学校共同体の脇役ではなくれっきとした一員であるという気持ちをもてるようにするうえで効果があると思います。学校環境においては，他にも多くの問題点が頭をもたげてくるでしょう——ご両親方にとって最もつらいことのひとつは，自分の愛する息子，娘が周囲からからかわれたりいじめられたりすることです。そこで次の第8章では，これらの微妙な問題に目を向けていくことにします。

第8章 アスペルガー症候群や高機能自閉症のある子どもたち,少年少女たちの社会的世界

「やあ,こんにちは。もう,あっちいってよ」

　自閉症スペクトラム障害と診断された人の誰もが,社会的なやりとり,特に,いわゆる相互性（reciprocity）と呼ばれる,あらゆる社会的な出会いの場を構成するお互いのやりとりに問題を抱えています。非常によそよそしく寡黙な,古典的自閉症のある子どもたちの場合は,相互性に関する障害は如実に現われますが,アスペルガー症候群や高機能自閉症の子どもたち,および10代の少年少女たちの場合は,それと比べると微妙と言えるかもしれません。お子さんの人とのやりとりには一方的な感じがあるという話をご両親方からよく聞きます。重要な結びつきを確立するために,ご両親方がお子さんのやりとりを助け,足場を築いてやりとり全体を支えていかなければならないように感じられることもあるようです。ご両親のほうから会話を始めるか,何か特に質問を投げかけなければ,お子さんには言うべきことなどほとんど何もないかのようにみえるかもしれません。あるいは完全に自分自身の世界に満足しているかのようにみえることもあるでしょう。また,お子さんには何か自分自身の予定表があるかのように感

じられることもあります。両親に対して何か話をするとしても、何をしてもらいたいのか伝えるだけのこともあります。もしくは両親にはほとんど関心を払うこともなく、両親が何を言おうと何をしようと、それに応じて自分の態度を変えるわけでもなく、延々と自分の話を続けるかのどちらかだと言うご両親もいます。

いったんセスが株式資本や国債について話し始めたら、もはや彼を止めることはできません。夕食の間中、彼はその日のナスダック（訳注：ハイテク関連企業の株式市場）の動向について両親に話したくてたまらないのです。イライラした彼の両親は、夕食の席で他の話題をもちかけてみようと何度か試みるのですが、気がつくと財政について話をしているセスを尻目に、自分たちの会話を進めているのです。両親は自分たちがセスを無視して勝手に話を続けていることに、セスがほとんど気づいていないようにみえることを、はたして心配すべきか、ほっとすべきか、複雑な気持ちです。親が何かコメントしたり関連した情報を加えようとすると、セスも礼儀をわきまえいったんは口を閉じるものの、その後また、まるで両親が何ら言葉を口にしなかったかのように、先ほど止めたところから話を再開するのです。それでも両親はこれを実際、小さな成功と考えています。というのも、ちょうど1年前までは、セスはいつだろうと誰かがコメントなど挟もうものなら極度にうろたえ、「邪魔」が入った時点からさかのぼって前に自分が話したことをすべてもう一度話さなければならないという衝動に駆られていたからです。

社会的相互関係の問題は、同級生のお友だちに対して、よりいっそう顕著に現われるかもしれません。アスペルガー症候群や高機能のある子どもたちは、しばしば「傍観者」と言われます。周りで元気いっぱいに友だちが遊んでいるにもかかわらず、遊びの輪に加わるわけでもなく、いかにも興味がないといった様子でうろうろと運動場の端っこを歩いている姿をよ

く目にします。彼らはまた，是が非でも自分がコントロールしなければ気がすまないといった態度を示し，他の子どもたちが自分のルールに従うよう言い張ることもあります。同級生の子どもたちがこれを非難しようものなら，アスペルガー症候群や高機能自閉症のある子どもは文句を言うか，あるいは「みんなは，僕が遊びたいことをやりたくないんだ」といって悲しそうな顔をするかもしれません。しかし，妥協や歩み寄りを図るだけの能力もなければ，そうしようという気持ちを示すこともないでしょう。

　セスの両親はたびたび彼の学校の先生から，セスが他の子どもたちに対して「親分風を吹かす」という報告を受けました。そこで両親は学校心理士にお願いして，運動場でのセスの様子を観察してもらうことにしました。こうした行動の例を集めることで，その具体的状況や，学校での一日から得られた例を参考にして，自宅で何か対応できないかと思ったのです。心理士は両親に，セスが休憩時間の大半を運動場のフェンス付近でひそひそと何やら小声で呟きながらうろうろ歩いて過ごしていると報告しました。他の子どもたちが大声で彼を呼んでも，セスはたいてい気がついていないようでした。時おり，しぶしぶといった調子で，途中からゲームに加わることがありました。心理士が観察している最中に，セスは鬼ごっこをしようという誘いに応じたことがあったのですが，彼は誰にも自分の身体に触れさせないために，自分を今すぐ「鬼」にしてほしいと言い張ったのです。彼は彼を捕まえようとした子どもに対して大声を上げて抵抗し，叩こうとしました。結局セスは，他の子どもたちからはるかに離れてフェンスへ戻り，棒切れをフェンスにこすり当てながら，運動場の端っこをぐるりと回り始めたのです。

　アスペルガー症候群や高機能自閉症のある子どもたちの中にも，学校やボーイスカウト，ガールスカウトなどの組織的に整った環境でなら他の子どもたちと互いに関わり合い，その何人かの友だちに絆さえ感じるように

なる子どももいます。しかし，その関係をこうした環境の外でも求めていく子どもはほとんどいません。確かに，前もって整えられた状況以外でも，他の子どもを求めようとするアスペルガー症候群や高機能自閉症のある子どもはごくわずかながらいます。しかしそのわずかの子どもたちでさえ，その関係は依然として比較的深みが欠けていることが多いのです。完全に相互が対等な関係にあるのではなく，一方がもう一方の相手よりもその関係に深く関わり，強い関心を寄せているということがあるのです。しかもその関係は活動の幅に限界があり，主として共有の関心事を中心に展開します——たとえば，子どもたちは一緒にテレビゲームをすることはあっても，それ以外のことで行動を共にすることはありません。またその友情関係は，この年齢の子どもたちに予想されるような親密さ（たとえば，秘密や感情を分かち合い，支えや助けを求めて互いに相手を頼りにするなど）という点で，双方が対等でないこともあります。調査研究からは，高機能自閉症もしくはアスペルガー症候群のある子どもたちの多くが，友情ということについて非常に限定的な概念を抱いていることが明らかにされています。彼らに，友だちとはどういうことをいうのかと尋ねると，単純で具体的な説明が返ってきます（「自分に優しくしてくれる人」「一緒に遊ぶ人」），仲間づきあい，愛情，選択，および信頼といった性質について口にする可能性は，同年齢の他の子どもたちと比べてはるかに低いのです。

　デリックはアスペルガー症候群のある少年です。彼は，自分には多くの友だちがいることを自ら進んで話してくれたのですが，その後つらそうな表情でこう付け加えました。「でも中には僕に意地悪な子もいるんです」。さらに質問を続けていくうちに，デリックが，同じクラスで自分が名前を知っている生徒はすべて自分の友だちであると考えていることが明らかになりました。アスペルガー症候群や高機能自閉症のある子どもたちの多くがそうですが，デリックも社会的に無邪気で，他人との関係において独自のスタイルをもっているため，からかいの対象になりがちでした。彼は，

ある日朝早くクラスメートのひとりが彼に飴をひとつくれ，彼がそれを食べてしまった後，その子が彼に，その飴には麻薬が入っているんだよと「知らせてくれた」経緯を詳しく話してくれました。デリックはその後，学校で一日中心配で泣いて過ごしたのです。

　アスペルガー症候群や高機能自閉症のある子どもや少年少女たちが，友だちがいないことや同級生から拒絶されることに対してどのように反応するかはさまざまです。友だちがほしくてほしくてたまらず，疎外感や孤独を感じる子どももいます。一方，すこぶる満ち足りた様子で，自分に友だちがひとりもいないことに気づいていないか，気づいていてもてんで気にしない子どももいます——このような子どもは心底「孤独を愛している」のかもしれません。その他，寂しく思う気持ちと孤独を満喫する気持ちとの間で揺れ動きながら，年齢，状況により，または一時間ごとに反応が異なる子どももいます。私たちの社会支援グループの成人たちの中には，他人との接触を心底望む気持ちをはっきりと口にしながらも，人と短時間やりとりしただけで，もう耐えられなくなってしまう人がいます（あるインターネットのチャットルームにあった「やあ，こんにちは——もう，あっちいってよ」という短い一言にその思いが簡潔に述べられています）。

　社会的相互関係に関する問題は，会話においても顕著に表われます。アスペルガー症候群や高機能自閉症のある人は一方的に会話を独占し，互いに言葉を交わし合うということはほとんどありません。彼らは，何か言うべきことがあるという相手からの合図を読み取っていないのです（セスの場合のように）。高機能自閉症やアスペルガー症候群のある子どもが他人に対して質問をすることはまず考えにくいですし，他人の意見，感情，および経験について尋ねることはなおさらです。特に単刀直入な質問でなければ，子どもたちは会話を継続していくということが難しいのかもしれません。

ある日，セスは自宅の前の歩道でアクション・フィギュアで遊んでいました。ほぼ同い年ぐらいの近所の少年が近寄ってきて，セスにどこでその人形を買ったのかと尋ねました。セスは，顔を上げもせず「ディズニーランド」と答えました。その少年は「わあ，本当。僕もね，ディズニーランドに行ったことがあるんだよ！」と興奮した様子で言いました。ところがセスは何も言わず，結局その少年はそのまま行ってしまったのです。

アスペルガー症候群や高機能自閉症のある人たちの多くは，自分が何か知る必要があるときには質問しますが，一言何かコメントをしたり，「ちょっとしたおしゃべり」をするとなると，どうにも居心地が悪くなってしまうのです。実際，社交的なおしゃべりをするのは苦手ですし，純粋に社交的な目的のためだけに人と話をすることは滅多にないでしょう。

あるとき，クリントは，社会支援グループが行なわれるビルの4階へ行く昇りのエレベータの中にいました。そのグループの治療者が2階で乗ってきて，クリントににっこり微笑みました。グループの先週の討論は日常のちょっとしたおしゃべりについてでした。具体的な状況を設定して，みんなで役割練習をしたのですが，その中のひとつにエレベータでの短いやりとりで何を話したらよいかということがありました。確か，天気や交通のことだったと思いますが，2, 3の話題が挙げられました。そこでクリントは，さっそく何か新しい話題に挑戦してみることにしたのです。彼は教えられたとおりに相手の目をまっすぐにみつめ，治療者に話しかけました。「うぇ～，こりゃ何だ。何ですかね，このものすごい臭いは？」。その治療者は優しく微笑み，肩をすくめて言いました。「さあ何でしょうかねえ。で，どうでしたか？ 今日は道は混んでいましたか？」。しかしクリントはなおもこだわり続けたのです。「ねえ，本当に何か臭いますよ。くさいんですよ，ここは！」

もうひとり，ジョンもまた先の社会支援グループに参加している青年です。彼は会話についてのグループ討論の後，次のようなコメントをしました。「『相互関係』と呼ばれるものがあることは知っています。それについて聞いたことがあります。その言葉がいったい何を意味するのかということはわかっています。そういうものが存在するということはわかっているんです。でも僕にはそれが本当に理解できないんです。実際，それが起こっているときでも，これがそうなんだって認めることさえ僕にはできません。こうもりの（この青年はこうもりに興味をもっています）反響定位（訳注：こうもりなどが超音波で障害物などを知る能力）は人間の関係にすごくよく似ています。僕たちは反響定位というものが存在することは知っています。でも実際それを耳にすることはできませんし，仮にそれが聞こえる範囲にいたとしても，どうやってそれを理解したらいいかわからないと思います。僕にとって相互関係というのはそういうことなんです」

　アスペルガー症候群や高機能自閉症のある子どもたちは，他の子どもたちが使うのと同じような社会的なボディ・ランゲージを使わない傾向があります。彼らのアイ・コンタクトには限りがありますし，彼らが他人に対して微笑みかけるということはまずありません。彼らの姿勢からも興味や注意は伝わってきませんし，相手の話にうなずくなど，社会的関係を促すような身振りを用いることもないでしょう。このようなことすべてが，アスペルガー症候群や高機能自閉症のある人は本当には会話に参加していない，人の話を聞いていない，退屈しているようだ，という印象を与えてしまうことになるのです。他にも，攻撃性や過剰に威張り散らしたようなコミュニケーション・スタイルなど（故意ではないのですが，無礼ないし侵略的と受け取られることがときどきあります），アスペルガー症候群と高機能自閉症に時おりみられる問題も，社会的関係に脅威を与える恐れがあります。アスペルガー症候群や高機能自閉症のある人にみられる独特の関心も，彼らがそれに熱中しすぎるのと，それがあまりに特異であるがため

に，他の人にとってはどうにも共有し難いものである（もしくはセスのように，当人自身，実際にはそれを誰かと共有したいという気持ちをもっていない）ことから，やはり相互関係を乏しくさせる一因と言えるでしょう。共感性に欠け，他人のものの見方を理解できないという話は，ご両親方からも幾度となく耳にしますし，非常に有力な研究報告もあります。こういったさまざまなことから，自閉症スペクトラム障害のある子どもたちはしばしば，非常に自己中心的とみられてしまいます。故意にそうしようという気持ちなどさらさらありませんし，彼らの態度の裏に悪意のかけらすらないのですが，このような社会的な欠点は，彼らの人生，対人関係，勉強や職業面での成功，その他いたるところで広範囲にわたり，悪い影響を与えかねません。

だからこそ当然，みなさんも親として，わが子がこの世界に生きる社会的存在になれるよう何とか手助けしたいと願うのだと思います。でもどうやって？　息子さんが友だちをほしがっているけれどもできないというとき，みなさんはどのようにして手を貸してあげることができるのでしょうか？　学校の先生方は何をすることができるのでしょうか？　治療者には何を期待したらよいのでしょうか？　娘さんが友だちというものにほとんど興味をもっていないけれども，いつか独立して生活し，仕事に就いていけるよう社会的行動を身につけなければならないとしたら，親として，いったいどの時点で助けを求めたらよいのでしょうか？　そこで次に，アスペルガー症候群や高機能自閉症のある子どもたちに社会的相互関係を促していくための方策をいくつかご紹介していくことにします。

子どもの社会的行動を向上させるための対策

社会生活技能は多くのさまざまな状況で教えていくことが可能です。伝統的には，学校もしくはクリニックといった場で，組織的な社会生活技能グループを通してという形でしょう。しかし本章を読めばおわかりになる

と思いますが，お子さんが重要な社会生活技能を身についていけるよう支援していく場所，機会はそれだけに限られたものではなく，ご自宅や近所，治療以外の何らかのグループ環境（たとえばボーイスカウトやガールスカウト）など，実にさまざまな形が考えられるのです。一般的な治療グループで用いられる原則とテクニックの多くはご自宅でご両親方によっても利用することができます。実際，社会生活技能グループというのは自宅でのフォローによって補われてこそ，その効果も倍増するものなのです。したがって，お子さんがそのようなグループに参加しているかどうかにかかわらず，より適切な社会的行動を補強していくためにも，みなさん方ご両親が，治療以外の場でできることは何かを理解することが重要と言えるでしょう。

■ お子さんの治療者にできること
《集団での社会生活技能訓練》

ひょっとしてみなさんのご家族はアスペルガー症候群や高機能自閉症のあるお子さんの社会的障害にすでに順応しており，自宅での日々の活動の中では，この問題をさほど大変なものとは考えていないかもしれません。しかし，社会的なつまずきは，集団の中や同級生の子どもたちとの間でこそよりいっそう顕著になりがちです。したがって，学校，地域の遊び場，もしくはボーイスカウトやガールスカウトなどの集団の中で，社会的問題は実際お子さんにとってかなり重大な問題となってくることが考えられます。アスペルガー症候群や高機能自閉症のある人たちにとって，ある状況を別の状況に一般化することが難しいということは明らかですから，この子どもたちが困難に陥りがちな状況によく似た状況を設定し，その中で社会生活技能を教えることが重要です。アスペルガー症候群や高機能自閉症のある子どもに社会的行動を教えていく際，治療者および学校の先生は，この子どもたちが新しい技能を身につけるあまりの速さに目を見張るかもしれません。しかし，その後にいざこれらの技能を同級生に対して使おう

としてもどうにもうまく使いこなせないことに，結局またしても驚かされることになりかねません。だからこそ，実際に集団状況の中で教えていくことが肝要なのです。

　特定の技能を，形式的な教示をもって順番に教えていくことも重要です。このようなタイプの指導を行なえるご両親は，多くはないでしょうから，おそらく外来治療か学校でそういったグループを探し，そこで治療者もしくは学校の先生から指導を受けられるようにすることが必要となってくるでしょう。しかしながら，だからといってみなさん方ご両親はそこに参加しなくてよいということではありません。みなさんはお子さんの治療を管理するマネージャーです。先生方や治療者がお子さんに提供する社会生活技能訓練について，消費者の目をもって考えてみてはいかがでしょう。お子さんに提供されるグループ訓練が建設的でない，もしくは逆効果で，ここで説明しているものとは本質的にずれているように思える場合，どこか別のプログラムを探すか，本章の後でその概要を説明するような社会生活技能を教える別の方法に全力を注ぐ必要があるかもしれません。

　残念ながら，アスペルガー症候群や高機能自閉症のある高機能の子どもたちや青少年たちに社会生活技能を教えるための教育カリキュラムは現在のところほとんどないというのが実状です。もっと一般的な行動や学習障害のあるお子さんたちのための社会生活技能マニュアルなら実際いくつか存在していますから，アスペルガー症候群や高機能自閉症のある子どもたち用にカリキュラムを作成したいと考えている先生や治療者の人たちは，まずはそれをスタートラインとして活用していくとよいかもしれません。とはいえ，「自閉症を本命とした」カリキュラムの作成には，やはり相当な改訂が必要となる場合が多いでしょう。

　前章でその概要を説明しましたが，学校での介入と同様，社会生活技能の指導においても，お子さんの長所を活用した基本原則がいくつかあります。これらの原則について簡単に説明していくとともに，それらが実際に治療の中でどのように用いられているかについては，次のページの囲み記

> ◆ 社会生活技能を指導する上での基本原則 ◆
>
> | 原則 | 例 |
> |---|---|
> | 抽象的なことの具体化 | ・ルールを示す。たとえば「会話を始めるときは，5秒間，アイ・コンタクトをする」
・複雑な行動を段階的に分解し，それぞれの段階を教えていく。たとえば「会話は，始まりと，間，終わりから成り立つ」
・両方の先端に矢印がついたものなど，視覚的手がかりを活用して，会話を交替で行なっていくことを絵で示す。
・会話の役割練習など，具体的に伝えることが可能な活動を通して練習する。 |
> | 変化を助ける | ・グループ活動の概要を，スケジュール表に順番づけて書いて示す。
・開始の討論，グループ活動，役割練習，おやつ休憩，楽しいおしゃべり，そしてお別れ，というように，毎回会合では，予測できる一定の活動を行なう。 |
> | 動機付け | ・ひとりひとりの子どもに現実的な目標を設定する。
・目標を達成したらご褒美を与える。 |
> | 一般化 | ・両親とセラピスト間のコミュニケーションと協力を図る。
・グループのメンバーに電話をかけておしゃべりをするなど，診察室以外の場でも可能な宿題を与える。
・レストランで会話をするなど，学んだ技能を練習するために，地域に出かける。 |

事の中で具体的な例を挙げて紹介しています。アスペルガー症候群や高機能自閉症のある子どもたちに対する社会生活技能訓練は，大半の子どもたちなら自然に身につけていくはずの複雑な社会的行動を，敢えて記憶するように，さまざまな状況で実践していけるような具体的な段階や規則に分解すべきでしょう。友情，思考，および感情などの抽象的概念は，極力，目にみえ，手で触れることができ，「伝達」が可能な活動を通して経験していけるようにしてください。たとえば治療者が，お子さんの視線と同じ向

きで，厚紙で作った「矢印」をもち，お子さんが話しかけている相手の人物に矢印の先を向けることで，アイ・コンタクトを身につけ，実践していくのを助けるなどの方法が可能でしょう。また，お子さんの生まれながらの読む能力を活かしてスケジュールを書き出してみることは，ひとつのことから別のことへの移行をスムーズにし，不安を和らげるのに役立ちます。日々の決まった行動を事前に予測できるようにすることは，お子さんの優れた記憶力と規則に忠実という長所をうまく利用して，お子さんがさまざまなグループ活動を予測できるようにする手段になると思います。グループのメンバーそれぞれに個人的な目標を設定する行動計画と，見返りが得られる独自のシステムを設けることが必要です。なぜなら，これはみなさんのお子さんに限らず，すべての人々にとってそうなのですが，社会生活技能訓練は難しいものとなることが予想されますから，この，どちらかというと嬉しくなく，ともすると非常に困難ともなりかねない活動にお子さんを参加させるためには，それなりにうまく誘い出す工夫が必要なのです。

　最後に重要となってくることは，訓練で身につけたことをご両親との協力によって一般化していくということです。学んだ技能を診察室以外の状況で日々実践し，補強していかないかぎり，クリニックでの週一回の治療だけではアスペルガー症候群と高機能自閉症の基本的障害を改善するのにほとんど効果はないでしょう。だからこそお子さんが何を学んでいるのか，ご両親が自覚するとともに，ご自宅や近所，もしくは学校で，ご両親自身がその技能を実践する，もしくは独自の技能を用いて補強していく方法を学ぶことが非常に重要なのです。と同時に，おそらく治療者や学校の先生方が地域に出ることになるでしょうが，身につけた技能をグループ以外のお子さんにとってもっと自然な状況（たとえば，教室，公園，ゲームセンター，ボーリング場，もしくはレストランなど）で実践していく具体的な機会を設けることも重要です。ただしその際には，お子さんの治療にあたっている先生もしくは治療者から，診察室や学校を離れて，どのように，またどこでお子さんが練習できるようにしていくかについて，ご両親に知

らせてもらうことが大切です。そうしてもらえない場合には，ご両親のほうから，治療者もしくはグループの指導者との個人的な面談を要請してください。お子さんの治療にご両親ももっと参加したいと伝えるとともに，自宅で技能をフォローするために何か特定の宿題や方法をお願いしてみてください。

　アスペルガー症候群や高機能自閉症のある子どもたち，少年少女たちのための社会生活技能グループでは，どこでも実にさまざまな項目を網羅していく必要があります。おそらく最も基本的には，いわゆる社会的なボディ・ランゲージと呼ばれている適切なアイ・コンタクト，社会的な距離，声の大きさ，および社交的な表現など，社会的なやりとりに重要な非言語的な行動を教えていくことです。また，一般的なプログラムには次のような項目も含まれてくると思います。

- 交際の技能：人に挨拶をする，グループに参加する，交替で行なう，共有する，妥協と和解，グループのルールに従う，親しい友だちの性質を理解する。
- 会話の技能：会話を始め，持続し，終える；交替で話をする；意見を言う；相手の質問に答える；相手への関心を表わす；適切な話題を選ぶ。
- 考えや感情の理解：共感を示す，相手のものの見方を理解する；困難な感情に対処する。
- 社会的問題の解決と衝突への対処：「いや」と言われること，からかわれること，仲間はずれにされることにうまく付き合っていく。
- 自覚：自閉症スペクトラム障害，個人的な長所，特有の困難，および自分を受け入れることについて学ぶ。

《認知行動療法》
　もうひとつ，クリニックでの実施を基本とし，アスペルガー症候群や高

機能自閉症のある青年たち（子どもたちと比べると，多少，抽象的概念を許容できる人たち）に社会生活技能を指導するのに有効と考えられる治療モデルに，認知行動療法と呼ばれるものがあります。これはもともと，うつ病のある人のために開発されました。うつ病のある人はしばしば自分自身に対して非常に批判的になり，悲観的で，中立的出来事をも否定的な目で捉えがちです（いわゆる「物事の片面しかみえない」類の人です）。この治療法の核心にあるのは，思考が自分自身の感情にどのように影響し，否定的な「セルフトーク」が悲しみやうつの感情とどのように関係しているか（原因にさえなる）ということを明らかにすることです。そして，この認知行動療法モデルにおいて解決策とされるのは，より肯定的なセルフトークを学び，否定的な思考を肯定的なものに変えるとともに，自己と世界について新しい考え方を学んでいくことです。後に認知行動療法が非常に効果的であることがわかり，現在ではうつ病に限らず，その他の精神障害の治療にも広く活用されるようになっています。

　認知行動療法は行動に伴う感情と思考はもちろんのこと，行動の原因と結果に集中するのに役立ちます。この治療法がアスペルガー症候群や高機能自閉症のある人たちに適切であることはすぐにわかります。多くの場合，高機能自閉症またはアスペルガー症候群のある人たちは，環境における社会的手がかりを正確に読み取ることができず，結局，風変わりな行動や思いがけない行動をしがちです。彼らの口から，自分の感情を理解できない，同じような感情の中で区別ができないといった言葉がよく聞かれます。たとえば，高機能自閉症やアスペルガー症候群のある人たちの中には，「気分が悪い」ときにはそうとわかるけれども，悲しいのかそれとも腹が立っているのかということはよくわからないという人がいます。そして何より混乱することには，それがなぜなのかもわからないといいます。しかも，自分自身，行動がもたらす結果についてもよく理解していないことが多いのです。だからこそ認知行動療法は，自閉症スペクトラム障害の治療にかなり有効なのではないかと思われるのです。

ジョシュは，アスペルガー症候群と診断された15歳の少年です。彼は，ある日グループにやって来ると，学校を退学処分になり，最悪な1週間だったと報告しました。理由を尋ねると，彼は一言，他の少年の頭を噴水の中に突っ込んでやったんだと答えました。彼の口からは，他には何の説明も出てこず，ジョシュはいったい何が起こったのかわからず，ほとんどどうしていいのかわからないといった様子でした。そこで，認知行動モデルを用いてジョシュとグループの他のメンバーが，その場の状況，反応，およびその結末との間のつながりを理解できるよう助けていくことにしました。グループのリーダーは，ジョシュの状況について次の4つの側面：誰が，何を，いつ，どこでしたのか，が重要であると強調しました。そこでジョシュは簡単に答え始めました。「その子が学校で，僕を怒らせたんだ」。ひとつひとつ書き記し，一覧表にして構造化していくことにより，ようやく彼はその状況の多くの詳細：その少年が彼に何をしたのか（その子はジョシュを「太っちょ」と呼んだ），時間，およびこの事件が起こった正確な場所について説明することができました。グループはその後，ジョシュの反応について次の3つの側面：彼の感情，行動，考え（あるいはセルフトーク）について詳しく検討しました。彼の行動（その少年の頭を乱暴に噴水の中に押し込んだ）についてはすぐに明らかにすることができたのですが，彼の感情（屈辱，恥ずかしさ，および怒り）と，特に彼のセルフトークについては，どうにも判然としませんでした。最後に，グループでジョシュの反応の短期的結果と長期的結果の両方について話し合いました。ジョシュは，ひとつの結果（学校からの退学処分）についてははっきりと理解できたのですが，彼の行動がもたらしたその他の結末（たとえば，例の少年が怪我をしたことや，彼の極端な反応のおかげで今後もう二度とからかわれることはなさそうだということ）についてはかなり自覚に限界があるようでした。しかし認知行動モデルを用いることで，最終的にジョシュは事件の状況と，今後再び同じようなことが起こらないようにするための自分の能力について，見違えるほどよく理解できるようになりました。

グループのメンバーもまた，セルフトークをより肯定的なものに置き換え，気持ちを和らげるテクニックを用いるとともに，からかわれたときには先生にそう報告するなど，ジョシュの反応を変えるための方法に一緒に取り組むことができたのでした。

認知行動療法はグループ形式もしくは個人形式で行なわれ，アスペルガー症候群や高機能自閉症のある10代の少年少女および成人に役立つと思われます。それは，気分障害がこのグループに非常に一般的にみられるからだけでなく，自閉症スペクトラム障害のある人たちにとって困難な概念である状況，反応，および結末を，この治療モデルでは明確に結びつけることができるからです。認知行動療法は，その他の心理療法の形態と比べ，構造的で，具体的です。他の治療モデルほど洞察力や判断に頼らない代わりに，実際的な問題解決に焦点を置くため「自閉症に使いやすいもの」と言えるでしょう。しかしながら，認知行動療法はアスペルガー症候群や高機能自閉症のある非常に幼い子どもたちにはおそらく難しすぎるでしょうから，青年期，成人期になり，抽象的能力が充分に成長するまで待ってからこのタイプの治療を試みるのが最もよいのではないかと思います。

《暗黙の教訓》
ワシントン大学では，現在何人かの治療者が，治療関係を社会生活技能の模範を示し，指導していくために活用するアプローチ方法を開発しつつあります。このアプローチ方法は暗黙の教訓 (implicit didacticism) と呼ばれ，カフェテリアや商店など，現実の社会的状況で治療者自身が適切な社会的行動を実際に行なってみせることで，アスペルガー症候群や高機能自閉症のある人たちが適切な社会的行動を身につけられるようにすることを主眼とします。治療者は社会的モデルを提示し，社会的ジレンマとその解消について個人的説明をします。さらに当人の社会的行動を観察し，フィードバックを返すといったことを適宜組み合わせ，適切な社会的行動

と観察を通して，アスペルガー症候群や高機能自閉症のある人たちに社会的規範を習得するコツを教えていくのです。

　ペリーは，アスペルガー症候群と診断された18歳の青年です。彼は伝統的な「会話療法（talk therapy）」のために週一回，治療者の診察に訪れます。毎週，彼と治療者は，困難な経験はもちろんのこと，その週に起こった目立った出来事について振り返ります。治療者は，彼が用いた方法でうまくいったものについては励まし，強化していくとともに，将来また同じような場面に遭遇した際に役立つと思われる代わりの方法も提案します。治療の中では，治療者が彼の社会的やりとりの仕方を観察し，アドバイスを与える機会も得られます。たとえば，彼がどこかあらぬ方向をみつめていたり，鉛筆を弄んでいたりすると，治療者は，「ほらほら，それじゃあこっちが退屈しちゃうよ。君は私のほうをみてさえいないじゃないか」とコメントします。これによって，より適切な社会的行動を引き出し，即実践し，確実に身につけていけるようにするのです。ペリーが大学に通い始めると，ときどき実際にキャンパスで，彼が避けては通れない状況の中で治療面談を行ないました。たとえば，大学のカフェテリアで面談をしたこともありました。治療者はそこで，メニューの注文の仕方，カフェテリアの店員に礼儀正しく気持ちよく対応する仕方，会計の仕方，そして食べ終わったら自分のトレイをワゴンに返却する仕方について，ペリーに模範を示しました。ペリーの家族はこのような心理療法形態を通して取り組んだ技能が，家族とのやりとりやペリーの同級生との対応の中でも生かされていることに着目しています。

■ クリニック以外の場で社会生活技能を指導していく方法

　社会的な事柄に対しては，集団環境の中で取り組むことが重要であることは，以前にも強調して説明しました。これは，社会的な問題が生じるのは通常集団環境の中においてであり，したがって実際にそのような環境の

中でそのための行動を実践的に練習していくことが，お子さんにとって必要だからです。と同時に，お子さんの今まさに芽生えつつある社会的能力を，できるだけ機会をみつけて自宅でも実践し支えていくべきであること，およびクリニックでの社会生活技能だけでは充分とは言えないことも強調しました。そこで，以下の数節にわたり，社会生活技能に取り組むための，誰にでもさまざまな状況で活用可能な手段とテクニックを幅広く取り上げていきたいと思います。これらのテクニックは，訓練を受けた専門家がいるクリニックや学校の閉ざされた空間を出ても，お子さんの社会的行動の改善に力を発揮することでしょう。この試みの主要な鍵を握るのは，みなさん方ご両親です。以下でご紹介するアプローチには，それを実行するための専門的な資格は必要ありません。挑戦してみようという気持ち，続けていく意志，柔軟性，そしてユーモアのセンス，それだけでよいのです。それぞれの治療法については，一度にひとつずつ始めていくのがしばしばよい結果をもたらすようです。このようにすれば，それぞれの成果を随時確認していくことができますし，目標とする行動に変化が起こっているかどうか（および，その理由）について何らかのヒントが得られるからです。常に言えることですが，介入はできるかぎり多くの機会をみつけ，さまざまな状況で試みるとよいでしょう。技能の習得率を高めるとともに，より一般的にしていくことが効果的です。これらの方法をご自宅で試していくなかで，万一何らかの問題に遭遇し，アドバイスが必要となったら，経験豊かな自閉症スペクトラム障害の専門家に助けを求めてください。

《フィードバックと模範の提示》

　アスペルガー症候群や高機能自閉症のある子どもにとって，ご両親やきょうだいは貴重な役割モデルとなり得ます。しかしながら，効果を発揮するためには，いったいどのような技能の模範を示そうとしているのか，および今それにお子さんの関心を引こうとしていることが，はっきりと具体的にわかるようでなければなりません。このためにはさまざまな方法が

考えられますが，おそらく最も有効なのは，後で見直すためにビデオに撮ることでしょう。子どもというのは，誰もが自分自身の映画の「スター」になりたいものですから，この方法はたいていの子どもたちが気に入るというだけでなく，こうすることで当人の姿を「リアルタイム」に示すことができます。後からその状況を再現しようとするよりも，いったんビデオを止めて，その時点で問題を強調もしくはそれとなく示したりするほうが，より効果的な方法となります。何を取り上げようとしているのか，的を絞ることが必要です——まずは強調したい技能を決めてください（たとえば，アイ・コンタクト，交互に話す，適切な話題を選ぶ，もしくはおもちゃなどを一緒に使って遊ぶ）。そしてその後，その特定の技能に的を絞ってコメントしてください。お子さんがうまくやれていること（もしくは，間違っていないというだけでも結構です）については，必ずお子さんを誉め，うまくできるようになった行動へと優しく導いていってあげてください。誤りに集中し，「これはダメ」「あれもダメ」と「ダメ」を繰り返すのではなく，うまくできるようになるためにはお子さんは何をしたらよいのか，具体的な例をあげ，建設的な言葉で提案するよう心がけてください。きょうだいや同級生のお友だちが，同様のやりとりをしている場面をビデオに撮ると効果的なこともあります。他のお子さんたちがうまくやれていることを指摘してあげる（「ほらみて，アマンダはママの目をちゃんとみているでしょう。それにママが話しかけている間，ウンウンってうなずいているよね」）と，その行動は本来どのようにするのがふさわしいのか，お子さんの関心をはっきりと惹きつけることができるでしょう。と同時に，そのやりとりの中でどうもスムーズにいっていない点についても指摘するようにし，アスペルガー症候群もしくは高機能自閉症のあるお子さんがひとり仲間はずれにされた気分や不公平に批判された気持ちを味わわなくてもすむようにしてください。

　宿題やピアノの練習のために時間をとるのとほぼ同じ要領で，アスペルガー症候群や高機能自閉症のあるお子さんが自宅で会話の機能を演習する

時間を，ご両親やきょうだいの方々が毎日提供してあげるようにしてもよいでしょう。これにはきちんとした形で，ご両親とお子さんが話す時間を毎日10分ほど確保することが必要となるでしょう。事前に話すテーマを書き出しておくと，話題を持続していくよう促し，知らず知らずのうちに好きな話題に流れてしまうのを防ぐことができますし，お子さんが前もって考えをまとめておく助けにもなるでしょう。厚紙でできた矢印やコインを放るなど，くるりと向きを変えられるものを使って，どちらが話す番かを目にみえる形で示す助けとしたり，提案やコメントを添えたスクリプトを書き記しておくとよいかもしれません。つい先ほどお話ししたばかりですが，ビデオカメラをおもちならば，後で見直し，練習するために，会話の様子をビデオテープに撮っておくとよいでしょう。

みなさんは，お子さんがご両親にごく自然に打ち明けられる個人的な話題があまりにも限られているために，なんとも満たされない気分になることが幾度もあったのではないでしょうか。そのため，個人的な話題にあまり深入りしすぎないよう気をつけることも必要です，などと言うと，皮肉に感じられるかもしれません。しかしアスペルガー症候群や高機能自閉症のある子どもたちの多くは，いざ語ろうと決めると，どこで線を引いてよいのかわからなくなってしまい，結局，本人にとっても周りの人たちにとっても気まずい状況を作り出しかねないのです。ある高機能自閉症のある若い女性は自分には性的な魅力がないのではないかと疑い，クラスメートのひとりに対し，突如食堂でこのことについて大声で語り始めたのです。彼女のクラスメートたちの多くは，この突然の，しかも度を越えた暴露を「異様」に感じ，彼女を避け始めました。このような状況に陥るのを防ぐためのひとつの方法は，お子さんにはっきりとした形でフィードバックを与えることです。行動についてそれとなくアドバイスをほのめかしたぐらいでは，アスペルガー症候群や高機能自閉症のある子どもや10代の少年少女たちは見過ごしてしまいます。どの話題が適切でどの話題がそうでないか，おそらく一覧表という形をとることになるでしょうが，限定する際に

第 8 章　子どもたち，少年少女たちの社会的世界　289

はお子さんにはっきりと示すことが必要です。相手は驚いた様子をしている，話題を変えようとしている，もしくは恥ずかしくて顔を赤らめているなど，お子さんが口にしていることに対して相手の人が興味をもっていない，不快にすら感じているというサインを，まずはお子さんが読み取れるようにしたうえで，関係修復のためのより適切な話題をいくつか確実に心得ておけるようにしてあげてください。

《クラブ，諸活動，自宅への招待を最大限に生かす方法》
　お子さんの社会的問題に対して確実に取り組むには，他のお子さんたちと一緒の状況にただ入れるだけでは不充分です。本節では，お子さんが同級生の子どもたちと接触できる課外活動に，ただお子さんを入れるだけにとどまらない，もう一歩進んだ提案を中心にお話ししたいと思います。ボーイスカウトやガールスカウトなどの社会的グループはもちろん役立つ可能性がありますが，これらの状況からその効果を引き出すためには，はっきりとした特定の介入を企て，場を構造化していくことが必要です。お子さんが関心をもっていることや才能に関わる活動を中心に展開している社会グループを選んであげるとよいでしょう。そうすればこの経験を楽しいものとすることができるでしょうし，お子さんと趣味を共にする人たちの中ならお子さんも受け入れられ，評価してもらえるでしょうから，よりいっそう効果も増すのではないでしょうか。多くのコミュニティには，お子さんが興味を引かれるような，コンピュータ，読書，もしくは科学クラブがあります。みなさんの地区に大学があるようでしたら，若者向けの講座を行なっていないかどうか尋ねてみてはいかがでしょう。大学の講座でも同じようなテーマを中心に行なっていることが多いからです。
　アスペルガー症候群や高機能自閉症のある子どもたちにとって，演劇クラブも非常に有効となるはずです。お子さんは最初のうちこそは照れてしまったり，そのようなグループを試すのを嫌がったりするかもしれませんが，得られるものはかなり大きいはずです。結局のところ，ある特定の社

会的状況でいったい何を言うべきか，どのような行動をすべきか，声の調子，顔の表情はどうすべきかを人からあれこれ言われるよりも，実際に行動に表わすこと，そのほうが大切なのではないでしょうか？　私たちはこれまでに，高機能自閉症やアスペルガー症候群のある子どもたちが何人か演劇クラブで見事に演じている姿を目にしてきました。

　面と向き合ってのやりとりの代わりとしては充分とは言えないかもしれませんが，インターネットのチャットルームも，アスペルガー症候群や高機能自閉症のある比較的年齢が上の成熟した子ども，青年期の若者，大人たちにとっては，友情を築き，会話を練習するすばらしい場を提供してくれます。このようなチャットルームで思い浮かぶのは，匿名性です。さらに直に顔を突き合せなくてもよいということが，アスペルガー症候群や高機能自閉症のある人たちの不安を軽くしてくれるに違いありません。また，その多くが共通の関心をはっきりと明示し，それを中心に構成されているということからも，効果が期待できると思います。チャットルームは，お子さんに会話の練習を可能にさせてくれることに加え，他の人々の会話を観察することを通し，社会的やりとりの模範を得る機会も提供してくれます。チャットルームは，自分の意見を提示し，そのフィードバックを得たり，「現実世界」の社会的経験やつらい出来事をごくごく普通の誰にでもあることとしていくための広報の場をも提供してくれます。自閉症スペクトラム障害と彼らを心配する人たちのために特に設けられたインターネット・チャットルームもあります。ただし，ひとつ心に留めておいてほしいことは，チャットルームの匿名性の陰には，お子さんがやりとりしている相手の人について，ほとんど何もわかっていないという面があるということです。したがって，これらの形で築かれる友情には，ご両親方がきちんとかかわり，個人的な情報を伝えることに潜む危険性をお子さんに明確に伝えておくことが必要です。

　適切に状況を整えることができるようなら，アスペルガー症候群や高機能自閉症のある幼い子どもたちに「お招き会（play date）」（訳注：親同士が

取り決めて子ども同士を遊ばせる約束）を体験させ，これをすばらしい学習経験とするようご両親が手を貸してあげてもよいでしょう。ただし，ただ他のお子さんを遊びに招待するだけで終わってしまってはいけません。みなさんのお子さんとお友だちが一緒に行なうことのできる活動を，みなさん方ご両親が選んであげることが重要です。子どもたち自身で何か互いに関わり合えるようなことを考え出せるだろうと，彼らの能力を当てにしてはいけません。ただ隣同士で並んで座り，ずっとテレビゲームをして終わってしまうだけになりがちな子どもが多いのです。チェスなどのボードゲームをする，簡単な料理を作ってみる，もしくは絵を描いたり工作をしたりするなど，ある程度互いとの関わり合いが求められる活動を選んであげるとよいでしょう。そして，一方の子どもには小麦粉を，もう一方の子どもには計量カップを手渡すようにする，もしくはそれぞれの子どもが互いに相手のためにクッキーの飾り付けをするなど，具体的な社会的関わりの機会をその活動の中にうまく組み込むのです。こうすることで，お子さんは人に何かを要請し，物事を分かち合って交替で行なう，そして釣り合いの取れた物事の見方をするための練習の機会を得られます。必ず心がけていただきたいことは，その活動がお子さんたち双方にとって興味のあるものであること，と同時に，最初はまずご両親やきょうだいと一緒にそのゲームをしたりレシピを作ってみるなどして，その活動を行なうのに必要な方法をお子さんが事前に理解しておくようにすることです。ゲームのルールを覚えるということをお招き会の一環としてはいけません。お招き会は，あくまで人づきあいであり，単純なものであるべきです。つまり，お子さんがすでに習得した技能を用い，それらを今，同級生のお友だちと一緒に使うようにするということです。お子さんたちが遊んでいる間，ご両親もその大半の時間を一緒に付き添い，両方の子どもに対し，交替でやる，分かち合う，互いに譲り合う，などのやりとりを促し，経験させることが必要かもしれません。また，何か目にみえる形のものを使うと，やりとりを構造化するのに効果があるかもしれません（順番を示すための回転ボールや，

料理の材料をすべて絵で示したレシピ,ゲームのルールを書いたリストなど)。ご両親が手を貸し,そばに付いて随時見守っていくことを徐々に減らしていき,最終的には大人の手助けなしで子どもたちが一緒に遊べるようにすることが目標です。こうなるまでにはかなり時間がかかるかもしれませんが,ただ同級生のお友だちを自宅に招いただけの場合よりも,最初はご両親がお膳立てして場を整えてあげたほうが,結局,最後はそうなる確率が高いと思います。

　心に留めておいていただきたいのは,ほとんどの子どもたちにとって——一般的なお子さんも含めて——自宅にお友だちを招いて楽しく遊ぶためには,周りの大人が教え,場を整えてあげることがかなり必要だということです。口喧嘩することや,他人との分かち合いや折り合いがむずかしいのは,子どもたちの社会的な発達の本質的な部分と言えます。

《社会生活に役立つためのスクリプト》
　社会生活スクリプトというのは,よくある社会的状況で,何をし,何を言ったらよいかのきっかけや手引きを書き記したものにすぎません。そのようなものを使うことを意識していないかもしれませんが,たいていの人はさまざまな社会的スクリプトを利用して,特定の社会的状況に遭遇した際に自分の行動のレパートリーとしているのです。たとえば,誰か新しい人に会ったときには何をし,何を言ったらよいのかは,私たちの誰もが一般的に知っています。手を差し出し,こんにちはと声をかける,そして自己紹介をし相手の名前を尋ねる,などです。レストランで料理を注文したり,電話に出たりするときなどにも,かなり一貫した社会生活スクリプトを使っている人が多いでしょう。しかしながら,アスペルガー症候群や高機能自閉症のある人たちの場合,たいていまだそのような社会生活スクリプトを自分の中にもっていなかったり利用できなかったりします。したがって,高機能自閉症やアスペルガー症候群のある人たちの一般的な学習の仕方(手がかりなるものを書き記すほか,視覚的な構造を用いるなど)

第8章　子どもたち，少年少女たちの社会的世界　293

を反映したようなスクリプトを与えてあげると，非常に役立つでしょう。アスペルガー症候群や高機能自閉症のある子どもたちは，典型的には優れた記憶力をもっていますが，このようなお子さんなら，おそらくスクリプトの内容を記憶してしまうでしょうから，指示を書き記しても，最終的にはそれなしで済ませることができるようになると思います。スクリプトを書くのは難しくありません。お子さんの身になり，その状況でみなさん（もしくはお子さん）が用いるだろうスクリプトを書き記すだけでよいのです。

　クリントは，職場で知り合ったある女性を教会のダンスパーティに誘いたくてたまりませんでした。しかし彼女に電話をするのが心配でならなかったのです。彼の父親は，かつて自分が若かった頃，女性にデートの電話をかけるのに四苦八苦したことをしみじみと思い出し，クリントに，言うべき重要な事柄の概要を記した「電話スクリプト」を使ってみてはどうかと提案しました。クリントは恐る恐る承知しました。そこで彼の父親は，次のようなスクリプトを書き出したのです。
　「もしもし，シンディさんはいらっしゃいますか？」（こちらが誰か，彼女がちゃんと理解したことが確認できるまで待つ）「今ちょっと話をしてもいいかな？」
　ノーの場合：「いつ電話をかけ直したらいい？」（返事を待つ）「わかった。じゃあ明日，会社でね。さようなら」
　イエスの場合：「今週の土曜日の晩，教会でダンスパーティがあるんだよ。もし君が暇なら行かないかなと思って」
　ノーの場合：「いやあ，残念だな。じゃあ，週末明けならどうかな。何か別のことしない？　たとえば映画とか，どう？」
　イエスの場合：「本当，嬉しいな。僕の父が車で送ってくれることになってるんだ。7時に迎えに行くよ。君の住所はどこ？」

このような感じです。他にも，ご両親がお子さんに与えられるスクリプトの例としては，不確かなことの示し方，助けの求め方，もしくはお店での買い物の仕方などがあるでしょう。大切なことは，お子さんが実際に人前でそれらのスクリプトを用いるまでに，何回かご両親がお子さんと一緒に練習してあげることです。スクリプトによるやりとりをビデオテープに撮り，後で見直すようにすれば，その絶大な効果を再度確認することができます。

《社会生活技能のためのゲーム》
　インディアナ州出身の行動教育コンサルタント (behavioral and educational consultant) であるスタイン・レヴィは，アスペルガー症候群や高機能自閉症のある子どもたちにさまざまな社会生活技能を教えるためのゲームを開発しました。このゲームは非常に簡単ですので，ご両親が自宅で活用できるよう手を加えることも可能です。キャンディランド（訳注：ボードゲームのひとつ）やモノポリーに似たゲームボードを使い，升目に沿って各コマを進んでいきます。ゲームの進行には色分けされたカードを使います。色分けされた各カードには，社会生活技能も含め，競技者にさまざまな事柄をするよう指示が書かれています。たとえば青色のカードには，何か楽しいことをするよう指示されています（「おかしな顔をする」「ジャンプを2回する」「おなかを擦りながら，手のひらで自分の頭をポンポンと軽く叩く」）。黄色のカードはゲームの中で相手に不意打ちをかけるのに使います（「もう一回」「2コマ戻る」）。また，緑色のカードはお子さんが特に関心をもっていることに関係したこと（「植物の名前を5つ挙げる」「クウェートの首都はどこでしょう？」など）にしてもよいですし，他の何かおもしろい話題（「あなたの大好きなテレビ番組は？」「犬を飼っている人は誰でしょう？」）などでも結構です。どれかひとつ，赤でもよいのですが，この色をゲームの核心とします。この色が出されたら，お子さんは何らかの社会生活技能を行なう，もしくは社会的判断をしなければなりません

(たとえば「あなたはビデオをみたいのですが，お母さんはダメと言います。あなたはどうしたらよいでしょう？」「食料雑貨店でクラスメートに会い，こんにちはと挨拶をされました。何と言って返事をしたらよいですか？」「誰かにからかわれたらどうしたらよいでしょう。ふたつ挙げてください」「ゲームの相手に今日一日どうだったか尋ねてみましょう」など)。赤色のカードは，お子さんに社会的な決まりごとやスクリプトを練習させてくれるものです。赤色のカードに書かれた社会的質問に対するお子さんの回答は，後で見直すためにノートに控えておきます。また，お子さんの視覚的能力を活かせるような社会生活技能をもっと別の方法で教えていくなど，必要な場合には，より効果的またはより受け入れられやすい方法を楽しみながら促していってもよいでしょう。

《ソーシャル・ストーリー》

　ソーシャル・ストーリーというのは，社会的状況に関する情報を文字で，ときにはイラストで示した物語です。これは，ミシガン公立学校制度の教育コンサルタントであるキャロル・グレイによって開発されました。これらは社会生活スクリプトとは異なり，指導的な色合いがかなり薄いものです。何をし，何を言うべきかをただ教えるのではなく，その代わりに，ある種の社会的手がかりや他の人々の動機，期待に光を当てながら，社会的状況を左右する重要な手がかりに関する情報を与えていきます。最も重要なことは，ソーシャル・ストーリーでは，ああしなさい，こう言いなさいと言われたことを，なぜ子どもが言ったりしたりしなければならないかということに論理的根拠を与えているということです。キャロル・グレイはこのような正当化の必要性を，次のような例を挙げて説明しています。もし誰かに部屋の隅で逆立ちをしなさいと言われたら，私たちはそれを拒否するか，あるいはとにかく一回，(ただしその相手が促し，みている間)相手の言うとおりにし，その後はもう二度としないかのどちらかでしょう。どうしてでしょう？　なぜなら，そのような行動は，その特定の状況では

何の意味もないからです。これはアスペルガー症候群や高機能自閉症のある子どもたちにとってもほぼ同じことです——私たちは，彼らにとってみればまったく異質に思われることを，言ったりしたりするよう彼らに求めているのかもしれないのです。したがって，私たちがわが子にある特定の社会的行動を日頃から行なうよう求めたいのなら，それらの行動の背景にある理由を示すことが私たちの義務だということです。実際，グレイ氏は（および多くの研究者も確信していることですが）このように，どうしてそうしなければならないのかという社会的行動の「なぜ」を理解していないことが，自閉症スペクトラム障害に関する数々の困難の中心にあるのではないかと示唆しています。

　グレイ氏は，効果的なソーシャル・ストーリーを執筆するためのルールを非常に具体的に概説しています。たとえば，ソーシャル・ストーリーでは命令的な言い方をする（何をし，何を言うべきかを子どもに指示する）のではなく，もっとためになる情報を与えるような言い方をする（社会的な手がかりや理由を説明する），指示を与える場合は肯定的に述べる（「これをしてダメ」ではなく「これをしよう」）などです。このようなソーシャル・ストーリーはご家庭でご両親方によって広く用いられていますし，考えるのもさほど難しくはないと思います。ここでは，お子さんが学校の食堂での適切な行動を身につけられるようにつくられたソーシャル・ストーリーの例をひとつ紹介することにしましょう。

　　トレーシーは高機能自閉症と診断された9歳の女の子です。彼女は昼食の状況における数多くの場面で問題を抱えていました。まずひとつ，彼女は一列に並んで待つのが嫌いでした。そしてデザートだけを食べたがりましたし，自分の昼食カードに会計の印の穴をあけられると声をあげて泣き，癇癪を起こしました。そこで，彼女の両親が書いたソーシャル・ストーリーは，彼女はなぜこれらのことをする必要があるのかということを理解させるのに力を発揮したのです。しかも彼女は，このストーリーから自分

◆ 学校の食堂での食事 ◆

- 昼食の時間です。私の先生はクラスの子どもたちに，さあ食堂へ行く時間ですよ，と言います。
- 私は他の子どもたちと一緒に食堂へ行きます。ゆっくりと歩くようにします。
- 私は一列に並んで，料理を待たなくていけません。私は自分の昼食をもらえる順番を待ちます。他のお友だちの前に無理やり割り込んだら，みんなに嫌われてしまいます。私は他のお友だちに好かれたいと思います。
- カウンターの女の人はとても親切です。何がほしい？ と私に聞いてくれます。私はメインのおかずと野菜，デザート，そして飲み物を選びます。私がそれぞれの料理を示すと，カウンターの女の人がそれをお盆に載せてくれます。
- 私はデザートをひとつ食べることができます。私はデザートを食べすぎると気持ちが悪くなってしまうかもしれません。
- 私は食堂の女の人に「ありがとう」とお礼を言います。
- 私は自分のお盆を列の端まで押していって，昼食カードをレジの人に渡します。レジの人がそのカードにパンチで穴をあけてくれます。この穴は，昼食のお金を払いましたという印です。

が従うべき明確な規則をいくつか具体的に得ることもできました。彼女の学校の先生は，このソーシャル・ストーリーから個々の提示項目を単発的に抜き出し，それをそれぞれ別々の紙に書き出しました。そして各ページにイラストを入れるためにトレーシーに絵を描かせ，それを昼食のときに彼女が自分のお盆に載せて持ち運べるようにしてくれました。この介入は，トレーシーの食堂での行動を変えるのに大いに威力を発揮し，彼女の癇癪はほとんどたちどころに，しかも劇的に減少しました。そこでトレーシー

の両親は，彼女の生まれたばかりの弟に優しくする，シャワーを浴びる，食事の決まった日課に従う，ユダヤ教の集会ではじっとして座っている，商店街のエスカレーターに乗るなど，他の多くの困難な社会的状況で彼女が行動の仕方を理解できるよう，次々とソーシャル・ストーリーを作り始めたのです。

ソーシャル・ストーリーは社会的行動の正当性を説明するだけでなく，非常に視覚的に構成されているという点でも有効であると考えられます。これらは，お子さんが思い出したり忘れないようにするきっかけを実際に書き記した形で与えてくれるのです。教室での適切な行動（手を挙げる，一列に並んで待つ，時間割の変更にうまく対処するなど）を思い出すことができるよう，ソーシャル・ストーリーを索引カードに書いて，お子さんの机にテープで貼っておいてもよいでしょう。自分のソーシャル・ストーリーをノートに整理して，家族と一緒に繰り返し読み直したり，もはや必要なくなったものを自分の進歩の証拠としてとっておいて楽しんでいるお子さんも多数います。

《生活を物語る》

ソーシャル・ストーリーの最終的な目標は，社会的手がかりを説明し，ある種の社会的行動がお子さんにとってどうしてそれほど大切であるのか，その重要性を正当化することです。この目標を達成する方法は他にもいくつかあります。そのひとつが「生活を物語る（narrating life）」と呼ばれるテクニックです。これは，UCLA のソーシャルワーカーで，アスペルガー症候群や高機能自閉症のある人の援助を専門とするリンダ・アンドロンによって開発されました。カンザス大学メディカルセンターの教授であるブレンダ・スミス・マイルズ博士は，このアプローチを「考えごとをそのまま声に出すこと（thinking out loud）」と呼んでいます。これらの名称からもおわりのように，このテクニックでは，自分の行動や思考過程を

連続的に解説しながら語っていきます。たとえば今自分は何をしているのか，どのように決断を下そうとしているか，なぜ他ではなくその特定の行動を選ぼうとしているのか，およびどのような手がかりに着目しているのかを口頭で説明するのです。このテクニックはソーシャル・ストーリーとかなりよく似ていますが，視覚的ではありませんし，具体的に形があるものでもありません。ということは，お子さんによってはさほど有効でないこともあるということになるでしょうが，信じられないほど簡単に実行でき，どこでもいつでも利用できるという点がその魅力と言えます。

　セスの母親は食料雑貨店に行った際，その過程のひとつひとつの段階を実際に行なってみせながら，彼に声に出して話しかけました。あるメーカーのスープを選びながら彼女は言いました。「ママね，今日はこのメーカーのものを買おうと思うの。うちではもうずいぶん長い間，別のメーカーのものを飲んできたから，みんな飽きてきていると思うのよね。それに，こっちのスープは売り出し中だからね」。また，特定の品物を探しながら，彼女はやはり声に出して言いました。「ええっと，何かみつからないものがあるときはね，そうそう，ここで働いている人に聞けばいいのよ。名札がついているから，たいてい誰がお店の従業員さんかわかるのよ」。セスの母親はどのレジの列に並べばよいかと選びながら，「このレジ係さんは速そうね。それに彼女の列はすごく短いわ。ほら，彼女はみんなににこにこ微笑みかけているでしょう。だから親切そうにみえるのよね」と言いました。そして列に並んで待ちながらセスに言いました。「ときどきね，こんなに長い列で待っているのは大変だなあって思うこともあるわ。でもね，無理やり前に押し進んだりするのは失礼よ。ママがもしそんなことをしたら，他の人はママにすっごく怒ると思うわ。それにね，待っている間にレジの隣に置いてある雑誌をみたりすることもできるのよ」。それからお財布を開けながら言いました。「お店を出る前に，これらのものすべてにお金を支払わなくちゃいけないの。もしお金が足らないようだったら，

小切手やクレジットカードを使って払ってもいいのよ」。そして一緒にお店を出ながら母親はセスに言いました。「あのレジ係りさんは本当に親切だったわね。実はね，ママはいつもあのレジ係りさんとおしゃべりするのが好きなの。何を話したらいいんだろうって，何も思い浮かばないこともあるんだけど，そんなときはね，お天気のことを話すようにしているの」

《友好関係ファイル》

Asperger's Syndrome: A Guide for Parents and Professionals（邦題：『ガイドブック アスペルガー症候群―親と専門家のために―』東京書籍，1999.）の著者トニー・アトウッドは，お子さんが同級生の友だちに関連がある情報を索引カードに書いて整理しておけるよう手を貸してあげることを提案しています。このような形式で他のお子さんたちの性質や興味のあること，好きな活動についての情報を保存しておくと，お子さんが情報を思い出しやすいですし，お友だちとのやりとりをより具体的に準備することができます。そこで，お子さんが次の点についてカードをうまく利用できるよう，手伝ってあげてください。

- 会話の適切な話題を選ぶ。
- 他の人々を誉める（相手の性質についての知識を生かして）。
- 友だちが楽しめそうな活動を選ぶ。

友好関係ファイルは，このように友だち関係の促進に役立つだけでなく，もっと大きな意味で，相手の関心に合わせて活動を作り上げていくことなど，釣り合いの取れた見方をするという重要な技能をお子さんに教えてくれるのです。

《仲間による指導》

社会生活技能を教えるのに使われる，かなり異なったタイプの方法に，

「仲間の仲介（peer mediation）」と私たちが呼んでいるものがあります。これは「一般的な」（アスペルガー症候群や高機能自閉症ではない）同年齢の子どもたちが，より自然な状況でアスペルガー症候群や高機能自閉症のある子どもたち，もしくは10代の少年少女たちと触れ合うようにするものです。ただし，ただ彼らをお互いに接近した環境の中に入れるだけでは充分ではないでしょう（お子さんが普通学級に通っていれば，このような環境はすでに学校で経験しているはずですし，それでもまだお子さんは社会的な困難を抱えているのですから）。そうではなくて，この方法では一般的な発達をしている友だちに，アスペルガー症候群や高機能自閉症のある子どもたちと率先してやりとりをし，社会的な反応を促し，フィードバックを与えるとともに，彼らを支えていく方法を，はっきりとした形で指導するのです。このような友だちによる介入は学校で行なわれることが多いですが，クリニックや地域で実行することも可能です——家庭でも利用できるよう一部手を加えられたりもしています（以下をご参照ください）。このアプローチの先駆者は，ストレイン博士，オドム博士，およびゴールドスタイン博士です。

　ある仲間を仲介者としたアプローチでは，小学校の1クラスの子どもたち全員（たまたまその中に高機能自閉症のある子がひとり含まれていました）に，「仲良しになるコツ」が教えられました。このコツとは，指定されたパートナーのそばにいる，一緒に遊ぶ，そしてそのお友だちに話しかける，というものでした。「仲良しタイム」（たいてい自由遊びか休憩時間）の間，子どもたちは同じクラスの別の子どもとペアになり，「一緒にいる，遊ぶ，話す」ことを教えられました。一日ごとに仲良しペアは規則的に交替し，そうすることで，すべての子どもが高機能自閉症のある子どもとペアになるようにし，多くのお友だちを通じて社会生活技能を普遍化していけるよう促したのです。

　ミシガン大学の研究者であるキャサリン・ロード博士は，アスペルガー症候群や高機能自閉症のある，より年齢が上の子どもたちや青年期の人た

ち向けに，これらの原則を一部作り変えました。博士の方法では，高機能自閉症もしくはアスペルガー症候群のある子どもたちと触れ合うための簡単なガイドラインとして，彼らの傍にいる，彼らの活動に加わる，コメントをする，たとえ些細な触れ合い行動でも誉めてあげる，そして諦めないことなど，いくつかの点を仲間の子どもたちに示します。一般的な発達をしている子どもたちには，自閉症についての一般的な情報を伝えます。また，彼らにはアスペルガー症候群や高機能自閉症のある子どもとの関わり方についていくつかヒントを得てもらうために，起こり得る可能性のある状況（たとえばアスペルガー症候群や高機能自閉症のある子どもが仲間を無視する，爬虫類など特定の話題について延々と話し続ける）について役割練習をしてもらいます。しかしながら，これ以後は，大人が治療者として関与したり，アスペルガー症候群や高機能自閉症のある子どもたちと直接関わることはしません。代わりに仲間たちに動いてもらい，彼らとの触れ合いに任せるのです。治療者は補助や促進のためにその場にとどまり，必要な場合にはアスペルガー症候群や高機能自閉症のある子どもを守ることもしますが，仲間を通して改善していけるよう取り計らい，自らは「橋渡しする者」として効果的に控えに回るようにします。

　仲間の仲介によるアプローチの明らかな効果については，研究調査からも実証されています。ある調査によれば，幼稚園の教室で仲間の介入を試みた後，物事を尋ねる，相手の子どもの関心を引く，順番を待つ，およびアイ・コンタクトを図る率が2，3倍に増大したことが明らかにされています。また，アスペルガー症候群や高機能自閉症のある子どもたちが新しい技能を他の状況に一般化し，時間を経てもそれらの技能をよく維持していることも明らかなようです。これはおそらく大人の治療者から新しく学んだ社会生活技能を，同年齢の典型的な子どもたちに転換する必要が省かれるからではないかと思います。

　みなさんもお子さんの学校で，このようなお友だちによる介入を快く何らかの形で教室で実施してもらえるかどうか，学校側に働きかけてみたい

と思われるかもしれません。また、このアプローチに手を加え、きょうだいや近所のお子さんたちに、お友だちのような先生役をしてもらうようにして、ご自宅でも利用できるようにしたいと思われるかもしれません。そのような場合、必ず前もって、その「仲間」役のお子さんたちに、それなりの心の準備と指導をすることを徹底してください。ご両親なら、お子さん特有の癖や社会的な困難をよくご存知でしょうから、起こり得る可能性のある問題を友だちにも心得ておいてもらうようにし、その対処法を役割練習してみるとよいでしょう。また、お子さんとのやりとりの仕方を示したルールをいくつかお友だちに伝えておくとよいでしょう（たとえば、ジョン君のそばにいてあげる、一緒に遊ぶようにし続ける、そして彼が独り言を言っていても無視するなど）。先に、お招き会の計画について説明したこととほぼ同様ですが、最初は子どもたちのやりとりをご両親もそばについて見守っていてあげてください。

《友だちの輪》

　これは、友だちがあまりいない子どもたちが、グループの一員になり、社会的な活動に加わるのを助けるために企図された活動です。教室もしくはその他の自然な集団環境（たとえば、ボーイスカウトやガールスカウトのキャンプや宗教教室）で実施するのが最適でしょう。問題のある子どもを中心にし、内側の円には家族が並びます。次の円にはその子どもを支える他の人たち（学校の先生、治療者、聖職者）、そして外側の円には、友だちがぐるりと周りを取り囲むようにして並びます。このようにして同心円的な円から成る社会的な「地図」を作成するのです。教室ではまず、子どもたち数人について、先生が友だちの輪を作ります。その後で、アスペルガー症候群や高機能自閉症のある子どもにもこの輪を作ります。アスペルガー症候群や高機能自閉症ではない子どもたちの円と比べて、アスペルガー症候群や高機能自閉症のある子どもの輪は、外側の円に並ぶ友だちの数が明らかに少ないこと、ひょっとしたら誰もいないかもしれないことが

すぐに明らかになるでしょう。そこで先生は，アスペルガー症候群や高機能自閉症のある子どもの輪に入ってくれる人を募ります。これらの志願者には，アスペルガー症候群や高機能自閉症のある子どもが教室に入ってきたときに挨拶をするといったことから，遊びの仲間に入れる，運動場で話をする，さらに，お昼時間には一緒に座ってあげるなど，さまざまな役割が割り当てられます。友だちの輪がうまくいくためには，「友だちに立候補してくれた子どもたち」を注意深く見守っていくことが必要です。事前指導（先にお話しした社会生活技能グループの中で，仲介役の友だちに対して行なったのとほぼ同様です）が不可欠です。自閉症についての基本的な事柄，その子どもに関わるための助言，ちょっぴり変わった行動が現われた際の対処の仕方についてのアドバイス，および予想される状況の役割練習を，この事前教育の中で取り上げていきます。そしていったん介入が始まったら，短くても結構ですから，定期的な（週一回）ミーティングが必要です。教室担任もしくは補助の先生，その他の学校職員が，友だち候補の子どもたちと実際に向き合って話し合います。彼らがその週，アスペルガー症候群や高機能自閉症のある子どもをどのように手助けしたか，話を聞いてください。そして生じた問題について話し合うとともに，それらの問題への対処の仕方を役割練習してもよいでしょうし，何かよい対策を提案してもよいでしょう。

　同様の介入は，近所の子どもたちに友だち候補になってもらって，自宅で行なうことも可能です。友だちの輪を自宅で計画する場合も，学校での実施同様，子どもたちと一緒に一丸となって取り組み，彼らに適切な指示とフォローを与えることが大切です。お子さんの友だちにと選んだ子どもたちが，快く積極的に協力してくれ，お子さんに関する情報をしっかり把握しておいてくれるようにすること，それが成功の鍵となるでしょう。

　　ジョセフの母親，リンダは，結束の固い近所の中で，息子さんのための
　　友だちの輪を作ることにしました。彼女はまず，ジョセフとほぼ同じく

いの年齢のお子さんをおもちの近所の人たち3人に声をかけ，この計画について打ち明けました。そして彼らのお子さんが快くジョセフと遊んでくれるかどうか，お子さん方に聞いてみてくれるよう頼みました。8歳のふたりの少年は，ジョセフの友だちの輪に加わることを承知してくれました。彼らは近所に住んでいるのでジョセフのことはすでに知っていましたから，彼の癖についても気づいていました。リンダは，アスペルガー症候群についての詳細をさらに詳しく彼らに説明することにしました。彼女は，ジョセフがとても利口であることを強調し，彼の生まれながらの才能や特別な技能について，すべて彼らに話しました。と同時に，彼がときどき何について話をしたらよいか，いつ話し終わったらよいのか，わからなくて困ってしまうことがあることも打ち明けました。彼女はこのような状況のいずれかが生じた場合にどうしたらよいのか，その少年たちと一緒に役割練習をしました。たとえば，ジョセフが地理学について話し始めたら，彼女はその少年たちに，「へえ，それはすごくおもしろそうだね。で，君は昨日の夜，ジャズ（訳注：ユタ州のプロバスケットボールチーム）の試合をみたかい？」と言ってくれるよう促しました。また，ジョセフがとりとめもなく話し始めたら，お友だちには人差し指を掲げて，「ねぇ！　僕もちょっと話をしてもいいかな？」と言い，その後うまく会話を方向転換してくれるよう教えたのです。さらに，バスでジョセフと一緒に座る，近所の路地で彼と一緒に自転車に乗る，彼に電話をかけるなど，それぞれの少年に個々の役割をお願いしました。リンダは毎週その少年たちと彼らのお母さん方に電話で進み具合はどうか，何か問題が生じていないか，またはどう対処してよいかわからない状況に直面しなかったかどうか確かめました。リンダはこの少年たちが，心からジョセフと一緒にいることを楽しんでくれるようになってほしいと願っていましたが，それでもやはりビデオ店の商品券を贈ったり，ピザパーラーやゲームセンターに連れ出したりなど，ときどき彼らにお礼をすることで，彼らがジョセフとこのまま遊んでくれるよう励ますことができるのではないかと考えました。これはリンダにとって大変

な負担でしたが，電話がかかってきたときや，自転車に乗ろうと誘われたときのジョセフの嬉しそうな顔をみると，そんな苦労も報われたのでした。

感情を上手に処理する能力を向上させるための対策

　子ども時代に身につけておくべき主要なことのひとつに，感情的な反応を管理できるようにするということがあります。多くのアスペルガー症候群や高機能自閉症のある子どもたちは，情緒面の自己管理の発達が遅れていることから，強い感情に適切に対処できるよう学ぶうえで，特別な助けが必要となる可能性が高いのです。たとえば，よちよち歩きの子どもの大半，幼稚園児の多くは，欲求が満たされなかったり自分の思い通りにならなかったりすると，通常，癇癪を起こすものですが，小学校に入学する頃までには一般的に発達してくる子どもたちのほとんどは，癇癪を起こすこともほとんどもしくはまったくなくなります。その一方で，高機能自閉症やアスペルガー症候群のある子どもたちは，もっと年齢が上がってきても，さらには10代になってでさえも，自分の感情を管理する方法が依然として身についていないために，相変わらず癇癪を起こし続けることが考えられます。明らかに，このような行動は彼らが社会的に順応するうえで助けとはなりません。仲間はずれにされたり，孤立する原因にさえなりかねません。

　感情と上手につきあう最も重要な側面は，自分の身体の内的状態と感情の高まりを示す手がかりに気づくということです。たとえば，人は欲求が満たされないと筋肉の緊張が高まることがあります。血液が顔にどっと流れ込み，エネルギーが一気に湧き上がる感じがするかもしれません。感情の高まりが引き起こすこれらの身体的な影響に気づくことは，自閉症スペクトラム障害のある多くの子どもたちにとっては難しいことなのです。

　アンディのきょうだいたちは近所の商店街へ行くのが大好きで，連れて

行ってとせがんでは母親を困らせることがよくありました。そんなとき，母親は板ばさみになったような気持ちになりました。というのも，アンディは高機能自閉症と診断された男の子なのですが，彼はかつてその商店街でかなり大変な思いをしたことがあったからです。彼も最初は楽しそうにしていたのですが，キラキラと光り輝く灯りや音にどうにも身動きができなくなり，あっという間にブレーキがきかなくなってしまったのです。どうにも止まらないといった様子で，クスクス笑い出し，あちらこちらをメチャクチャにしながら駆け回ったうえ，他の子どもたちに掴みかかりました。せっかくのお出かけも，必ず最後は涙で終わりました。関係した者全員にとって災難のように感じられたのです。

　ティムはアスペルガー症候群のある10代の少年です。彼は才能に恵まれた学生でした。数学の点数は彼の学年のレベルをはるかに超えていたにもかかわらず，いくつかの落第点を取ったことがありました。彼はちょっとした欲求不満にも耐えられず，鉛筆を削らなくてはならないと思いついたときや，先生にすぐ助けてもらえないといったとき，たびたびクラスで怒鳴り散らしました。彼は自分の身体の中で湧き上がってくる緊張感を把握することができず，緊張がもはや彼の中にとどまりきれなくなり，物理的に一気に爆発してはじめて自分の感情に気づくようです。しかしその時点ではもうすでに時遅く，彼は本やプリントを床に投げつけ，「もうたくさんだ！」と怒鳴ったかと思うと，教室からドスドスと出て行ってしまうのです。他の生徒たちはそんな様子をじっとみつめ，ヒソヒソ声でささやき，そしてクスクスと笑い始めるのでした。

　このふたつの例をみてわかるのは，湧き上がってくる感情のレベルを把握できず，結果として社会的困難に遭遇してしまう子どもたちの姿です。しかし，このような子どもたちが自分の感情をよりよく管理できるよう助けていくために，ご両親が用いることができる方法がいくつかあります。

ひとつは，お子さんが自分の感情を言葉で表現するよう促していくことです。幼稚園児たちの癇癪が一気にその姿を消すのは，彼らが言葉で表現することができるようになるときとぴったり重なります。したがって，まずは，喜び，怒り，もしくは悲しみなど，お子さんが何らかの感情を感じ始めたら，それに着目するよう教えることから始めます。その後，お子さんに代わって，これらの感情状態に名前をつけ，お子さんにそれらを言葉で表現するよう促していくのです（たとえば，「僕，怒った気持ちを感じる！」）。お子さんが何か目にみえる形の手がかりを必要としているときには，いくつかの感情を紙に書いて説明したものなどを用意してあげると，お子さんが自分の感情状態を理解するのに役立つでしょう。

　そうしてお子さんが自分の感情を言葉もしくは絵で表現するようになったうえで，次に感情的に湧き上がってくる状態に対処する方法を教えていきます。はじめのうちはご両親からいくつかの方法を提案してあげても結構ですし，場合によっては対処法を一覧表に示してあげてもよいのではないでしょうか。たとえば，「失敗して困っちゃったと思ったら，助けてって言ってもいいし，ちょっと休憩させてってお願いしてみてもいいんじゃないかな。新しい問題にどんどん進んでいったって，もちろん構わないのよ」と言ってあげるとよいかもしれません。しかし最終的には，お子さんが自分自身で解決策を考え出せるようにする必要があるでしょう。ご両親が与えた対策に代わる方法を，自分でももっと考えていけるよう促してあげてください（「失敗しちゃったときには他にどんなことができるかな？」など）。

　しかしながら，ときどきお子さんがあまりに激しい精神状態に陥り，自分の感情やその対処法について話し合うよりまず先に，気持ちを静めるテクニックが必要となることもあります。このようなときにしばしば力を発揮するのが漸進的リラクゼーション（progressive relaxation）と呼ばれるテクニックです。まずは，お子さんをうつぶせに横たわらせ，深呼吸をさせます。そして言葉で指示を与えながら，つま先から頭まで，筋肉を順々

に緊張させ（息を吸い込みながら），そして次に緊張させた筋肉をリラックスさせていく（息を吐きながら）ようにします。お子さんがこの手順を心地よく感じられるようになってきたら，今度は強いストレスを感じる環境でこれを使えるよう全身の筋肉をすばやく微妙に緊張させ，そしてリラックスするよう教えていきます。この即効的なリラックス・テクニックには追加的な効果もあります。それは，これを覚えていく過程で，お子さんが緊張やリラックスに関連した身体の状態をよりよく認識できるようになるということです。お子さんを落ち着かせるためのもうひとつの方法は，音楽を聴く（ポータブルCDプレーヤーなどが便利です），ガムを噛む，絵を描く，背中をさすってもらう，もしくは柔らかい毛布や大好きなペットのふわふわの毛など，気持ちが和らぐものについて考えるなど，リラックスできる活動を行なうことです。さほど直接的ではありませんが，お子さんが感情が噴き出してしまうかもしれないと自覚した時点で助けを求めるようにさせてもよいでしょうし，その状況から離れるよう教えてもよいでしょう。先ほどご紹介したティムの場合は，思うようにならない憤りを感じたら，2分間，教室を出てもよいという許可を先生からもらえるようにすると効果的かもしれません。ご両親や学校の先生方は，お子さんがちょっと一息つくことができる場所や計画をはっきりと指定し，ひとりになる時間を必要としていることを他の人に知らせるために，何か特定の合図もしくは「休憩カード」を渡してあげるようにすることで，この方法を促すことができます。アスペルガー症候群や高機能自閉症のあるお子さんにとっては，このような選択肢もあるということを知っているだけでも心強いのではないでしょうか。感情のコントロールを学び，維持していくためには，これらの方法をいくつか組み合わせて用いると，たいていのお子さんによい効果が得られるでしょう。

からかいやいじめへの対処

　アスペルガー症候群や高機能自閉症のある子どもたちや少年少女たちの多くは，学校でからかわれたり，けなされたり，いじめられたりしています。先にご説明した仲間を媒介としたアプローチは，同級生の子どもたちからの受け入れを促すことにより，いじめられるというアスペルガー症候群や高機能自閉症のある子どもたちにとってはよくある生活の1コマになりかねない事態を減らすことができるかもしれません。親しいお友だちは，昼食や休憩時間など，学校の一日における自由な時間のとき，高機能自閉症やアスペルガー症候群のある子どもたちにとって特に頼もしい存在です。グループの一員である（ただ誰かとふたりで一緒にいるというだけでも）子どもがいじめのターゲットとなることは滅多にないということは，充分立証されていることです。ひとりぼっちで，したがって弱い立場にいる子どもが追いかけられたりしがちなのです。

　他にもいくつか，明らかにからかいやいじめの発生を抑えるのに効果があるテクニックがあります。先の，仲間の仲介プログラムで用いられたものとよく似ていますが，クラスメートに自閉症に関する情報を伝え，アスペルガー症候群や高機能自閉症のある子どもたちと一般的な子どもたちが定期的に触れ合う機会を作るといったアプローチが多くあります。一方，断固とした態度をとれるような訓練や，いじめに屈しないための特別なテクニック，たとえば助けを求める，信頼できる先生や安全な場所をみつける，無視して立ち去る，ユーモアで切り返すなど，子どもに教えることをプログラムの一環としているものもあります。お子さんがいじめに遭っていることが疑われる何らかの根拠がある場合は，ただちにお子さんの学校の先生と校長先生に連絡をとってください。何をおいても最も重要なことは，お子さんを守ること，つまり，さまざまな状況に対処するための特定の計画について，まずは要点を説明し，学校のあちこちに「安全」地帯を

設けること，そして，いじめが発生する可能性がある，比較的雑然とした活動や状況への監視を強めるということです。いじめを食い止め，すべての子どもたちにとって安全な環境を作るために学校やご両親が活用できるさまざまなプログラムがあります。最近多発している校内暴力に対し，これらのプログラムをすでに実施している学校も多数あります（このような暴力にアスペルガー症候群や高機能自閉症のある生徒が巻き込まれたということは，まだひとつもありませんが，実際このアスペルガー症候群や高機能自閉症のある生徒のうち，およそ3分の2の子どもたちがいじめられたり，からかわれたりしていることは確かなのです）。

　典型的ないじめられっ子は，友だちも，その他の支えてくれる人もほとんどなく，不安で落ち着かず，社会的に「路頭に迷って」います。また，子どもはどこか人と違ったところがあるという理由によって，いじめの対象となることがあります。みなさんのお子さんの場合はおそらくこのケースである可能性が高いでしょう。先に説明した，学校を基盤とした解決方法に加え，お子さんが自分自身の個性に誇りをもてるようにすることで，いじめに対してより対抗できるよう力を貸してあげることができます。ブレントは，高機能自閉症のある10歳の少年です。あるとき彼は学校の運動場で，「ばい菌野郎」といって冷やかされていました（彼がウイルスや細菌に興味をもっていたからです）。後に学校の先生から聞いた話では，このときブレントはくるりと振り返り，こう言ったのだそうです。「あのね，僕がばい菌を好きなのは自閉症だからなんだよ。だから僕は，君よりもずっとずっと本を読んだり，テレビゲームをするのがうまいんだ」。実をいうと，ブレントは自閉症のこのような特別な長所を強調する社会生活技能グループに参加していたのです。そのいじめっ子は唖然として立ち去りました。

　手をパタパタさせたり独り言を言ったり騒いだりといった一風変わった行動が，お子さんがからかわれる主な原因であることが明らかなようなら，お子さん自身がそれらの行動をもっと自覚できるように努めることで，他

の人や同級生の子どもたちが周りにいるときに，そのような行動を起こすのを減らすようにすることもできるでしょう。お子さんの様子をビデオテープに撮り，実際にお子さんがそうしている姿をみせることで，お子さんがその行動を確実に認識できるよう教えていくという方法もあります。また，お子さんがその行動を自覚するようになったら，今度は徐々にそのような行動を減らしていくために，何かご褒美をあげるルール（第4章で紹介した自己管理プログラムとほぼ同じです）を始めてみてはいかがでしょう。そのような風変わりな行動が興奮の表現であったり，退屈を紛らわすなど，何か特別な役割を担っている場合には，第6章で紹介したように，それに代わるもっと適切な行動——手をパタパタさせるのではなく拍手をする，妙に騒ぎ立てるのではなく「おお，やったー！」と言う——を教えてあげるようにするとよいでしょう。

　お子さんが自分の個性，特にからかわれる原因となりがちな面について自覚できるよう促すためには，お子さんの診断について隠すことなく話し合うという方法も考えられます。ご両親は，可能なかぎりいつでもお子さんだけにある長所や特にすばらしい面を強調しながら，自閉症スペクトラム障害の基本的な特徴についてお子さんと話し合うことができるはずです。話しているうちに，自閉症スペクトラム障害に関連する風変わりな行動や，それでなぜお子さんがからかわれるような目に遭うのかといったことへ話が進む可能性もあるでしょう。人がどうして周りから目立つことになるのか，その様子を説明する際には，ゴリラとフラミンゴの比喩を用いるとわかりやすいかもしれません。「ゴリラ」が目立つのは，彼らが攻撃したり癇癪を起こすなど，かなり目立ったよくない行動を示すからです。一方，「フラミンゴ」の場合は，個性的で魅力的なのですが，なにぶん他の鳥たちとかなり異なっているから目立ってしまうのです。お子さんがもう目立ちたくないなと思うようになるまで，今ご紹介したテクニックを使ってみてはいかがでしょう。お子さんがなぜゴリラや（こちらの場合のほうが多いでしょう）フラミンゴのように周りからみられてしまうのか，そのようにさ

第8章 子どもたち，少年少女たちの社会的世界 313

せている行動をお子さん自身が自覚し，調査できるように力を貸してあげてください。また，お子さんと一緒にアスペルガー症候群や高機能自閉症のある人たちによって書かれた自伝（テンプル・グランディンの *Thinking in Pictures*（『自閉症の才能開発―自閉症と天才をつなぐ環―』）を読んだり，『レインマン』などの映画を観たりすると，より明らかに自閉症やアスペルガー症候群の特徴をお子さんに自覚してもらうことができるでしょう。この他，次の2冊の本もお子さんに自閉症スペクトラム障害を紹介するのに役立つかもしれません。ピーター・ファーミュレン著，*I Am Special* とキャサリン・フェイアティ著，*Asperger's ... What Dose It Mean to Me?* です。

　次章では，自己評価と自己アイデンティティについて説明し，青年期の若者や成人に特有の問題点を取り上げていきたいと思います。

第9章

将来について考える
―青年期後期と成人期における
　アスペルガー症候群と高機能自閉症―

猛り狂う風にも立ち向かい
強烈な嵐をものともせず
絶景の谷を吹きぬけて
ずぶぬれになりながらも
ぼくは生き延びた
そしてぼくは，ぼくになった！
　…アスペルガー症候群のある青年

　アスペルガー症候群や高機能自閉症のある子どもたちとそのご両親には，成長の過程で次々に新しい難題が降りかかってきます。中学，高校になると，教育環境はより複雑で，より自由になります。そのためアスペルガー症候群や高機能自閉症のある子どもは授業から授業への移動など，以前にもまして多くの行動を切り替えていかなければならなくなり，自立と柔軟性を発達させていく必要があります。物事を体系的にとらえるなど，実行機能（第7章で紹介しました）に関してアスペルガー症候群や高機能自閉症のある子どもたちが抱える問題は，完全な自立を特に難しいものにします。年齢が増すにつれ，社会的にもより多くのことが求め

られるようになります。青年期前半には，みんなと同じようでありたいという願望はピークに達しますが，生まれながらにして同級生の子どもたちとは少々異なっている子どもにとっては，それはことのほか大変なことなのです。実際，このとき初めてアスペルガー症候群や高機能自閉症のある子どもたちの多くは，自分がどれほど他の子どもたちと異なっているかを自覚するようになるのかもしれません。このように次々と求められるようになる新しい事柄のなかで，特に強いのが，もう10代なんだからもっと大人らしい行動をし，人間関係においてももっと複雑な社会的，精神的役割を担えるようになりなさいという期待です。

成長に関する朗報

　幸いにも，青年期や成人初期にはプラスの側面もあります。この年齢になる頃には，適切な治療をすでに何年か受けてきた人などは特にそうですが，アスペルガー症候群や高機能自閉症のある人たちのなかにも，社会的な状況をうまく渡っていくための一連の手段を一通りすべて身につけている人たちがでてきます。社会的な会話の「ルール」にもより精通するようになったことで，子ども時代と比べ同年齢の仲間たちの中にもしっくり溶け込めるようになり，彼らから否定的な目でみられることも少なくなります。と同時に，周りの一般的な青年や若者たちも成長しています。多くの場合，これは，他人の差異性をより寛容に受け入れることができつつあるということです。もちろん，彼らの寛容さを当てにすることはできません。10代の子どもたちの残酷さについては周知のとおりです。したがって，お子さんが実際にからかわれたりいじめられたりしたら，親として，みなさんがいつでも，第8章で提案した方法で対処する必要があることに変わりはありません。それでもやはり一般的には，高校時代にもなれば，この種の問題が減ってくることは確かですし，成人になればほとんどみられなくなるでしょう。

みなさんのお子さんにとって，これが有効に働くがどうかの確証はまったくありませんが，少々風変わりな言動や特異な個性は，高校では実際，社会的な財産となることもあります。たとえば，チャールズの例をみてみましょう。権威に疑問を投げかけ，規則に対しても理詰めでたびたび異議を申し立てる傾向のある彼は，そのせいで小学校の頃，校長室に呼び出されることもありました。また彼が頻繁に授業を中断して，いかにも独断的な規則や宿題について議論を始めるたびに，彼のクラスメートたちはうんざりし，彼を物笑いの種にしていました。ところが高校へ入学したとたん，チャールズは突如，権威者の論理における過ちや，生徒に関する期待に不公平があることを指摘するのは自分たちの義務であると感じている人たちに取り囲まれるようになりました。チャールズは依然として同級生たちからは変わり者とみられていましたが，クラスの一匹狼として，ちょっぴり憧れの目でみられるようにもなったのです。

　成熟がもたらすもうひとつの利点は，成人ともなれば，ある特定の関心を中心に自分の社会生活を組み立てていっても許されるようになるということです。たとえば一般的な成人の場合，大方，仕事の同僚と親しく交際する人が多いですし，会話もその日職場で起こったことや全員が共有している仕事の話題を中心に展開されることがしばしばです。自分の特定の関心に添った職業を選んだアスペルガー症候群や高機能自閉症のある人たちにとっても，これは自分に馴染みがない，もしくはあまり興味のない話題について話す必要が少なくなり，したがって社会的な不安や気まずさにもさほど悩まされなくなるということを意味します。成人には自由な時間が限られていますから，クラブなり，インターネット，もしくはその他の手段を通して自分と同様の関心をもつ人たちを探すのもごく当たり前のことです。これもまた，アスペルガー症候群や高機能自閉症のある人たちがやる気をそがれることのない，より価値ある社会生活を維持していく助けとなり得るのです。

　おそらくアスペルガー症候群や高機能自閉症のある青年（10代の若者の

多くは一般的にみなそうですが）にとって成熟することの最大の利点とは，それにより自主性が増し，自分自身の経験を形づくる「自分にとって最もふさわしい場所」として，自分の長所と関心がより分かち合える世界を探す機会が増えるということでしょう。ロビンはアスペルガー症候群のある若い女性です。彼女は自分の写真に対する関心について，他の人々が正しく評価してくれないことに子ども時代からずっと欲求不満を感じてきました。彼女の両親と学校の先生方は，写真にばかり夢中になっていないで，彼女が学校の勉強に専念するよう再三促してきましたし，周りの子どもたちはいつも写真のテクニックに関する彼女の長々とした演説から何とか逃れたいと思っていました。しかし高校生になり，卒業記念アルバムのスタッフに加わった彼女は，みんなが彼女のカメラの一角に納まるチャンスを狙ってしきりに付きまとってくるのに気づき，社会的能力と自己評価の両方を手にしたのです。

　成長するにしたがって，自分に合ったレベルやタイプに応じたつきあい方を選択する自由が得られるようになりますから，アスペルガー症候群や高機能自閉症のある青少年や成人の人たちも，子ども時代と比べ，幅広い選択肢の中からそれを選ぶことができるようになります。社会的にある程度成功し，それ自体価値のある対人関係をみつけられるようになった人たちは，特に社会的な「主流」に籍を置き，あくまで「一般的な」交際をしていく道を選ぶこともあります。その一方で，依然として社会的活動にやりがいどころか気まずさを覚えずにはいられない人たちもいます。このような若者たちは，ひとりで行なう活動を好み続けるかもしれません。何年間も社会生活技能を教え続けたにもかかわらず，青年期に至ってもなお，お子さんが人と交わらない生き方を選んだとしたら，ご両親は失敗してしまったと感じるかもしれません。もしくは，みなさんがお子さんに求めている究極的な目標であったはずの幸せな成人生活が，もはや永遠に手の届かないものとなってしまったのではないかと心配するかもしれません。そのような場合は，お子さんがどのレベルの社会生活を最も快適なものと感

じようとも，お子さん自身がそう感じるものこそがお子さんを幸せにするのだということを思い出してください。お子さんに社会生活を営む技能を教えていくのは親としてのみなさん方の務めです。しかし，これらの技能をどのように活かしていくかは，究極的には彼ら自身が決めることなのです。ご両親方の目からみて最もよいと思われるものと，お子さん自身の個人的ニーズとのバランスをとることは，すべてのご両親が直面する難題です。わが子には幸せで実り多い生活を営むようになってほしい，ほとんどのご両親がそう願っています。しかし大切なことは，実り多い生活というのは，みなさんが定義する「幸せ」で，ひょっとしたらお子さんの定義する「幸せ」とは一致していないかもしれないということ，特に社会的接触のレベルとタイプという点ではその可能性が高いということです。

　ローレンについては第1章で最初に紹介しましたが，彼女は高校時代，人との交際を望む気持ちなど，ほとんど皆無といってよいほど持ち合わせていませんでした。彼女の母親は，彼女がクラスメートからのダンスパーティの誘いを断ってしまったとき，ひどくがっかりしたものです。しかし，ローレンは大学に入学し，「心の友」に出会ったのです。その人もいわゆる一匹狼で，彼女と同じく物理学を専攻し，映画を愛する気持ちも同じでした。彼女とこの青年は幾度となく週末の晩を映画館で一緒に過ごしました。彼女の母親が，彼とは一緒にどんな話をするのと尋ねても，ローレンは「何も」と言うばかりでした。映画の前に夕食に出かけたことはあるの？　お茶に招待したことはあるの？　と尋ねても，返事は「いいえ」でした。ローレンの母親はふたりの関係を何とか別のレベルへもっていこうと，スクリプトを書いて彼女に渡したりして応援しました。しかし，時を経て明らかになったことは，ローレンが今のままの関係に心から満足し，喜びを感じているということだったのです。彼女の母親は結局，ちょっぴり残念ではありましたが，たとえローレンとその友人との関係が一般的な大人の恋愛関係ではないとしても，彼女は充分満足し，かつてなかったほどはるかに

社交的になったということを悟ったのです。

青年期について，もうひとつちょっとした朗報があります。この年代はアスペルガー症候群や高機能自閉症のあるお子さんたちにとって，みなさん方が心配する以上に——ひょっとしたら一般的な発達をしている子どもたちの場合にもまして——楽に越えられる時期かもしれないのです。アスペルガー症候群や高機能自閉症のある人の多くは大人に不安を抱くことはほとんどありませんし，規則に対しても至極協力的です。したがって，規則を破ったり，限界を試したり，危険な行動に出たりすることはほとんどありませんし，一般的な青年期には非常によくみられることですが，権威に疑念を抱くこともほとんどないと言ってよいでしょう。困難な問題などないだろうと言うつもりはありません。しかしアスペルガー症候群や高機能自閉症のある10代のお子さんをおもちのご両親が，緑色に染めた髪，ボディピアス，そして薬物の使用といった（青年期に起こりやすい）問題に直面しなければならないことは，本当にかなり稀なことなのです。

青年期，成人期における重要な問題点

高機能自閉症やアスペルガー症候群のある人たちは，10代の若者や成人になっても，子ども時代に対処しなければならなかったのと同じ問題の多くに直面することになります。これはご両親にとって，お子さんを助けるために用いてきた数々のアイデアが，これからもまだ有効であるということです。時間とともにその量はかなり減ってくる可能性はあるとはいえ，アスペルガー症候群や高機能自閉症のある人たちの多く，おそらくほとんどが，人生の折り返し地点を過ぎてもなお助けを必要とし続けます。したがって，お子さんがもっと幼かったときにみなさんがしてきたように，成長しつつあるお子さんが高等教育の場や職場でより楽に生きていけるよう，機会あるごとに彼らの長所に働きかけ続け，その優れた記憶力や視覚的な

把握力を生かしていくように応援する必要があるのです。第7章でお勧めした必要な配慮の多くは，高校や大学でも引き続き役に立つことでしょう。また，家庭での生活をより楽なものとするために第6章で紹介したコツの多くは，10代，もしくは成人してお子さんが別の住居で生活するようになったときにも力になってくれるはずです。第8章で説明した，社会的自覚を促し，友だちを作るための提案の多くも依然有効です。

　でも，うちの娘は生理的にも大きく変化しましたし，今では仕事ももっています。成長し，世間の期待も今まで以上に高くなっています。それなのにまるで何も変わらなかったかのようにこのまま続けていって本当によいのでしょうか。そのように言うご両親もいるかもしれません。実際，成長するにしたがって，高機能自閉症やアスペルガー症候群のある人たちにもいくつか変化が起こることは確かです。自立や機能性について，今まで以上に強調する必要が出てくるでしょう。みなさん自身が新しい状況や環境に適応していく方法を学ばなくては，お子さんを助けてあげることはできません。援助の手を差し伸べることと，10代もしくは成人したお子さんが四苦八苦しながらも自分自身の力で理解することとの間でうまくバランスをとっていくことが，これまでよりも少々難しくなってきます。そこで本章では，お子さんに何か変化がみられたり，新しい問題に遭遇して新たなアプローチが必要となったときに，理解の手助けとなるようなアドバイスをしていきたいと思います。

　10代のお子さんをおもちのご両親なら誰でもご存知のように，青年期というのは実に難しい時期です。当然のことながら，アスペルガー症候群や高機能自閉症のある子どもたちは，その障害ゆえにその困難さにさらに拍車がかかります。そこで，さまざまな青年期の社会的問題に対処する際に，お子さんの障害をどのように考慮していったらよいかということについて，以下でお話ししていきたいと思います。しかしながら，それとまったく同じくらい大切なこととして，ご両親には，お子さんがそのような行動の仕方をしているのは，はたしてアスペルガー症候群や高機能自閉症が

原因なのか，それともそれこそが青年期というものなのか，両者を区別できるようになってもらいたいと思います。

　本章をお読みになれば，みなさんのお子さんにはこれからもまだまだ多くの支えや整った環境が必要であるという私たちの確信がおわかりになると思います。このようなことを聞くと，やる気を挫かれてしまうと感じるようでしたら，高機能自閉症スペクトラム障害の青年期，成人についての私たちの知識は，ごく最近診断されたばかりの個人の研究から得られたものであると理解してください。これらの個人はみなさんのお子さん方のように，幼い頃から長期に及ぶ治療の恩恵を得てこなかった人たちです。したがって，みなさんのお子さんが仮にかなりの高機能で，すでに何年もの治療を受けてきているとしたら，そのようなお子さんと比べれば，彼らがまだまだより整った環境や治療を必要とするのは当然と言えるでしょう。今後，軽い自閉症スペクトラムのある子どもたちの早期診断を継続していくにつれ，早期に治療を受けたアスペルガー症候群や高機能自閉症のある成人が本当に必要としているものとは何か，もっとはっきりとした姿がみえてくるようになると思います。しかしながら，今のところは，以下にお勧めする数々の提案の中から，みなさんの10代もしくは成人したお子さんにとって必要なものはどれか，みなさんご自身で判断し，選り分けてもらわなければなりません。そのためのひとつの方法は，ここでお勧めする，助けがない状態でお子さんが独立して生活していくために必要な教育，職業，および能力に達するまでには，まだどれほどの開きがあるかということを見極めることです。お子さんが現在あまり幸せそうにみえない，もしくはわが子ならこれくらいは可能なはずだとご両親が信じているレベルにお子さんがまだ到達できないでいるとしたら，次に紹介する支援のいくつかがひょっとしたら必要かもしれません。私たちの経験では，継続した介入は，高機能自閉症やアスペルガー症候群のある多くの人たちにとって，生涯を通じて必要なのです。

■ 支 援 者

　お子さんが成長してくるなか，ご両親は（おそらく学校の先生や治療者の方たちの助けを借りながら），お子さんにとって困難となることが多かった世界で，進行役として，通訳者として，そして指南役として力を尽くしてきました。お子さんが必要なサービスを確実に受けられるように，必要なことなら何でもして支えてきたのです。お子さんが誤って解釈した何百という社交上のあやを通訳しなおし，うっかり口を滑らせてしまった失言の数々を円滑に収めてきたのも，みなさん方ご両親です。学校でのつらい一日を終えて帰宅した彼らをしっかり抱きしめてあげたのも，社会的な行事をうまくこなした彼らと高く掲げた手のひらを叩きあって喜びを分かち合ったのも，みなさんでした。しかし，みなさんが信じ難いほど努力をし，たとえそれがうまくいってきたとしても，それでもやはり成長とともに，お子さんはどこか別のところに支えをみつける必要がでてきます。お子さんが自立すればするほど，ご両親がそばについて彼らを支えることはなくなってくるでしょう。

　お子さんの年齢が増すにつれて，お子さんの生活において，あまり邪魔にならない役割へと退かなければならないと感じることも多くなってくるでしょう。10歳のときには何ら抵抗なく助けを受け入れてきたことも，さらに年齢が進めば幼稚に感じられることがあります。たとえば，これまでずっと一緒に歩いてお子さんを学校まで送っていったかもしれません。しかしお子さんが高校に入学してもなおそうすることは適切でしょうか。もうそろそろ改めて考えてみてもよい頃かもしれません。アスペルガー症候群や高機能自閉症のあるお子さんの中には，青年期に至っても，この種の支えを引き続き求めるお子さんもいます。お子さんはご両親にどう行動してほしいと思っているのか，お子さん自身の言葉で語られるままに任せてみてはいかがでしょう。ご両親が支えたり助けたりするせいで，お子さんが同級生の中でひとり浮いてみえたり，仲間はずれにされるのではないかという心配は無用です。お子さんがみんなとは違っているということは，

お子さんのクラスメート全員がすでに承知していることは大いにあり得ることです。そのうえお子さんを歩いて学校へ送っていったからといって，そのような根本的事実を何ら悪い方向へ歪めることにはならないと思います。むしろそうすることで，お子さんの生活をほんのわずかにしろ，より楽で快適なものにすることができるかもしれません。

　その一方で，アスペルガー症候群や高機能自閉症のあるお子さんの中にも，10代になれば両親からの独立を求め，援助を「干渉」と捉えて抵抗し始めるお子さんもいます。とはいえ，本章で先にも触れたように，一般的な発達をしているお子さん方と比べたら，たいていほとんど目立たないはずです。それでもやはり高機能自閉症やアスペルガー症候群のあるお子さんが，ご両親からの援助に抵抗する様子をみせ始めたら，ご両親もそれなりの対応の仕方を理解しなければならないと思います。しかし，10代になっても成人になっても，お子さんには依然，困ったときにはアドバイス，道義的援助，共感が必要でしょうし，困難を克服した後には一緒に喜びを分かち合うことが必要なことに変わりはありません。ではどのようにして，青年期のお子さんにとって必要だとみなさんが信じている整った環境を，彼らが受け入れられるようにひとつひとつ与え続けていったらよいのでしょうか？

　お子さんの成長に合わせて，ご両親がサポート役から退くためのひとつの方法は，お子さんが日頃生活している地域や自然な状況で「ヘルパー」を募ることです。お友だち，ケースマネージャー，治療者，職場の同僚など，それぞれの状況でそれぞれ別の人たちから援助を受けることになるでしょう。お子さんはまだようやく青年期の入口に立っているにすぎませんが，今こそ，何か困ったときには頼りになる人を積極的に求める必要があることを，お子さんが理解できるようにしてあげる時期なのです。最終的には，職業指導員（ジョブ・コーチ）といった専門家の支援を受け続けていく必要があるかもしれませんし，たとえそうでなくても，さまざまな環境で支えてくれる人たちがいれば，お子さんの不安もずいぶん軽くなること

でしょう。

　ジョンの母親は，息子が高校の水泳部に入っていることを嬉しく思っていました。しかし更衣室やチームのバスに乗車する際に，彼にとって解釈に迷う社会的状況がいやというほどあることも知っていました。そこで彼女は，そのような状況で混乱したり，よくわからなくなってしまわないように，「頼りになる」人（go-to person）をお願いしてみるのがいいんじゃないかしらとジョンに話しました。ジョンが補助コーチを気に入って，気兼ねなく話をすることができると感じていたことで，ジョンも母親も，この人なら先生になってもらっても大丈夫だと意見が一致しました。そして，コーチにどのように補助をしていってほしいかについて，一緒にメモに書き記したのです。ジョンはその翌週，水泳の練習後にそのメモを彼にみせ，コーチも快く承知してくれました。この「先生」は，シーズン中ずっとかけがえのない存在となり，ジョンが他のチームメートに抱きつくのは特定のとき以外はふさわしくないということ，チームの反則を審判に指摘するのは無駄なことであること，そして翌日試合について詳しく話す際にも，更衣室で興味深く話された内容を引用して話したほうがしつこくならずにすむということなどを，ジョンが理解できるよう助けてくれました。

　ジョンの母親は，きわめて意図的に「頼りになる人」という言葉を使いました。サポートの必要性について，事前にお子さんと話し合う際には，自立して自分の力でやりたいというお子さん自身の要求を尊重することが大切です。なぜならこれはどんな青年期の若者たちにとっても，アイデンティティの非常に大切な局面だからです。お子さんの能力が欠けていることを匂わすことなく，彼らの専門的な知識を強調していくためには，「ヘルパー」といった言葉を用いないで，「先生」もしくは「コーチ」という言葉を使ってあげてください。学校，職場，もしくは放課後の部活動など，さまざまな状況でのお子さんの突然の精神的混乱に対しては，やはり「専門

家の意見」が有効かもしれません。それぞれの状況でお子さんが気兼ねなくアドバイスを求められる人を選んであげてください。より事務的にことを進め，確かにそのサポートする人が快くこの役割を受け入れてくれるようにジョンと彼の母親が行なったように，その状況でお子さんがどのような疑問や混乱に関しても相談できる人であってほしいということを説明してください。自閉症のある青年は，自分の職場の上司に同様のことをお願いしました。状況が少々混乱してきて，それにどう対処していいのか不確かなときにはいつでも，この人がすぐに快く彼の質問に答えてくれることを彼は知ったのです。実際には，この上司がすぐに手を貸せない場合に備え，代わりの人物を選んでおくほど，この「頼りにする」人物がかけがえのない存在となったのです。

■ 告　知

よくあることですが，年齢とともにお子さんの症状が軽くなったり，お子さんが新しい環境に興味を広げていくにつれて，お子さんの障害の告知についての質問がますます多く寄せられるようになります。お子さんが自閉症であるということを他の人々に告白するかどうかの決断には，最初ご両親も加わっていくことになると思います。たとえば，お子さんがアスペルガー症候群もしくは高機能自閉症であることをキャンプカウンセラー，スポーツコーチ，もしくは近所の人たちに知らせるかどうか決めなければならないかもしれません。しかしながら最終的には，その決断を下すのはお子さん自身ですから，この問題を最初に投げかけ，青年期初期のお子さんと一緒に決断していく過程はすばらしい準備となります。お子さんは，職場の雇い主や同僚，友だち，知人，および将来的には恋愛の相手に，診断を告知していくかどうかの判断をしていかなければならないのです。

告知をめぐる賛否両論は，その場の状況や環境によってさまざまに変わってくるでしょうが，お子さんが接する人たちにアスペルガー症候群と高機能自閉症の診断や関連情報を知っておいてもらうことには多くの利点

があることを，ご両親とお子さんは自覚しておくべきでしょう。学校，グループ組織，もしくはスポーツチーム，そして職場環境など，多くの状況でアスペルガー症候群と高機能自閉症のさまざまな困難を告知することで，お子さんは周りの人たちからの理解を得られ，ひいては特別な配慮を払ってもらえるかもしれません。打ち明けることで，風変わりな行動を誤解されたり，よそよそしいと受け取られたりすることを防ぐことができます。症状を隠さなくてはと心配したり，集団の端っこに追いやられるのではないかと不安に駆られることもなくなるかもしれません。

　マーカスは，両親の家の玄関広場を行ったり来たりして歩いていました。昨日はコンピュータ会社での新しい仕事の第1日目でした。マーカスは，初めてジョブ・コーチなしでひとりで働いたのです。マーカスは現在22歳で，高機能自閉症と診断されています。事務所を見学させてもらっている間，彼は職場の同僚たちが自分の行動を奇妙に思うのではないかと心配でした。彼の母親は，彼の不安げな態度に気づき，何を心配しているのと尋ねました。彼が前日の状況を説明すると，彼の母親は診断について同僚の人たちに説明する話し合いの場をもちましょうよと提案しました。マーカスは最初抵抗しました。彼はそれまで何年も何年も，本当に長い間，自分の診断を何とか克服しようとずいぶん頑張ってきたのです。そこで彼の母親は，彼にとってもっと受け入れやすい方法を考えました。彼らはマーカスが新しい同僚に会ったときや，どうやりとりしていいか心配なときに利用できる短いスクリプトを作成しました。そのスクリプトとは次のようなものです。「僕には自閉症という障害があります。ときどき会話や社会的なやりとりの中で，何を言ったらよいのか，どう行動したらよいのかわからなくなることがあります。僕の態度が無礼に感じられたら申し訳ありません。謝ります。自閉症についてもっと知りたいなと思ってくださる方がいれば，僕は喜んで一緒にお話ししたいと思います」。その後結局マーカスは，職場の同僚の何人かに自分の診断を告白するためにこの方法を使うこ

とになりました。しかし職場の人たちが偏見のない心でこの情報を受け入れてくれ，しかもできるかぎりの方法で彼のことを理解し支えていこうと心から思ってくれていることに気づき，彼は嬉しく思ったのでした。

　マーカスの場合は幸いよい経験になりましたが，告知にはそれ自体，若干のリスクが伴うこともあります。告知が偏見を招く可能性もあります。それは自閉症スペクトラム障害に対する社会的理解が，特に古典的な重度の自閉症に対するイメージによって大半を占められていることに原因があります。お子さんの症状が微妙で判断しづらい場合などは，かえって自分の不適切な行動に対して診断名で言い訳をしているのではないかと思われてしまう可能性すらあります。しかし広い意味で，お子さんの診断についての情報を伝えていくことは，この障害を特殊なものとしない助けとなります。これがどれほど一般的で，この障害をもつ人がどれほど優れた能力をもっているかを他の人々に正しく評価してもらえる助けとなり，アスペルガー症候群や高機能自閉症のある人たちすべてに役立つことになるのです。大ざっぱな方法ではありますが，経験から，ひとつ提案するとすれば，どう考えてもお子さんが他の人々と比べ明らかに違う場合は，診断を打ち明けて説明してしまったほうがよいかもしれません。そのほうがレッテルを貼られるといったリスクを受けるよりもよほどましかもしれません。その一方で，お子さんの症状がずいぶんと軽くなり，もはや生活の妨げにならないほどになったならば話は別です。単なる「妙な癖」もしくは個性と言える程度であれば，障害を告知するのは得策とは言えないかもしれません。リアン・ウィリーは，アスペルガー症候群のある成人です。彼女はこれまでに幾度となく告知を決断し，考慮すべき重要な要素について多数，彼女の著書，*Pretending to Be Normal*（『アスペルガー的人生』）に記しています。また，職場や学校環境で診断を打ち明けることでかなり否定的な影響がある場合には，差別反対法（antidiscrimination laws）に基づいてお子さんの法的権利をよく調査する必要があるかもしれないことを理解してお

> 告白カード——またはリハーサル台本——があると，アスペルガー症候群と高機能自閉症の若い人々が自分の障害を打ち明ける助けになります。
>
> 「私はアスペルガー症候群です。これは社会的な判断力に影響を与える障害です。そのためときどき私は社会的な状況で，どのように行動したり話したりしてよいのか，よくわからなくなってしまうことがあります。理解していただけると嬉しいです」

いてください。

　10代または成人となったお子さんの診断について，他の人々に打ち明けるといったん決意したら，後はこの情報を伝えるための適切な方法について，お子さんと一緒によく考えていく必要があります。これは，誰に知らせていくかによって変わってくることは間違いないでしょう。マーカスのように，人によって何を話したらよいか，事前に充分にリハーサルをしておくと，それなりに最初の会話をクリアできる人もいます。また，アスペルガー症候群や高機能自閉症というのはどのようなものかを説明した「仕事用の名刺」に似たカードをお子さんにもたせると役に立つという人もいます。たとえば次のようなものが考えられるでしょう。「私はアスペルガー症候群です。これは社会的な判断力に影響を与える障害です。そのためときどき私は社会的な状況で，どのように行動したり話したりしてよいのか，よくわからなくなってしまうことがあります。理解していただけると嬉しいです」。

　多くの人たち，特にお子さんとこれからも親しく関わり続けていくことになる人たちは，アスペルガー症候群や高機能自閉症についてもっとよく知ろうという気持ちになってくれると思います。このような人たちにはアスペルガー症候群と高機能自閉症に関する文献，もしくは自伝的な出版物，

たとえば *Pretending to Be Normal*（『アスペルガー的人生』），*Thinking in Pictures*（『自閉症の才能開発―自閉症と天才をつなぐ環―』）などを紹介してはいかがでしょう。その他，もっと深く理解するために時間を割いてくれそうな方なら，アスペルガー症候群や高機能自閉症についての会合や会議に誘ってみてはいかがでしょう。また，みなさんの中で診断について包み隠さず打ち明け，他の人々がアスペルガー症候群と高機能自閉症について気軽に質問できるよう力になりたいと願っている人は，アスペルガー症候群と高機能自閉症についての本など，関連資料を自宅のよく目につく場所に並べて置くとよいかもしれません。そうすれば，この話題へ扉を開きつつも，話を切り出すかどうかの判断はあくまで訪ねてきた人の裁量に委ねることができます。

　もっと個人的にアスペルガー症候群と高機能自閉症について伝えていくためには，アスペルガー症候群と高機能自閉症とはどのようなものかを，みなさん自身の言葉で説明し，他ならぬみなさんの家庭において，それがどのような経験であったかを伝えてみてはいかがでしょうか。物語や詩の形式でもよいでしょうし，会話の中で触れてももちろんかまいません。ご両親やお子さんにとって精神的に負担にならない形でこの情報を伝えてよいのです。アスペルガー症候群や高機能自閉症のあるお子さんがいるほとんどのご家族にとって，この障害について補足的な情報を伝えていこうとすることは，実際，慎重を要する決断かもしれません。他の人たちに理解してもらいたい，みなさんそう思っていることでしょう。しかしその一方で，押し付けがましく思われはしないか，でしゃばりと受け取られはしないかと不安に感じているに違いありません。心配な方は，あくまでアスペルガー症候群と高機能自閉症についてもっとよく学ぶための情報やそのための機会が他にもあるということを明らかにすることに努めてみてはいかがでしょう。診断について学ぶことを余儀なくされているような義務感を相手の人に与えることのないようにするとよいのではないかと思います。

■ 性的な発達

　性的特徴は，標準的な発達をしているお子さんのご両親方でさえ話題にしづらい事柄です。しかし，避けては通れない非常に重要な問題です。13歳から18歳の青年のほとんどがセックスについて頻繁に考えると報告していますし，50％が18歳前に肉体関係を経験しています。アスペルガー症候群や高機能自閉症のある青年は，情緒的，社会的発達が遅れているかもしれませんが，生物学的な衝動についてはほとんどが年齢相応に発達しています。アスペルガー症候群や高機能自閉症のある人たちには非常に一般的なことですが，個人的な事柄については口にしたがらない傾向があることを考えると，この件に関してご両親の口からお子さんにもちかけることは，標準的なお子さんのご両親以上に，よりいっそう重要なこととなってくるはずです。ときどき，アスペルガー症候群や高機能自閉症のある子どもたちのご両親は，わが子は社会的発達や関心が遅れているのだから性的特徴や思春期に関する情報が少々遅れても許されるだろうと勘違いしていることがあります。しかしながらこの種の情報は，アスペルガー症候群や高機能自閉症でないお子さんに対してと同じ年齢で，もしくはそれよりもさらに前に伝えるほうがよいと思います。実際に性的な特徴についての話し合いは，「もしするなら」ではなく，あくまでも「いつするか」の問題なのです。このようないずれにしても避けては通れない話し合いを土壇場になるまで先延ばしにすべきではないでしょう。また，話し合いにおいては，肉体関係，避妊，夢精，胸と睾丸に対する自己点検，マスターベーション，および月経などが触れるべき重要な事柄になるでしょう。

　お子さんと性的特徴について話し合う際には，明確に，具体的に説明するよう心がけてください。おそらくイラスト入りの本などを参照するとよいでしょう。事実に基づいた正確な情報を，理解しやすく簡潔に伝えるようにしてください。たとえば月経時に清潔にしておく手段については，具体的な仕組みと周期を示してあげるとよいでしょう。月経時に必要な生理用品を示し，その使い方を教えるだけでなく，そのひとつひとつの手順を

示した絵または写真を娘さんにもたせることも必要かもしれません。生理用ナプキンもしくはタンポンを交換する頻度についても，具体的に決めてください。必要ならばタイマーつきの時計を使わせたり，トイレに行くべき時間を一日の日程表に書き込ませるようにしてはどうでしょうか。娘さんの月経周期が規則的なようなら，毎月カレンダー上で生理用品を携帯する必要がある日に印をつけておくとよいでしょう。また，授業中に娘さんがトイレに行きたいと申し出ることができるよう，そのためのスクリプトを書き出してあげるのもよいでしょう。

　もうひとつ，青年期のお子さんと話し合っておかなくてはならない重要なこととして，マスターベーションがあります。マスターベーションは発達しつつある性的特徴を体験する自然な手段です。マスターベーションをするとき，およびそれを話題にしてよい場所と時については，かなり具体的にお子さんに教える必要があります。私たちの知っているある青年は，マスターベーションを初めて知ったとき，興奮のあまりこの素晴らしい発見について友人という友人すべてに語り始めてしまったのです。彼がこの話題を口にする前に，これについて彼とよく話し合うことを考えておくべきだったと彼のご両親が悔やんだことは言うまでもありません。

　青年期の少年の場合，特に性的目覚めはいったいいつ現われるか，予測不可能ではありますが，はっきりそうとわかりますから，お子さんがそのような状況に対処できるよう行動計画を示してあげるのも有効かと思います。たとえば勃起したときには，そのまま席から立たないとか，トイレにいくことを息子さんに教えるのです。また10代になり無意識に勃起する年代が近づいてきたら，ある種のタイプのズボン，たとえばトレーニグパンツなどは学校へ履いていかないよう，お子さんに念を押しておくことも事前の対策になります。なぜなら，この種のズボンを履いていると，勃起した際にかなり目立ってしまうからです。

　お子さんの性を取り巻く社会的ルールの理解を確実なものとするためには，最初に一回この話題についてお子さんと話してそれで終わりとしてし

まってはいけません。定期的に話題にしていくことが大切です。そのためには，お子さんがこれらの問題について両親と話してもいいんだ，ときちんと理解できるよう教えるのがいちばんでしょう。あまり話したがらないお子さんには，数ヵ月ごとに新しい情報を形式的に伝えていくことも必要かもしれません。最悪なケースとして，この分野の正しい情報を理解していなかったがために，アスペルガー症候群や高機能自閉症のある人が不本意にも性的犯罪者もしくは性的犠牲者になることすらあるのです。これらの話題をご自身の口から持ち出すのはどうにも決まりが悪いというご両親は，小児科医，心理学者，もしくはその他の健康に関する専門家に協力してもらってはいかがでしょうか。

■ 恋愛関係

　社会的関心の乏しい子どもが，まさか恋愛関係をもちたがるなど想像し難いと思われるご両親が多数います。アスペルガー症候群や高機能自閉症のある人たちがどの程度恋愛に関心を抱くかは，まさしく千差万別です。同年齢の一般的な子どもたちの場合と同様，肉体的な性的発達に伴って，恋愛関係や性的関係に関心をもつお子さんもいます。一方，恋愛には精神的に複雑な面があることから，青年期後期もしくは成人期に至るまで，親密な関係への関心が遅れる人もいます。私たちの患者さんの中には，恋愛への関心が芽生え，その後に恋愛関係もしくは結婚へと至った人もいます。これらの関係が成功するのは，両者にとってそれが互いに利益がある場合——アスペルガー症候群や高機能自閉症のある側は援助を得られ，一方，一般的なパートナーの側も珍しいほどに正直で，誠実で，そして献身的な相手を得られたという場合——です。逆にうまくいかないのは，たいてい，精神的な親密さ，興味のわかちあいや優先順位の立て方，大局的なものの見方，および折りあいのつけ方といった，アスペルガー症候群や高機能自閉症のある人たちにある困難さに原因があるようです。

　一方，アスペルガー症候群や高機能自閉症のある人たちの中には恋愛関

係にまったく目覚めない人もいます。テンプル・グランディンのように，パートナーなしで実り多い生活をするという選択肢もあるといったほうが明確でわかりやすく感じる人が多いようです。アスペルガー症候群や高機能自閉症のあるお子さんのご両親として，この人生の新人たちに行なう教えは，お子さんがこの件に関する問題を理解し，自立した個人として詳しい情報を踏まえたうえで，この分野の選択を下す助けとなるはずです。

　性的感情が芽生えてくるにつれて，お子さんが他人への性的関心をあらわにし，恋愛関係への願望を抱くようになることも考えられます。みなさん方ご自身が10代の頃に経験した恋愛によって生じた不安，確信のなさ，混乱，そして戸惑いを思い出してください。もっと基本的な社会的やりとりでさえ理解するのに問題がある子どもにとって，恋愛のこのような複雑さは圧倒的なものになりかねません。心惹かれる相手にどう対応したらよいのか具体的なルールを示してあげると，この未知の領域もお子さんにとってより快適なものとすることができます。適切な行動とそうでない行動を具体的な例を挙げて説明するとともに，それらの行動がそれを向けられた人にどのような影響を与えるか教えてあげてください。大局的にみて，お子さんはこの練習に大いに乗り気になると思います。自分が思いを寄せる相手に好き好んで悪い印象を与えたいと思う人などいないのですから。問題となる可能性があり，明確なガイドラインを示すことが非常に重要となる領域としては，肉体的接触，相手をみつめる，後を追う，電話をかける，家を訪ねる，および質問のタイプ・話題などがあります。相手から返される関心，無関心の合図をすべて見事なまでに適格に理解できてしまう若者などほとんどいませんが，ただでさえ微妙な社会的手がかりを理解するのが苦手なアスペルガー症候群もしくは高機能自閉症のある子どもたちにとって，この領域は特に困難と言えるかもしれません。したがって，お互いに相手に関心があるのか，それとも関心がないのかを示す行動を解釈するための基本的ガイドラインをいくつかお子さんに示してあげるとよいでしょう。お子さんの恋愛傾向が他の人々を不快にすることが断じてない

ようにするためにも，これは重要なことです。

　アンジェロが初めて恋心を抱いたのは，彼が14歳のときでした。彼の憧れの対象はエラという名前のかわいらしい女性でした。彼女は彼がアスペルガー症候群であることを理解していましたし，友だちとして彼のことを好いていたのですが，彼の求愛にはたちまち不快感を覚えるようになりました。彼女が他の人々と話をしている最中に，アンジェロはたびたび割り込んできたのです。エラは，彼がじーっと長い間，自分をみつめていることも，しばしば心地よく感じられませんでした。エラがこの件を学校当局の耳に入れたことから，アンジェロは屈辱的な思いに苦しむとともに，自分のしていることが間違っていることを理解することを求められました。そこでアンジェロは，両親と共に，確実に適切な行動がとれるよう，いくつかのガイドラインを作成したのです。まずひとつ，エラに触れるのは適切ではないということを明確にし，さらに彼女が会話をしている最中や自習室で勉強をしているときなど，彼女に近づくことが適切でない状況を書き記しました。また今後のことも考え，じろじろみつめることと気軽なアイ・コンタクトとの違いについても具体的なルールを定めました（相手を何秒みるかなど）。人から言い寄られたときに，その人がそれに興味があるかないか，自然に現われる合図についても話し合いました。アンジェロはエラとの関係がそのようなものではないことにがっかりしましたが，将来の恋愛を楽しみに待つことにしたのです。

■ 自覚，自己評価，およびアイデンティティ（自己同一性）の発達

　青年期は，アスペルガー症候群や高機能自閉症のある子どもたちが「僕は誰なんだろう？」「私にとってぴったりの場所とはどこなのかしら？」「僕は今後どうなるんだろう？」といった質問をじっくりと考えることで，初めてアイデンティティを形成し始める時期です。青年期のこのような側面は，アスペルガー症候群や高機能自閉症のある若者たちに一連の重大な

問題を投げかけることになります。

そのひとつが自己概念（self-concept）の定義です。調査からは，男の子と女の子では自己概念の定義にそれぞれ異なる方法を用いていることが窺えます。女の子の場合，自己概念は身体的な魅力の認識に関係していることが多いようです。魅力的であると認識されることと社会的に支配力があり人気があるということは非常に密接に結びついていますから，アスペルガー症候群や高機能自閉症のある若い女性にとって，これは厄介な問題に感じられるかもしれません。一方，男の子の間では，腕力が自己概念の重要な側面を占めています。したがって男の子の場合もやはり，この問題はアスペルガー症候群や高機能自閉症のある子どもたちにとって難題を投げかけることになります。というのも，自閉症スペクトラム障害は，協調運動面での問題に結びついていることが一般的だからです（第2章，第3章参照）。

また，自己概念と非常に密接な関係があるのが自己評価（self-esteem）です。青年期の若者の多くが低い自己評価の時期を経験します。ご両親は，アスペルガー症候群や高機能自閉症のあるお子さんについても同じと考えてくださって結構です。アスペルガー症候群や高機能自閉症のある子どもたちにみられる低い自己評価の原因は，たいてい人から好かれたい，お友だちがほしい，でもどうしたらうまくいくのかわからないという思いに関連しているようです。

道徳も，青年期のアイデンティティの発達において，しばしばアスペルガー症候群や高機能自閉症のある子どもたちにとって問題となる側面です。道徳に厳格であり高潔であるのは，アスペルガー症候群や高機能自閉症のある子どもたちに顕著な長所である半面，いくつかの社会的な困難の原因になることもあります。一見明白でありきたりなガイドラインは，青年期になり，対人関係がより洗練され，複雑なものになってくると，かえって子どもたちに未熟な判断を招くことにもなりかねません。多くの若者同様，アスペルガー症候群や高機能自閉症のある子どもたちもこのような曖昧さ

に敏感に反応し，宗教的もしくは政治的な考えに強い関心を抱くことがあります。高機能自閉症のある若い女性は，食肉加工業に関する本を読んだ後，肉を食べることは不健康と決めつけてしまいました。単純に自分自身の食事を変えただけならまだしも，彼女はクラスメートと学校の食堂のスタッフに向かって非菜食主義者のメニューが及ぼす可能性のある，あらゆる健康上の危険について指摘し，他人にまで影響を及ぼし始めたのです。

　アイデンティティと自己評価に関する問題は，アスペルガー症候群や高機能自閉症のある子どもたちとその家族に深刻な問題を投げかけますが，これらの問題点に有効な対処法がいくつかあります。第5章と第8章の終わりでも説明しましたが，お子さんの長所と個性を強調していくことによって，お子さんの肯定的な自己評価の発達を助けることができるでしょう。たとえば抜群の記憶力をおもちのお子さんなら，冗談っぽく「記憶の達人（Memory Master）」と呼んでみてはどうでしょう。お子さんがこの才能を示したときにこのようなニックネームで呼ぶことで，お子さんがいま特別素晴らしいことをしたんだということを明確にし，お子さんが簡単に自分を肯定的に表現する方法を教えてあげることができるのです。

　アスペルガー症候群や高機能自閉症のある10代の子どもたちおよび若い成人の多くは，ぎこちなく，どうにもしっくりいかないという自分の感情が，実はほとんど誰もが何らかの時点で経験するものであることに気づいていません。からかわれ，拒絶される経験をしないまま首尾よく大人になってしまったという人などほとんどいないでしょう。この経験がよくあることだということをお子さんが理解できるよう，手を貸してあげてください。ご両親自身が10代の頃の経験を語ってあげると，お子さんも10代の頃には誰もが自分に疑問を抱くものなのだという印象を受け，いま自分について悩んでいたとしても，いくらかそのような不安から解放されるでしょう。

　アイデンティティの究明の助けとなる資料も出版されていますので，参考にしてみてはいかがでしょうか。ピーター・ファーミュレン著, *I Am*

Special，キャサリン・フェイアティ著，Asperger's... *What Dose It Mean to Me?* などです。

■ うつ状態と不安

　それまでは社会的な結びつきが自分には欠けていることをまったく気に留めていなかったか，もしかしたらそれに満足すら感じていた多くの子どもたちも，青年期になると（ときにはそれよりももっと早く），そのことを苦痛に感じ始めます。子ども時代は，友だち関係の多くはもっぱら「遊び仲間」としての行動であり，スポーツやテレビゲームなどの活動に一緒に携わっていればそれですんでいました。しかしながら青年期の間に，友だち関係はまさしくその性質そのものが変化し，アスペルガー症候群や高機能自閉症のある若者たちにとって難題を投げかけるような点もでてきます。友だち関係はより洗練され，複雑になり，信頼し，互いに個人的な情報を共有し合う，自分と共通する，もしくは敬服に値する人格的特徴をもつ相手をますます重視するようになります。友だち関係のこのような性質の変化によって，しばしばアスペルガー症候群や高機能自閉症のある青年は，ますます多くの困難に直面することになるのです。しかも，自覚が芽生え，青年期において自己と他者を比較する能力が発達してくることで，これらの問題がますますこじれてしまうのです。疎外感，もしくはどうにも埋め難い異質感は，アスペルガー症候群や高機能自閉症のある青年たちにうつ状態をもたらす可能性がありますし，実際これはよくあることなのです。同年齢の友だちとの違い，ないし違うと感じることによって，青年期の自己価値（self-worth）は下がりますし，うつ状態へと拍車がかかることになります。不安障害もアスペルガー症候群や高機能自閉症のある10代の若者や成人によくみられる精神症状のひとつです。

　これらの気分障害が，はたしてアスペルガー症候群や高機能自閉症に何とか対処しようとしたことによる自然な心理学的結果なのか，それとも自閉症スペクトラム障害に関連する生物学的性質を象徴しているのか，今は

まだ科学によって明らかにされてはいません。おそらく絶えず周りに馴染もうと努めるストレス，拒絶の苦しみ，そして生物学的にも気分障害に罹りやすいことが組み合わさった結果ではないでしょうか。気分障害が自閉症のある人たちの家系に遺伝することを示唆する研究もあります。たいてい自閉症やアスペルガー症候群のある子どもが生まれる前から，うつ状態と不安障害が家族のメンバーに明らかに現われていることから，これが単に特別な配慮が必要な子どもを育てるストレスに関連しているわけではないことは明らかなようです。もうひとつの証拠は，神経伝達物質（脳細胞が互いに伝達し合うのを助ける脳の化学物質）であるセロトニンが，自閉症スペクトラム障害のある人やうつ病のある人では変質しているように思われるということです。ですから，アスペルガー症候群や高機能自閉症とうつ病は多くの理由から同時に発生することが非常に多いのです。したがって，お子さんの気分を注意深く見守り，本書でお勧めした他の介入がその改善に有効かどうかを観察していく必要があります。そして，それでも改善がみられない場合には，資格のある心理学者もしくは熟練の児童精神科医にご相談すべきでしょう。この種の問題には実にさまざまな心理療法が有効です。難しい時期の間，お子さんに役立つ非常に効果的な治療法もあります。

■ てんかん

もうひとつ，自閉症スペクトラム障害のある人が青年期にときどき遭遇することがある問題として，てんかんの始まりがあります。自閉症スペクトラム障害のあるすべての人のうち，およそ25％がてんかんを経験します。青年期は特に発作が起こりやすい時期と言えるでしょう。意識を失い全身に激しいけいれんが現われるといった発作が顕著になる場合もあります。短時間（おそらくほんの数秒）反応がなくなる（名前を呼ばれても応えない，または周囲で起こっている他のことに反応しない）こともあります。そのかわり，宙をじっとみつめ，まばたきを繰り返す，もしくはある

種の異常な行動（靴のつま先で繰り返し地面を擦るなど）を示すことも考えられます。お子さんにてんかん発作が疑われる場合は，神経科医に脳波検査をしてもらうべきです。てんかんのほとんどは，薬物治療により効果的に治療できます。

大　学

　高校で特定の関心への集中を賞賛され，ひいては風変わりな行動を認めてもらえた——支持されることすらある——ことから得られた利益は，大学においてさらにいっそう大きくなります。その一方で，いくつか重大な困難が現われることも確かです。大学時代には，多くの若者たちがそれまで経験したことがない生き方をすることになります。お子さんの学問的行動すべてにわたって，ご両親が直接監督することが減ってくるということは，お子さんの困難が見逃されることを意味します。そこで，私たちが効果的だと感じた埋め合わせ策をいくつか以下に紹介していきたいと思います。これらの秘訣の中には，アスペルガー症候群をもち，大学教育を受けた成人であり，*Pretending to Be Normal*（『アスペルガー的人生』）の著者でもあるリアン・ウィリーの話に基づいたものもあります。第7章で挙げた教育的配慮の選択肢をもう一度検討してみることをお勧めします。小学校や高校でお子さんに有効だったテクニックの多くが，引き続き大学レベルでも効果を発揮してくれることでしょう。

■ 告　知

　先にお話しした告知の賛否両論については，ご両親，お子さんの双方がじっくり検討する必要があるでしょうが，心に留めておいていただきたいことは，大学では学生が自分の診断を専門家，アドバイザー，もしくは担当教官に打ち明ければ，大学環境に本来備わっている多くの支援窓口がその扉を開いてくれるということです。これらの専門家の人たちは，これま

でもアスペルガー症候群や高機能自閉症のある人たちに関わった経験をもっているかもしれませんから、この不慣れな、しばしば困難な環境で、指導や支援をお願いできるこの上ない存在となってくれるはずです。お子さんが診断を打ち明けることに心理的負担を感じているようでしたら、障害のある学生に（大学のキャンパスで利用できる）サービスを提供するセンターの職員の方など、誰か特に信頼のおける人をひとり選び、その人には打ち明けておくようにするとよいでしょう。そうすれば少なくともひとり、キャンパスでお子さんに手を貸してくれる人を確保できます。また、お子さんが大学に直接関係のある人に診断について打ち明けるのは気が進まないという場合は、精神保健の専門家や地域の他の人たちが代わりに力を発揮してくれるかもしれません。障害をもっていることは決して異常なことではなく、あくまで普通のこと、ごくごく一般的にみられることという認識を広めていくことで、成人したお子さんの告知に関する気まずさをいくらかでも和らげてあげることができるでしょう。キャンパスには、読みの問題や注意の問題など、障害のある学生が他にも何百人、ひょっとしたら何千人もいることをお子さんに教えてあげてください。これらの学生のほとんどが、実際、教授に自分の診断を打ち明け、障害のある学生のためのサービスを大学で利用しているのです。これらは法的に委任されたサービスであり、たとえば障害を認定された人は通常、障害センターで、静かなストレスの少ない状況で試験を受けることができますし、おそらく特別に時間を延長してもらうなどの配慮を受けることもできるでしょう。

■ 講義選択

特に、成人したお子さんが新しい環境に慣れ始めたら、お子さんの長所にぴったり一致した講義を選び、困難な領域をうまく回避できるよう、アドバイスと指導をしてあげてください。たとえば、自閉症と診断されたラルフは、大学に入学し、最初にとった講義のひとつが哲学でした。彼は具体的に物事を考えるタイプだったため、指定された難解なテキストには苦

しみました。ときどき，どうしてこれらの質問が真剣に考えなくてはならないほど重要なのか，彼にとってはまったく理解できないことがあったのです。彼はこの問題について母親と話し合い，具体的かつ多くの情報を記憶するといったことに焦点を置く講義に時間割を変更することにしました。彼は哲学の書籍を売り，化学を専攻し，学問的に成功したのです。

　アスペルガー症候群や高機能自閉症のある多くの人たちにとって特に困難な科目が，どうしても必須単位である場合，免除してもらえるよう要請することも，検討する必要があるかもしれません。たとえば外国語の学習は，高機能自閉症やアスペルガー症候群のある多くの若者たちに問題を投げかけます。これらの単位の免除が可能かどうかを調べるには，学生障害センターに相談してみることが最も賢明な方法です。

　第7章でも提案しましたが，少人数講義なら，教授からもより多くの関心を向けてもらえるでしょう。ですからお子さんはそのような講義を選択することも検討すべきかもしれません。もしくはあまり人気のない講座なら，教授は学生の確保に大いに乗り気でしょうから，こちらを検討してみてはいかがでしょうか。

■ 教官の選択

　どの教官が学生に人気があり，理解と柔軟性のある人柄で有名かを知るためには，学生の評価を再検討するとともに，他の学生さんたちにも相談してみるとよいでしょう。共感性のある先生方なら，みなさんのお子さんが困ったときに手を貸してくれる可能性も大きいと思います。このような判断の目安になるように，多くの大学では先生の評価を掲載した講座の手引きを発行しています。また，各専攻の相談室でそのような手引きを閲覧できるようにしている大学もあります。

■ 配慮の要請

　お子さんにとって大学生活をより快適にする，もしくはより不安の少な

いものにする何か特別なアイデアがある場合，ほとんどの大学は喜んでお子さんの助けとなるよう配慮してくれるでしょう。アスペルガー症候群や高機能自閉症のある人にとって役立つと思われることとしては，たとえば集団によるプロジェクトから外してもらう，聴覚的，視覚的な認知特性にあわせて優先的に席を確保させてもらう，あるいは予定の変更について前もって通知してもらうようにすることなどがあります。視覚的に物事を考える人なら，講義や講座を理解する助けになるよう，特別に視覚性に訴える資料を何かもらえるよう教授にお願いしてみてもよいでしょう。協調運動に障害がある学生なら，筆記試験の時間の延長や口頭試験を，もしくはノートを取る代わりに小型のコンピュータかテープレコーダーの使用を要請することも可能かもしれません。多くの大学では，ノートを取るのが難しい認識的または身体的特徴のある人たちに，ノートの代筆サービスを提供しています。

■ 時間割の計画

　時間割を計画する際には，多すぎるよりも，むしろまずは少なすぎるぐらいに講義の数を抑えて始めたほうが賢明と言えます。アスペルガー症候群や高機能自閉症のある学生の中には，大学の中で移動するということ自体に大変な問題があり，全講義をすべてとるのは圧倒的な負担となってしまう人もいるでしょう。ゆっくりとスタートし，完全な時間割に向けて徐々に増やしていくようにすれば，まずは大学生活に伴う多くの変化に適応することに時間を費やすことができます。またそうすることで，お子さんは学習を完了したり，社交的なつきあいを育み，社会活動に参加するための時間を獲得することもできるでしょう。お子さんの時間割づくりを手伝う際には，お子さんの睡眠パターンを念頭に置いておくべきです。一般的に，1時間目の授業は眠い，もしくは意識が朦朧としている時間帯ですから，この時間に講義を予定することは避けるようにしてください。時間割は目にみえる形でお子さんの部屋に掲示しておき，時間割と各講義の場

所を手軽に目でみて思い出すことができるようにします。高校と違って大学は，一日の中で学生がまとまった自由時間をもてることがよくあります。しかしアスペルガー症候群や高機能自閉症のある人の場合は，きちんと計画を立て，決まった日課に従ったほうがかえってうまくいきますから，このような自由な時間はカレンダー上で勉強時間，余暇の時間，もしくは運動の時間など，おおよその計画を立て，目的を決めて特定してください。このように時間を埋める形で計画を立て，予測できるようにすることで，アスペルガー症候群や高機能自閉症のある人たちの多くは，大学生活をより快適なものとし，講義から講義への移動と，時間割の変更に関連する不安を軽くすることができます。

■ 締め切り（期限）の監視

書き込みの余白がたっぷりある携帯用の講義カレンダーを持ち歩き，講義の登録と落第の最終期限はもちろんのこと，宿題の期限も記すようにしてください。最終締め切りが近づいてきていることだけでなく，その日のスケジュールについてしっかり把握するためにも，毎朝このカレンダーを確認するよう，お子さんに促してください。お子さんをサポートしてくれる方にも重要な締め切りについて把握しておいてもらうようにすれば，お子さんが思い出せるよう手助けしてくれるでしょう。最近の技術，たとえば，PDA（個人用の携帯情報端末機，パーソナル・データ・アシスタント）——特に自動の忘れ防止機能つきのもの——があると，お子さんが締め切りとスケジュールを記録しておくのに役立つでしょう。

■ 学習技能の促進

よい学習習慣をつけるための決定的な鍵は，一貫性です。ある程度まとまった勉強時間を予定しスケジュールに書き込んでおくと，忘れずに勉強する助けになりますし，最終的な期限を設けて取り組むことができます。これらの勉強時間は一日の中でお子さんが生産的で気持ちよく取り組める

時間帯に計画するとよいでしょう。図書館，学生センター，もしくはコンピュータ演習室など，平穏と静寂を確保できる場所を「勉強の場」にするようにしてください。いろいろな環境を実験的に試してみて，自分自身のスタイルに最もぴったり合うタイプをみつけるべきです。たとえば，ぼんやりと灯りがともり，周りには資料が雑然と散らかった空間のほうが快適に感じられる学生もいるでしょう。その一方で，明るく整った学習環境のほうがよいという学生もいるでしょう。この勉強時間では，その時間すべてをひとつの教科に向けたいというお子さんもいるでしょうし，いくつかの異なった教科をいろいろ勉強するほうがよいという場合もあるでしょう。みなさんのお子さんが後者の方法を好む場合は，時間配分の計画を立てることを手伝い，好きな科目は最後に勉強するようにさせてください。そうすれば，まずは他の問題を頑張ってやってしまうよう励ますことで気力が充実し，最も集中できる間に，少々手強い科目に確実に取り組むことができます。大学の学習センターや，学習技能に関する書籍なら，アスペルガー症候群や高機能自閉症のある学生も含め，すべての学生の参考になる勉強のコツを教えてくれるでしょうから，役立つはずです。ほとんどの大学では，計画的な取り組みという面で学生を助けるため，障害のある学生のため，センターで何らかの形の支援を提供しています。

■ 社会的参加の機会

　大学では，成人したお子さんが社会生活技能をさらに発達させていく多くの機会を提供してくれるでしょう。大学には，社会生活技能をより学問的なレベルで学ぶことができる状況がたくさんあるのです。スピーチコミュニケーションや演劇の講義では，最善のコミュニケーションの方法，感情の伝え方，および相手の自分に対する反応の読み取り方が強調されます。また社会学や心理学の講義では，人々の活動の仕方および人間の行動の基盤にある「規則」に目を向ける機会を与えてくれます。キャンパスでは，ロックグループのファンクラブから星座の観察会まで，特定の関心を

軸にしたグループに溢れ，関心のある分野に携わる快適さの中で人と関わる機会が得られます。大学のキャンパス内にアスペルガー症候群や高機能自閉症のある学生の姿が多数みられるようになっていることに応え，多くの大学の管理局や学生団体は自閉症スペクトラム障害の親睦会や親の会を発足させつつあります。

住居の手配

　ご家庭によっては，アスペルガー症候群や高機能自閉症のあるお子さんが成人後も引き続きご家族と一緒に生活するようにしたほうがよいと考える人たちもいます。その一方で，さまざまな理由から，成人したわが子には地域で生活してほしいと望む人もいます。地域ではいくつかの選択肢が開かれており，高機能自閉症もしくはアスペルガー症候群のある成人の人たち自身，このことにきわめて神経質になり，不快に感じる人も中にはいるでしょうが，この機会を自ら望む人も多数いるのです。若者たちの多くは，きょうだいや同年齢の仲間たちと同じ人生の転換期に自らも到達したことを，自分の経験を「標準化」するひとつの手段と捉えているのです。しかしながら，家事，住宅の維持管理，料理，買い物，移動，および料金の支払いなど，多数の実際的問題を考えると，アスペルガー症候群や高機能自閉症のある人にとって，自立して生活するということはやはり難しいと言わざるを得ません。お子さんにとって最も適切な生活環境を選択する際には，それらが最小限の監督下で自分自身の力でやり遂げられる仕事なのか，お子さんの能力をじっくり考える必要があります。自立して生活するだけの能力がお子さんにあるのか心配な場合は，いきなり完全に自立するのではなく，最初はまずもっと低いレベルから始めてみてはいかがでしょうか。より自立したレベルへ向け，まずはその準備をお子さんにさせることで，急激な変化に圧倒されることなく，よりスムーズに移行できると思います。そしてもうひとつ，これらの決断のいずれとして永久的なもので

はないということも覚えておいてください。

　自宅外での生活の手配はたいてい，地域の機関を通して行なうことができます（ただし，次に紹介する最初の形態である自活については例外です）。このような生活の手はずを整えるにあたって，まず最初に行なうことは，これらの地域サービスを受ける資格がお子さんにあるかどうかの判断です。住居サービスの提供を管轄する機関はそれぞれの地域で異なりますが，たいてい猶予事業，就職‐復業事業，およびその他の福祉サービスを障害のある人たちに行なっているのと同じ機関です。お子さんを診断した医師，みなさんの地域の自閉症協会，もしくは小児科医でも結構ですので，紹介をお願いしてみてください。サービスを受ける資格を判断する評価手続きを開始する際には，日常の生活活動を自立してやり遂げるうえでお子さんが抱える問題を必ず強調してください。ときどきアスペルガー症候群や高機能自閉症のある人たちの中には，重度の自閉症や精神遅滞のある人たちと比べて，障害の程度が比較的軽いと受け取られ，地域当局の資金による障害サービスを受けられない人がいます。しかし，誰かの助けがなければ，食事を用意するなど，必要な活動をすることは現実にお子さんには不可能であるということ（なぜなら食事を確保するためには，買い物をする，金銭の管理をするなど，お子さんにはおそらくないと思われる技能が必要となってくるからです）をご両親が強調して説明すれば，以下で説明するような住居補助を選択する資格を認められる可能性が高まると思います。

■ 自　　活

　自活というのは，成人したお子さんが，専門家やこれといった重要な家族からの援助を受けずに自分自身の力で生活していくことを意味します。しかしながら，自活には援助を提供してくれるルームメートが必要なことがあります。自立して生活しているアスペルガー症候群や高機能自閉症のある成人にとって，支援者の存在は決定的に重要です。お子さんの場合も，近くに住んでいて，さまざまな支援を求め，連絡できる「頼りになる」人

がいてくれるようにすべきでしょう。自立して生活できるアスペルガー症候群や高機能自閉症のある人でも，大家さんや賃貸人の保険契約，生命保険契約の選択など，重大な判断を含む分野や財政的問題においては，やはり専門家の助けが必要かもしれません。リアン・ウィリーはアスペルガー症候群のある成人として，自らの実体験に基づき，自立して生活しているアスペルガー症候群や高機能自閉症のある人たちに役立つ，計画的な生活を送る手段のいくつかを提案しています。と同時に，成人したお子さんがこれらの手段を利用できるよう周囲の人が手を貸すことも勧めています。

- 郵便物は，雑誌，請求書，通信といったものを種類別にして色分けした容器に分類する。一週間の中で曜日を決め，特定の時間に請求書の容器をすべて調べ，支払うべきものにはお金を払う。このような計画や決まった日課を定めることで，請求書を見逃してしまったり支払期限を逃してしまうことがないようにできます。
- たとえば，クレジットカード，自動車の整備と保険，小切手帳，家族の遺言状および関連の法的書類，財政的記録，住宅または生命保険，家庭電気製品の取扱説明書や保証情報，および健康記録などの記録や情報は，保管するための色分けされたファイルを用意する。
- 家の目につく場所に，ふき取って消すことができる大きなカレンダーを設置する。一週間ごともしくは月ごとの予定で，しなければならない家事や関連する約束の日時など，すべてを書き込む。この情報を携帯用のカレンダーか，もしくは電子手帳にも同じように書き込んでおくと役に立つはずです。携帯用カレンダーと電子手帳のどちらにするかを選ぶ際には，それぞれの異なる長所を念頭に入れておくことが大切です。携帯用カレンダーはお子さんが持ち歩くことができ便利ですが，大きなカレンダーのような視覚に訴えるという特徴がないので，お子さんが定期的に取り出して確認しないのであれば，役立たないでしょう。

第9章 将来について考える

> ◆ **自立を高めるための手段** ◆
>
> - さまざまな環境，たとえば学校，職場，スポーツクラブ，社交界（social arena）などにおける「頼りになる」人々
> - 告知カード，もしくはリハーサル・スクリプト（台本）
> - 視覚的に確認できるカレンダーや，自動備忘録的機能のある PDA（携帯用情報端末機）
> - 書籍，サポートグループ，およびインターネットのチャットルームを通し，自閉症，自己アイデンティティ，および自己受容（self-acceptance）について解明しておく
> - 薬物療法およびその他の方法により，感情障害を管理する
> - 大学での教育的配慮
> - 書類整理のための，郵便物の分類や色別のファイル
> - 日常雑貨の注文と配達サービスなど，インターネット・ショッピング
> - 大学や職場に向けた個人移行計画
> - インターネットによる仕事の機会
> - 職業指導員（ジョブ・コーチ）
> - 就職斡旋ソフトウェアや書籍
> - 資格を認定する機関を通した住居形態の選択

- 重要なことを忘れないようにするために，紙の後ろに糊をつけて洗面所の鏡に貼っておく。こうすれば一日の中でも，もしくは朝出かける準備をしているときにも見逃すことはありません。また個人情報管理用のアラームも忘れ防止に利用できます。

多くのアスペルガー症候群や高機能自閉症のある人たちにとって，圧倒せんばかりに感覚を刺激され，人々がごった返す買い物はきわめて困難な

ものとなります。しかし，カタログやインターネットのショッピングサイトのおかげで，日用雑貨も含め，さまざまな品物を自宅に居ながらにして手に入れることも可能です。それでも実際，お子さんがお使いや買い物をせざると得ないときには，協力者に同行しくれるよう頼んでみてはいかがでしょうか。お使いによってはさほど恐怖感がない，もしくは楽しいとさえ感じるものがあるというお子さんなら，困難なものは協力者の方に引き受けてもらうかわりに，そのような特定のお使いは協力者の方のために自分が引き受けますと申し出ることもできるでしょう。

■ 監督下でのグループ生活（supervised group living）

自活と比べて，より多くの支援を得る選択肢として，一定の監督のもとでグループ生活をしていくという居住形態があります。このようなタイプのひとつがグループホームです。これは数人の障害のある人たちが一緒に生活をするための住宅施設です。グループホームはたいてい住宅地域にあり，訓練を受けた専門家が個人的ケア，料理，および住宅管理などの分野で住人を補助するために，職員が配属されています。グループホームはさまざまな障害のある人に提供されていますから，みなさんの場合は特に自閉症スペクトラム障害を専門としたホームを探すとよい効果が得られるかもしれません。

もうひとつ，やはり監督下でグループ生活をしていくタイプとして，管理されたアパートで生活するというものがあります。これはホームよりも少ない人数で，管理されたアパートでの共同生活であり，専門家は週に2回だけ訪問するというものです。このような形態では，住人はより多くの自立を得られると同時に，責任も大きくなりますから，自活に向けた準備として絶好の機会となることがしばしばです。

■ 技能発達ホーム

技能発達ホームでは，ある家族と一緒に生活します。その家族は障害の

ある人の世話をすることに対し責任機関から資金援助を受けます。これは，その家族が自閉症スペクトラム障害のある人たちと共に生活していくための訓練を受け，自己監督技能と住宅管理の面で補助と指導を行なうことが求められます。

就　　職

　単純に，適した仕事をみつけることは，実際的な意味においても決定的に重要な点が多々ありますが，同時にこれは個人の自己評価を引き上げ，社会的な機会を提供する重要な手段でもあります。おそらく青年期に差しかかる頃になるでしょうが，お子さんが実際に就職戦線に関わるようになる前に，いつかは訪れるこの就職のために今から充分な計画を立て始めたいというのがご両親方のお気持ちだと思います。事前に計画を立てれば，職場の困難な問題対処へのあらかじめの準備や，就職活動において欠かすことのできない技能を身につけるのを助ける時間が生まれます。学校でIEP（第7章参照）を受けているアスペルガー症候群や高機能自閉症のあるお子さんなら，法的に個人移行計画を14歳で始める資格があります。これは第7章で紹介した個別障害者教育法と米国障害者法の一環として指示されているものです。移行計画は，まずお子さんの能力を評価することから始め，お子さんの能力と関心に対する標準検査など，正式な形で評価する場合と，お子さんの能力について家族もしくは介護者から得た情報など，略式な形で行なう場合があります。この期間中に，お子さんの希望，適性，および実際に就職できる可能性やその機会はあるかという点から，さまざまな職業についてよく検討することが重要です。技能発達の目標は，計画性をもって，就職の可能性がある仕事に重なるようにすべきです。目標には，市場における技能と職場での行動を教えていくことも含まれます。職場体験は学生が実際に仕事を経験してみるための手段です。これは，お子さんが学校で学んでいる新しい技能を実際の職場環境で実践してみるこ

とができるという点で役立ちます。と同時に，お子さんはこれによって自分の好き嫌いや，自分の好みが職場やその仕事自体の特定の面とどのように関連しているかについて，より明確に把握できるという点でも有効でしょう。また，ケースマネージャーやその他の支援者など，お子さんが12歳になり学校制度がもはや関与しなくなった後に，お子さんの支援に関わっていくことになる方に，個人移行計画を進めていく過程全体を通じて一緒に加わってもらうことが大切です。

■ 職業選択

職業環境にはいくつかの異なるタイプがありますので，ここでは，高い自立と自給自足を求められるものから順に説明していきたいと思います。

《競いあう職業》

競争的職業（competitive employment）とは，大方の人が携わっているような，互いに競争し合う一般的なタイプの仕事を指します。このタイプの職業では通常，成人したみなさんのお子さんに対し，職場環境の一環として何らかの支援をしてくれることはありませんから，ここで紹介する選択肢の中でも最も自立したものと言えます。アスペルガー症候群や高機能自閉症のある人たちの中にも，競争的な職業で成功している人はいます。長所が生かせるような仕事だったり，人との接触が極力必要ない職業を選択した場合などは特にそうです。また競争的職業の中には，自営業，すなわち自分自身の事業を経営することも含まれます。このためには見通しや構造が一段と要求されることになりますが，自分自身の趣向やニーズにぴったり一致するようルールを定め，状況を整えていくことができます。自分自身の関心に合った仕事に携わっていく機会も得られるでしょう。インターネットを介した事業経営を選択すれば，人との接触や社会的なつきあいをする必要も少なくてすみますから，アスペルガー症候群や高機能自閉症のある人たちにとってはより好ましく感じられるかもしれません。私

たちが知っている中にも，古本の売却を仲介するウェブサイトを立ち上げた若い男性がいました。

《援護就労》

　援護就労（訳注：日本では「職親」と言われるようなシステム）とは，障害のある人たちが地域社会で有給の職業を得られるよう働きかけていく支援制度です。援護就労には，個人的就職斡旋，複合，集団モデル，移動チーム，および企業モデルがあります。個人的就職斡旋では，ジョブ・コーチが特定の仕事を特定の個人のために斡旋します。個人がその仕事をうまくこなしていくために必要な技能を身につけられるよう，この専門コーチもその職場で一緒に働きます。一方，複合，集団就職斡旋モデルも個人的斡旋とよく似ていますが，コーチは雇用者側に立って仕事に携わります。また移動チームも小人数の個人グループとひとりのジョブ・コーチで構成されますが，さまざまな職場を異動し，異なる雇用者に雇われて働くことになります（たとえば，地域社会の家々や事務所の清掃など）。そして企業モデルでは，障害のある人たちを雇用するために小企業を発足させます。ノースカロライナ州にある自閉症のある人ためのセンター，Division TEACCH（第7章で紹介）では，自閉症のある人たちを配属したいくつかの企業を発足させました。その中には自閉症の症状を測定するために専門家が用いる検査用具に必要な部品を製造する企業も含まれています。

《雇用保証》

　雇用保証（secure employment）とは，雇用促進を基本とした就職斡旋で，個人は職業を保証され，通常きちんと整備された環境で基本的な仕事を行なっていくことになります。また雇用保証された環境において，個人はより自立した競争的な職業環境に備えるために労働技能を身につけ行動訓練も受けます。

《養護作業所》

養護作業所（sheltered workshops）も雇用保証同様，訓練機関と関連して多くの障害者を雇用する雇用サービスです。しかしながら養護作業所での就職斡旋では，より自立した雇用環境に向けて個人が成長していけるほど充分な訓練は期待できないかもしれません。そのため，養護作業所よりも雇用保証のほうが一般的に好まれます。

■ 職業選択

適切な職業というかぎり，当然お子さんの好みと生まれながらの才能の両方の点から，お子さんの長所に一致していることが必要です。アスペルガー症候群や高機能自閉症のある人たちの多くは，自らの関心と自分の好きな主題に関して蓄積してきた知識をさらに追求していこうとします。このような情熱と信念についてはすでに説明したとおりです。この熱心さと才能を職場で活かすことは，アスペルガー症候群や高機能自閉症のある人たちの職業的成功を支援する理想的な手段です。たとえばバスの路線や時刻表に魅せられた人なら，当然，運輸部門の仕事が候補にあがってくるでしょう。第5章でもお話ししましたが，歴史に興味がある人なら古文書の分野での仕事なら楽しくやっていけるのではないでしょうか。もちろん単純にその職務に興味がある職業以上に，もっと成功する可能性が高い職業はあります。しかしながら，その仕事で行なう事柄に対する情熱は，仕事でぶつかる数々の困難に立ち向かう素晴らしい動機を与えてくれるはずです。

極力，一定の決まりや一定の順番が高い割合を占める仕事を検討してください。「規則に厳密な（rule-governed）」人たちの場合，従業員の給料計算（payroll office）や図書館，またはデータの入力作業を行なう職業など，明確に定まったルール，手順，もしくは決まりのある仕事のほうが成功する確率が高いかもしれません。

ルパートは高機能自閉症と診断された男性です。彼は小さなオフィスビ

第9章 将来について考える　355

ルで，そこで働いている人たちに郵便物を届ける仕事をしていました。彼は決まったことをするのが好きで，物事が自分の期待した通りになっていると，よりうまく快適に行動できることを自覚していました。彼は上司と一緒に毎日のスケジュールと郵便ルートを作成しました。このスケジュールにあくまで厳密に従い，万一何か変えるべきものがあればすぐに応じてくれる頼りになる「相談相手」に恵まれたおかげで，ルパートは職場で成功することができたのです。

　お子さんの優れた視覚的思考力や記憶能力を活かした仕事の機会を探してあげてください。牛舎の建設と検査に視覚的思考を活かしたテンプル・グランディンの素晴らしい能力は，視覚的思考という長所を生かして仕事を成功させた見事な例と言えるでしょう。料理，物事の整理，もしくはコンピュータ・プログラミングなど，実体のある作業を特徴とする職業は，視覚的な点から物事を考える傾向の人々に当然ながら適しているように思われます。また，棚卸に関わる仕事や図書館での仕事など，特定の詳細や事実の，たくさんの事柄に関する知識が要求される仕事は，丸暗記に優れたアスペルガー症候群や高機能自閉症のある成人にうってつけでしょう。
　まずはお子さんの好みや趣向を一覧表にしてみることから始めるとよいでしょう。創造的に考えることが必要です。たとえば手工芸に興味があるなら，装飾品を販売するウェブサイトという形で活かせるかもしれません。また，野球に対する興味は，野球の記録品あるいは思い出の品の取り引き販売に姿を変える可能性もあるでしょう。対人関係のレベル，身体的条件，感覚的な刺激，および職場での活動レベル，仕事のスケジュールの融通性などを考慮することも重要です。職場環境におけるこれらの面をお子さんは楽しめるかどうか，もしくは耐えられるかどうかについて考えてみてください。ふさわしい職業として，エンジニア，コンピュータ・プログラマー，花屋，芸術家／工芸家，音楽家，工場労働者，建築家，電気修理工，図書館司書，骨董品／コレクションの貿易業者，および公文書保管員などがあ

るでしょう。もちろん，ここにあげたものですべてというわけでは決してありません。いずれも優れた視覚的能力を必要とし，決まった仕事や手順が高い割合を占め，事実上，抽象的というより実践的なものですが，高等学位を必要とするものから高校を卒業したてで就けるものまで幅広い選択肢を紹介したいと思ったのです。

　コンピュータを利用し，就職の促進を図る手段もあります。ある会社は，これを目的としたソフトウェアを市場化しています。その会社のウェブサイトでは，お子さんの特徴を詳しく検証するとともに，考案されたソフトウェアを使って，それらの特徴が仕事の条件や職務に関わる社会生活技能にどれほど合致するかを調べることができます。また，自身もアスペルガー症候群のある，ロジャー・マイヤー著，*Asperger Syndrome Employment Workbook* も参考になるでしょう。

　特に初めての仕事については成功の確率の高いものを選ぶことが何よりも大切です。そうすることで，失敗に対するお子さんの不安を引き下げながら，働くという経験に適応できるよう助けていくことができますし，どのような特性が職場での成功と賃金の獲得をより確実に約束してくれるのか，お子さんがじかに体験し，学んでいく機会を提供することもできるのです。

《面接》

　就職を希望する人すべてにとって，面接は決定的に重要な技能ですから，お子さんが成人したら，この技能には特に念入りに一緒に取り組んでいくことが大切です。不適切な行動と適切な行動の明確で具体的なリストを作成してください。お子さんに認められるような，たとえば大きな音を立てて咳払いをする，かさぶたを取るなど，不適切な行動でわかっているものがあれば，それらについてもリストに加えてください。面接官が尋ねそうな質問と，その適切な返答を含めたスクリプトを書き出してみるとよいでしょう。お子さんがそれらの返答を暗記し，この種の状況にいくらかでも

慣れることができるよう，役割練習を通して，お子さんと一緒にこのスクリプトを練習するのです。この際，面接官とお子さんの両方の非言語的なコミュニケーションについても忘れずに着目するようにしてください。さまざまな非言語的行動の中で，ここで触れるべき重要な面としては，出会ったときと別れるときの挨拶，アイ・コンタクト，声の大きさと話す速さ，感情や不安の表現，適切な服装，身なり，姿勢などがあります。面接の最中には，面接官が言うことすべてを注意深く聞くことが非常に大切であることをお子さんに強調してください。面接中に役立つ行動のタイプについてさらに詳しく知りたい方は，就職の申し込みと面接の詳細を紹介する本を参照してください。

　これらの技能を実践的に練習し，協力者と役割練習をしながら気持ちよく使いこなせるようになったら，一度「おためしとして」の面接を受けてみるとよいでしょう。本当は希望していない，もしくはあまり好きではない分野の仕事だけれど，とにかく面接が行なわれる職場に申し込むのです。あまり興味のない面接を計画することで，現実の状況で面接技能を練習する機会をお子さんに与えることができます。こうすることで，後にお子さんが本当に心から望む仕事の面接を受けるときの不安を和らげることができますし，お子さんもまったく予想もできない気持ちに駆られずにすみます。

■ 職場での配慮

　職場で配慮を払ってもらえるようお願いする場合は，まずはその前に診断についての情報を職場の方に打ち明けるかどうか，お子さん自身が決める必要があります。さまざまな分野で配慮を払ってもらうことは可能です。仕事のペースを調節することで，お子さんの感覚や運動的な特徴を補うことができるかもしれません。仕事の技能を教える際には，視覚的な方法を用いてください。一連の指示を書き出したものや製品の完成図など，職場で視覚的に「助けとなるもの」を作っておくと，視覚的に物事を考える傾

向のある人たちに役立つでしょう。労働条件としてグループでの共同作業が含まれている場合には，特別な配慮をお願いすることも重要かもしれません。あらかじめ配慮しておくことで，一定の決まった仕事が占める割合を増やし，予想していなかった仕事の必要に迫られる事態を減らすことができるでしょう。最後にもうひとつ，仕事で発生するかもしれない危険な事態に備え，雇用者の方と一緒に対処の方法と解決方法をあらかじめ計画しておくことも重要かもしれません。

最 後 に

　みなさん方ご両親が，お子さんに満ち足りた幸せな人生を手に入れる最高のチャンスを与えてあげられるようなお手伝いをしたい，それが本書を通し私たちが掲げてきた目標です。アスペルガー症候群と高機能自閉症に関する長所への理解が高まってくるにつれて，その困難が克服され，みなさんの力もますます高まっていくことでしょう。そして，障害が示す数々の困難をお子さんが克服していくなかで，お子さんがみなさん方の人生にもたらしてくれる幸せと喜びをもっと享受することができるようになっていくでしょう。困難が完全に消え去ってしまうことはないかもしれません。しかし，みなさんの理解と，できるかぎり早い対処によって，お子さんとご家族は，何年か後には素晴らしい変化を期待できるのです。アスペルガー症候群と高機能自閉症について学べば学ぶほど，実際，お子さんが満ち足りた幸せな人生を送る可能性が高まっていくと信じています。

参 考 図 書

● アスペルガー症候群と高機能自閉症に関する全般書

Attwood, Tony. (1998). *Asperger's syndrome: A guide for parents and professionals*. London: Kingsley. (トニー・アトウッド,富田真紀,内山登紀夫,鈴木正子:ガイドブック アスペルガー症候群—親と専門家のために—. 東京書籍,1999.)

Baron-Cohen, Simon, & Bolton, Patrick. (1994). *Autism: The facts*. Oxford, UK: Oxford University Press. (サイモン・バロン‐コーエン,パトリック・ボルトン著,久保紘章訳:自閉症入門. 中央法規,1997.)

Bashe, Patricia Romanowski, & Kirby, Barbara. (2001). *The OASIS guide to Asperger syndrome: Advice, support, insights, and inspiration*. New York: Crown.

Frith, Uta (Ed.). (1992). *Autism and Asperger syndrome*. Cambridge, UK: Cambridge University Press. (ウタ・フリス編,富田真紀訳:自閉症とアスペルガー症候群. 東京書籍,1996.)

Gutstein, Steven. (2001). *Autism/Asperger's: Solving the relationship puzzle*. Arlington, TX: Future Horizons.

Howlin, Patricia. (1999). *Children with autism and Asperger syndrome: A guide for practitioners and carers*. New York: Wiley.

Klin, Ami, Volkmar, Fred, & Sparrow, Sara (Eds.). (2000). *Asperger syndrome*. New York: Guilford Press.

Mesibov, Gary B., Adams, Lynn W., & Klinger, Laura. (1998). *Autism: Understanding the disorder*. New York: Plenum Press. (ゲイリー・B・メシボブ,リン・W・アダムズ,ローラ・クリンガー著,佃一郎,岩田まな訳:自閉症の理解—原因・診断・治療に関する最新情報. 学苑社,1999.)

Ratey, John, & Johnson, Catherine. (1998). *Shadow syndromes: The mild forms of major mental disorders that sabotage us*. New York: Bantam Doubleday Dell.

Schopler, Eric, Mesibov, Gary, & Kunce, Linda (Eds.). (1998). *Asperger syndrome or high-functioning autism?* New York: Plenum Press.

Siegel, Bryna. (1998). *The world of the autistic child: Understanding and treating autistic spectrum disorders*. Oxford, UK: Oxford University Press.

Waltz, Mitzi. (1999). *Pervasive developmental disorders: Finding a diagnosis and getting help for parents and patients with PDDNOS and atypical PDD*. Cambridge, UK: O'Reilly & Associates.

Wing, Lorna. (2001). *The autistic spectrum: A parents' guide to understanding and helping your child*. Berkeley, CA: Ulysses Press. (ローナ・ウィング著, 久保紘章訳：自閉症スペクトル―親と専門家のためのガイドブック．東京書籍, 1998.)

クリストファー・ギルバーグ著, 森田由美, 田中康雄訳：アスペルガー症候群がわかる本．明石書店, 2003．

ダイアン・M・ケネディ著, 海輪由香子, 田中康雄訳：ADHDと自閉症の関連がわかる本．明石書店, 2004．

杉山登志郎, 辻井正次編：高機能広汎性発達障害―アスペルガー症候群と高機能自閉症―．ブレーン出版, 1999．

杉山登志郎：アスペルガー症候群と高機能自閉症の理解とサポート―よりよいソーシャルスキルを身につけるために―．学習研究社, 2002．

キャスリン・スチュワート著, 榊原洋一, 足立佳美, 小野次郎訳：アスペルガー症候群と非言語性学習障害―子どもたちとその親のために―．明石書店, 2004．

高木隆郎, マイケル・ラター, エリック・ショプラー編：自閉症と発達障害の研究の進歩 Vol. 1～3．日本文化科学社, 1997-1999．

高木隆郎, マイケル・ラター, エリック・ショプラー編：自閉症と発達障害の研究の進歩 Vol. 4～7．星和書店, 2000-2003．

高木隆郎, パトリシア・ハウリン, エリック・フォンボン編：自閉症と発達障害の研究の進歩 Vol. 8．星和書店, 2004．

ウタ・フリス著, 富田真紀, 清水康夫訳：自閉症の謎を解き明かす．東京書籍, 1991．

ゲーリー・メジボフ, ビクトリア・シェア, リン・アダムズ著, 服巻繁, 服巻智子, 梅永雄二訳：アスペルガー症候群と高機能自閉症―その基礎的理解のために―．エンパワメント研究所, 2003．

● 養育，家族のために

Andron, Linda. (2001). *Our journey through high-functioning autism and Asperger syndrome: A roadmap*. London: Kingsley.

Brill, Marlene Targ. (2001). *Keys to parenting the child with autism* (2nd ed.). Hauppauge, NY: Barrons Educational Series.

Davies, Julie. (1994). *Able autistic children—children with Asperger syndrome: A booklet for brothers and sisters*. Nottingham, UK: University of Nottingham Press.

Fling, Echo. (2000). *Eating an artichoke: A mother's perspective on Asperger syndrome*. London: Kingsley.

Harris, Sandra. (1994). *Siblings of children with autism: A guide for families*. Bethesda, MD: Woodbine House.（サンドラ・ハリス著，遠矢浩一訳：自閉症児の「きょうだい」のために．ナカニシヤ出版，2003．）

Hart, Charles. (1993). *A parent's guide to autism: Answers to the most common questions*. Riverside, NJ: Pocket Books.

Hart, Charles. (1989). *Without reason: A family copes with two generations of autism*. Arlington, TX: Future Horizons.

Park, Clara. (2002). *Exiting nirvana: A daughter's life with autism*. Boston: Back Bay Books.

Powers, Michael. (2000). *Children with autism: A parent's guide* (2nd ed.). Bethesda, MD: Woodbine House.

Willey, Liane. (2001). *Asperger syndrome in the family: Redefining normal*. London: Kingsley.

内山登紀夫・吉田友子・水野薫（編）：高機能自閉症・アスペルガー症候群入門―正しい理解と対応のために―．中央法規，2002．

小林隆児：自閉症の関係障害臨床―母と子のあいだを治療する―．ミネルヴァ書房，2000．

酒木保：自閉症の子どもたち―心は本当に閉ざされているのか―．PHP研究所，2001．

全国障害児とともに歩む兄弟姉妹の会東京支部：きょうだいは親にはなれない…けれど―ともに生きる Part 2―．ぶどう社，1996．

戸部けいこ：光とともに…（1）～（6）．秋田書店，2001-2004．以後続刊．

ぽれぽれくらぶ：今どきしょうがい児の母親物語．ぶどう社，1995．

三原博光：障害者ときょうだい―日本・ドイツの比較調査を通して―．学苑社，2000．

吉田友子：高機能自閉症・アスペルガー症候群「その子らしさ」を生かす子育て．中央法規，2003．

● 教育の問題

Blenk, Katie, & Fine, Doris. (1997). *Making school inclusion work: A guide to everyday practices*. Cambridge, MA: Brookline Books.

Cumine, Val, Leach, Julia, & Stevenson, Gill. (1998). *Asperger syndrome: A practical guide for teachers*. London: Fulton.

Fouse, Beth. (1999). *Creating a win-win IEP for students with autism: A how-to manual for parents and educators*. Arlington, TX: Future Horizons.

Fullerton, Ann. (1996). *Higher functioning adolescents and young adults with*

autism: A teacher's guide. Austin, TX: Pro-Ed.
Gibb, Gordon, & Dyches, Tina Taylor. (1999). *Guide to writing quality individualized education programs (IEPs): What's best for students*. Boston: Allyn & Bacon.
Hodgdon, Linda A. (1995). *Visual strategies for improving communication: Practical supports for school and home*. Troy, MI: QuickRoberts.
Moyes, Rebecca, & Moreno, Susan. (2001). *Incorporating social goals in the classroom: A guide for teachers and parents of children with high-functioning autism and Asperger syndrome*. London: Kingsley.
Myles, Brenda Smith, & Adreon, Diane. (2001). *Asperger syndrome and adolescence: Practical solutions for school success*. Shawnee Mission, KS: Autism Asperger Publishing Co.
Myles, Brenda Smith, & Simpson, Richard. (1997). *Asperger syndrome: A guide for educators and parents*. Austin, TX: Pro-Ed.
Siegel, Lawrence. (2001). *The complete IEP guide: How to advocate for your special ed child* (2nd ed.). Berkeley, CA: Nolo Press.
Tanguay, Pamela, & Rourke, Byron. (2001). *Nonverbal learning disabilities at home: A parent's guide*. London: Kingsley.
リタ・ジョーダン，グレニス・ジョーンズ著，遠矢浩一訳：親と先生のための自閉症講座―通常の学校で勉強するために―．ナカニシヤ出版，2000．
廣瀬由美子，東條吉邦，加藤哲文：すぐに役立つ自閉症児の特別支援Q&Aマニュアル―通常の学級の先生方のために―．東京書籍，2004．

● 社会技能訓練および社会的介入

Antonello, Stephen. (1996). *Social skills development: Practical strategies for adolescents and adults with developmental disabilities*. Boston: Allyn & Bacon.
Duke, Marshall, Nowicki, Stephen, & Martin, Elisabeth. (1996). *Teaching your child the language of social success*. Atlanta: Peachtree.
Freeman, Sabrina, & Dake, Lorelei. (1997). *Teach me language: A social-language manual for children with autism. Asperger's syndrome and related disorders*. Langley. BC: SKF Books.
Garcia-Winner, Michelle. (2000). *Inside out: What makes a person with social cognitive deficits tick?* San Jose, CA: Winner Publications. (www.socialthinking.com)
Gray, Carol. (2000). *The new Social Story book, illustrated edition*. Arlington, TX: Future Horizons.

Gray, Carol. (1994). *Comic strip conversations*. Arlington, TX: Future Horizons.
Gray, Carol. (1993). *Taming the recess jungle*. Arlington, TX: Future Horizons.
Howlin, Patricia, Baron-Cohen, Simon, & Hadwin, Julie. (1998). *Teaching children with autism to mind-read: A practical guide for teachers and parents*. New York: Wiley.
Matthews. Andrew. (1991). *Making friends: A guide to getting along with people*. New York: Putnam.
Nowicki, Stephen, & Duke, Marshall. (1992). *Helping the child who doesn't fit in*. Atlanta: Peachtree.
Quill, Kathleen Ann. (1995). *Teaching children with autism: Strategies to enhance communication and socialization*. San Diego: Singular.
Quill, Kathleen Ann. (2000). *Do-watch-listen-say: Social and communication intervention for children with autism*. Baltimore, MD: Brookes.
内山登紀夫：自閉症のトータルケア―TEACCHプログラムの最前線―．ぶどう社，1994．
梅永雄二：自閉症の人のライフサポート― TEACCHプログラムに学ぶ―．福村出版，2001．
河合伊六：困った子どもとのかかわり方―行動分析による新しい保育・教育―．川島書店，2000．
山本淳一，加藤哲文編：応用行動分析学入門―障害児のコミュニケーション行動の実現を目指す―．学苑社，1997．
シーラ・リッチマン著，井上雅彦，テーラー幸恵，奥田健次訳：自閉症へのABA入門．東京書籍，2003．

● からかいといじめ

Garrity, Carla, Baris, Mitchell, & Porter, William. (2000). *Bully-proofing your child: A parent's guide*. Longmont, CO: Sopris West.
Garrity, Carla, Jens, Kathryn, Porter, William, Sager, Nancy, & Short-Camilli, Cam. (2000). *Bully-proofing your school: A comprehensive approach for elementary schools*. Longmont, CO: Sopris West.
Garrity, Carla, Porter. William, & Baris, Mitchell. (2000). *Bully-proofing your child: First aid for hurt feelings*. Longmont, CO: Sopris West.
McCoy, Elin. (1997). *What to do when kids are mean to your child*. Pleasantville, NY: Reader's Digest Adult.
Romain, Trevor. (1997). *Bullies are a pain in the brain*. Minneapolis: Free Spirit.
Sheridan, Susan. (1998). *Why don't they like me?: Helping your child make and keep friends*. Longmont, CO: Sopris West.

グニラ・ガーランド著,ニキ・リンコ訳:ずっと「普通」になりたかった.花風社,2000.
森口奈緒美:変光星―自閉の少女に見えていた世界―.花風社,2004.
森口奈緒美:平行線―ある自閉症者の青年期の回想―.ブレーン出版,2002.

● 自己同一性の発達

Faherty, Catherine. (2000). *Asperger's . . . What does it mean to me?: A workbook explaining self awareness and life lessons to the child or youth with high functioning autism or Asperger's.* Arlington, TX: Future Horizons.

Vermeulen, Peter. (2001). *I am special: Introducing children and young people to their autism spectrum disorder.* London: Kingsley.

ドナ・ウィリアムズ著,河野万里子訳:自閉症だったわたしへ.新潮社,1993.
ドナ・ウィリアムズ著,河野万里子訳:こころという名の贈り物―続・自閉症だったわたしへ―.新潮社,1996.
ドナ・ウィリアムズ著,河野万里子訳:ドナの結婚―自閉症だったわたしへ.新潮社,2002.
ケネス・ホール著,野坂悦子訳:ぼくのアスペルガー症候群―もっと知ってよぼくらのことを―.東京書籍,2001.
トーマス・A・マッキーン著,ニキ・リンコ訳:ぼくとクマと自閉症の仲間たち.花風社,2003.
ウェンディ・ローソン著,ニキ・リンコ訳:私の障害,私の個性.花風社,2001.

● 行動と感覚の問題

Baker, Bruce, & Brightman, Alan. (1997). *Steps to independence: A skills training guide for parents and teachers of children with special needs.* Baltimore, MD: Brookes.

Durand, V. Mark. (1997). *Sleep better!: A guide to improving sleep for children with special needs.* Baltimore, MD: Brookes.

Kranowitz, Carol Stock. (1998). *The out of sync child: Recognizing and coping with sensory integration.* Bellevue, WA: Perigee.

Myles, Brenda Smith, Cook, Katherine, & Miller, Louann. (2000). *Asperger syndrome and sensory issues: Practical solutions for making sense of the world.* Shawnee Mission, KS: Autism Asperger Publishing Co.

Myles, Brenda Smith, & Southwick, Jack. (1999). *Asperger syndrome and difficult moments: Practical solutions for tantrums, rage, and meltdowns.* Shawnee Mission, KS: Autism Asperger Publishing Co.

O'Neill, Robert, Horner, Robert, Albin, Richard, Storey, Keith, & Sprague,

Jeffrey. (1996). *Functional assessment and program development for problem behavior: A practical handbook*. Pacific Grove, CA: Brookes/Cole.

Schopler, Eric. (1995). *Parent survival manual: A guide to crisis resolution in autism and related developmental disorders*. New York: Plenum Press.

フランシス・ハッペ著，石坂好樹訳：自閉症の心の世界．星和書店，1997．

ブレンダ・スミス・マイルズ，ジャック・サウスウィック著，富田真紀訳：アスペルガー症候群とパニックへの対処法．東京書籍，2002．

ブレンダ・スミス・マイルズ，ナンシー・E・ミラー，リサ・A・ロビンズ，キャサリーン・タプスコット・クック，ルーアン・リナー著，萩原拓訳：アスペルガー症候群と感覚敏感性への対処法．東京書籍，2004．

● 就 学 前

Greenspan, Stanley, & Wieder, Serena. (1998). *The child with special needs: Encouraging intellectual and emotional growth: The comprehensive approach to developmental challenges including autism, PDD, language and speech problems, and other related disorders*. Cambridge, MA: Perseus Press.

Harris, Sandra, & Handleman, Jan. (2000). *Preschool education programs for children with autism*. Austin, TX: Pro-Ed.

Maurice, Catherine, Green, Gina, & Luce, Stephen. (1996). *Behavioral intervention for young children with autism: A manual for parents and professionals*. Austin, TX: Pro Ed.

Richman, Shira. (2001). *Raising a child with autism: A guide to applied behavior analysis for parents*. London: Kingsley.

Schopler, Eric, Lansing, Margaret, & Waters, Leslie. (1983). *Teaching activities for autistic children: Individualized assessment and treatment for autistic and developmentally disabled children*. Austin. TX: Pro-Ed. (Describes the TEACCH model.)

明石洋子：ありのままの子育て．ぶどう社，2002．

エリック・ショプラー著，伊藤英夫訳：幼児期の自閉症．学苑社，1996．

山上雅子：自閉症児の初期発達—発達臨床的理解と援助—．ミネルヴァ書房，1999．

● 成人期と励まし

Howlin, Patricia. *Autism: Preparing for adulthood*. London: Routledge.（パトリシア・ハウリン著，久保紘章，谷口正隆，鈴木正子訳：自閉症成人期にむけての準備—能力が高い自閉症の人を中心に—．ぶどう社，2000．)

Meyer, Roger N. (2001). *Asperger syndrome employment workbook: An employment workbook for adults with Asperger syndrome*. London: Kingsley.

Morgan, Hugh. (1996). *Adults with autism: A guide to theory and practice*. Cambridge, UK: Cambridge University Press.

Smith, Maria, Belcher, Ronald, & Johrs, Patricia. (1997). *A guide to successful employment for individuals with autism*. Baltimore, MD: Brookes.

● 自　伝

Grandin, Temple. (1996). *Thinking in pictures and other reports from my life with autism*. New York: Vintage Books.

Grandin, Temple, & Scariano, Margaret. (1986). *Emergence: Labeled autistic*. New York: Warner Books.

Willey, Liane. (1999). *Pretending to be normal: Living with Asperger's syndrome*. London: Kingsley.（リアン・ホリデー・ウィリー著，ニキ・リンコ訳：アスペルガー的人生．東京書籍，2002．）

泉流星：地球生まれの異星人―自閉症者として，日本に生きる―．花風社，2003．

ドナ・ウィリアムズ著，河野万里子訳：自閉症だったわたしへ．新潮社，1993．

ドナ・ウィリアムズ著，河野万里子訳：こころという名の贈り物―続・自閉症だったわたしへ―．新潮社，1996．

ドナ・ウィリアムズ著，河野万里子訳：ドナの結婚―自閉症だったわたしへ．新潮社，2002．

グニラ・ガーランド著，ニキ・リンコ訳：ずっと「普通」になりたかった．花風社，2000．

ビルガー・ゼリーン著，平野卿子訳：もう闇のなかにはいたくない―自閉症と闘う少年の日記―．草思社，1999．

藤家寛子：他の誰かになりたかった―多重人格から目覚めた自閉の少女の手記―．花風社，2004．

ケネス・ホール著，野坂悦子訳：ぼくのアスペルガー症候群―もっと知ってよぼくらのことを―．東京書籍，2001．

トーマス・A・マッキーン著，ニキ・リンコ訳：ぼくとクマと自閉症の仲間たち．花風社 2003．

森口奈緒美：変光星―自閉の少女に見えていた世界―．花風社，2004．

森口奈緒美：平行線―ある自閉症者の青年期の回想―．ブレーン出版，2002．

ウェンディ・ローソン著，ニキ・リンコ訳：私の障害，私の個性．花風社，2001．

文　献

American Psychiatric Association. (1994). *Diagnostic and statistical manual of mental disorders* (4th ed.). Washington, DC: Author.

Asperger, H. (1944/1991). "Autistic psychopathy" in childhood. In U. Frith (Ed.), *Autism and Asperger syndrome* (pp. 37-92). New York: Cambridge University Press.

Bachevalier, J. (1994). Medial temporal lobe structures and autism: A review of clinical and experimental findings. *Neuropsychologia, 32*, 627-648.

Bailey, A., Le Couteur, A., Gottesman, I., Bolton, P., Simonoff, E., Yuzda, E., & Rutter, M. (1995). Autism as a strongly genetic disorder: Evidence from a British twin study. *Psychological Medicine, 25*, 63-77.

Bailey, A., Luthert, P., Dean, A., Harding, B., Janota, I., Montgomery, M., Rutter, M., & Lantos, P. (1998). A clinicopathological study of autism. *Brain, 121*, 889-905.

Bailey, A., Palferman, S., Heavey, L., & Le Couteur, A. (1998). Autism: The phenotype in relatives. *Journal of Autism and Developmental Disorders, 28*, 369-392.

Baron-Cohen, S. (2000). Is Asperger syndrome/high-functioning autism necessarily a disability? *Development and Psychopathology, 12*, 489-500.

Baron-Cohen, S., Bolton, P., Wheelwright, S., Short, L., Mead, G., Smith, A., & Scahill, V. (1998). Autism occurs more often in families of physicists, engineers, and mathematicians. *Autism: The International Journal of Research and Practice, 2*, 296-301.

Baron-Cohen, S., Jolliffe, T., Mortimore, C. & Robertson, M. (1997). Another advanced test of theory of mind: Evidence from very high functioning adults with autism or Asperger syndrome. *Journal of Child Psychology and Psychiatry and Allied Disciplines, 38*, 813-822.

Baron-Cohen, S., Ring, H.A., Wheelwright, S., Bullmore, E., Brammer, M., Simmons, A., & Williams, S. (1999). Social intelligence in the normal and autistic brain: An fMRI study. *European Journal of Neuroscience, 11*, 1891-1898.

Baron-Cohen, S., Ring, H.A., Bullmore, E.T., Wheelwright, S., Ashwin, C., & Williams, S.C. (2000). The amygdala theory of autism. *Neuroscience and*

Biobehavioral Review, 24, 355-364.

Bauminger, N., & Kasari, C. (2000). Loneliness and friendship in high-functioning children with autism. *Child Development, 71,* 447-456.

Bryan, L.C., & Gast, D.L. (2000). Teaching on-task and on-schedule behaviors to high-functioning children with autism via picture activity schedules. *Journal of Autism and Developmental Disorders, 30,* 553-567.

Bryson, S.E., Clark, B.S., & Smith, I.M. (1988). First report of a Canadian epidemiological study of autistic syndromes. *Journal of Child Psychology and Psychiatry aud Allied Disciplines, 29,* 433-445.

Chakrabarti, S., & Fombonne, E. (2001). Pervasive developmental disorders in preschool children. *Journal of the American Medical Association, 285,* 3093-3099.

Cohen, D., & Volkmar, F. (1997). *Handbook of autism and pervasive developmental disorders* (2nd ed.). New York: Wiley.

Courchesne, E., Yeung Courchesne, R., Press, G.A., Hesselink, J.R., & Jernigan, T.L. (1988). Hypoplasia of cerebellar vermal lobules VI and VII in autisrn. *New England Journal of Medicine, 318*(21), 1349-1354.

Damasio, A.R., & Maurer, R.G. (1978). A neurological model for childhood autism. *Archives of Neurology, 35,* 777-786.

Dawson, G. (1996). Neuropsychology of autism: A report on the state of the science. *Joumal of Autism and Developmental Disorders, 26,* 179-184.

Dawson, G. (1999). What are early indicators of risk for autism? *Journal of Autism and Developmental Disorders, 29,* 97.

Dawson, G., Carver, L., Meltzoff, A.N., Panagiotides, H., & McPartland, J. (in press). Neural correlates of face recognition in young children with autism spectrum disorder, developmental delay, and typical development. *Child Development.*

Dawson, G., Meltzoff, A.N., Osterling, J., & Rinaldi, J. (1998). Neuropsychological correlates of early symptoms in autism. *Child Development, 69,* 1276-1285.

Dawson, G., & Osterling, J. (1997). Early intervention in autism: Effectiveness and common elements of current approaches. In M.J. Guralnick (Ed.), *The effectiveness of early intervention: Second generation research* (pp. 307-326). Baltimore, MD: Brookes.

Eisenmajer, R., Prior, M., Leekam, S:, Wing, L., Gould, J., & Ong, B. (1996). A comparison of clinical symptoms in individuals diagnosed with autism and Asperger syndrome. *Journal of the American Academy of Child and*

Adolescent Psychiatry, 35, 1523-1531.
Eisenmajer, R., Prior, M., Leekam, S., Wing, L., Ong, B., Gould, J., & Welham, M. (1998). Delayed language onset as a predictor of clinical symptoms in pervasive developmental disorders. *Journal of Autism and Developmental Disorders, 28,* 527-533.
Filipek, P.A., Accardo, P.J., Baranek, G.T., Cook, E.H., Dawson, G., Gordon, B., Gravel, J.S., Johnson, C.P., Kallan, R.J., Levy, S.E., Minshew, N.J., Ozonofi, S., Prizant, B. M., Rapin, I., Rogers, S.J., Stone, W., Teplin, S., Tuchman, R.F., & Volkmar, F.R. (2000). Practice parameters: The screening and diagnosis of autistic spectrum disorders. *Journal of Autism and Developmental Disorders, 29,* 439-484.
Fombonne, E. (1998). Epidemiological surveys of autism. In F.R. Volkmar (Ed.), *Autism and pervasive developmental disorders* (pp. 32-63). New York: Cambridge University Press.
Gerhardt, P. (2001). Employment: How to plan for your child's transition. *Advocate, 34,* 16-21.
Ghaziuddin, M., Tsai, L.Y., & Ghaziuddin, N. (1992a). A comparison of the diagnostic criteria for Asperger syndrome. *Journal of Autism and Developmental Disorders, 22,* 643-649.
Ghaziuddin, M., Tsai, L.Y., & Ghaziuddin, N. (1992b). A reappraisal of clumsiness as a diagnostic feature of Asperger syndrome. *Journal of Autism and Developmental Disorders, 22,* 651-556.
Gillberg, I.C., & Gillberg, C. (1989). Asperger syndrome-Some epidemiological considerations: A research note. *Journal of Child Psychology and Psychiatry, 30,* 631-638.
Gillberg, C., & Wing, L. (1999). Autism: Not an extremely rare disorder. *Acta Psychiatrica Scandinavica, 99,* 399-406.
Grandin, T. (1988). Teaching tips from a recovered autistic. *Focus on Autistic Behavior, 3,* 1-8.
Grandin, T. (1990). Needs of high functioning teenagers and adults with autism (tips from a recovered autistic). *Focus on Autistic Behavior, 5,* 1-15.
Gray, C.A. (1993). Social stories: Improving responses of students with autism with accurate social information. *Focus on Autistic Behavior, 8,* 1-10.
Gray, C.A. (1998). Social stories and comic strip conversations with student with Asperger syndrome and high-functioning autism. In E. Schopler, G.B. Mesibov, & L. Kunce (Eds.), *Asperger syndrome or high-functioning autism?* (pp. 167-198). New York: Plenum Press.

Happe, F. (1991). The autobiographical writings of three Asperger's syndrome adults: Problems of interpretations and implications for theory. In U. Frith (Ed.), *Autism and Asperger's syudrome* (pp. 207-242). Cambridge, UK: Cambridge University Press.

Happe, F., & Frith, U. (1991). Is autism a pervasive developmental disorder?: How useful is the "PDD" label? *Journal of Child Psychology aud Psychiatry and Allied Disciplines, 32*, 1167-1168.

Herskowitz, V. (2001). Adult software offers life lessons. *Advocate, 34*, 28-31.

Howlin, P., & Goode, S. (1998). Outcome in adult life for people with autism and Asperger's syndrome. In F.R. Volkmar (Ed.), *Autism and pervasive developmental disorders* (pp. 209-241). New York: Cambridge University Press.

Hurlburt, R.T., Happe, F., & Frith, U. (1994). Sampling the form of inner experience in three adults with Asperger's syndrome. *Psychological Medicine, 24*, 385-395.

Kadesjo, B., Gillberg, C., & Hagberg, B. (1999). Autism and Asperger syndrome in seven-year-old children: A total population study. *Journal of Autism and Developmental Disorders, 29*, 327-331.

Kanner, L. (1943). Autistic disturbances of affective content. *Nervous Child, 2*, 217-250.

Klin, A., Volkmar, F.R., Sparrow, S.S., Cicchetti, D.V., & Rourke, B.P. (1995). Validity and neuropsychological characterization of Asperger syndrome: Convergence with nonverbal learning disabilities syndrome. *Journal of Child Psychology and Psychiatry, 36*, 1127-1140.

Kunce, L., & Mesibov, G.B. (1998). Educational approaches to high-functioning autism and Asperger syndrome. In E. Schopler, G.B. Mesibov & L. Kunce (Eds.). *Asperger syudrome or high-functioning autism?* (pp. 227-261). New York: Plenum Press.

Lainhart, J.E., Piven, J., Wzorek, M., Landa, R., Santangelo, S.L., Coon, H., & Folstein, S.E. (1997). Macrocephaly in children and adults with autism. *Journal of the American Academy of Child and Adolescent Psychiatry, 36*, 282-290.

Larsen, F.W. & Mouridsen, S.E. (1997). The outcome in children with childhood autism and Asperger syndrome originally diagnosed as psychotic: A 30-year follow-up study of subjects hospitalized as children. *European Child and Adolescent Psychiatry, 6*, 181-190.

Lord, C. (1995). Facilitating social inclusion: Examples from peer intervention programs. In E. Schopler & G.B. Mesibov (Eds.). *Learning and cognition in autism* (pp. 221-240). New York: Plenum Press.

Laushey, K.M., & Heflin, L.J. (2000). Enhancing social skills of kindergarten children with autism through the training of multiple peers as tutors. *Journal of Autism and Developmental Disorders, 30,* 183-193.

Lovaas, O.I. (1987). Behavioral treatment and normal educational and intellectual functioning in young autistic children. *Journal of Consulting aud Clinical Psychology, 55,* 3-9.

Manjiviona, J., & Prior, M. (1995). Comparison of Asperger syndrome and high-functioning autistic children on a test of motor impairment. *Journal of Autism and Developmental Disorders, 25,* 23-39.

Marriage, K.J., Gordon, V., & Brand, L. (1995). A social skills group for boys with Asperger's syndrome. *Australian and New Zealand Journal of Psychiatry, 29,* 58-62.

Martin, A., Patzer, D.K., & Volkmar, F.R. (2000). Psychopharmacological treatment of higher-functioning pervasive developmental disorders. In A. Klin, F.R. Volkmar & S.S. Sparrow (Eds.), *Asperger syndrome* (pp. 210-228). New York: Guilford Press.

Mesibov, G.B. (1984). Social skills training with verbal autistic adolescents and adults: A program model. *Journal of Autism and Developmental Disorders, 14,* 395-404.

Miller, J.N., & Ozonoff, S. (1997). Did Asperger's cases have Asperger disorder? *Journal of Child Psychology and Psychiatry, 38,* 247-251.

Miller, J.N., & Ozonoff, S. (2000). The external validity of Asperger disorder: Lack of evidence from the domain of neuropsychology. *Journal of Abnormal Psychology, 109,* 227-238.

Mishna, F., & Muskat, B. (1998). Group therapy for boys with features of Asperger syndrome and concurrent learning disabilities: Finding a peer group. *Journal of Child and Adolescent Group Therapy, 8,* 97-114.

Nordin, V., & Gillberg, C. (1998). The long-term course of autistic disorders: Update on follow-up studies. *Acta Psychiatrica Scandinavica, 97,* 99-108.

Osterling, J., Dawson, G., & McPartland, J. (2001). Autism. In M.C. Roberts & H. Walker (Eds.), *Handbook of clinical child psychology* (3rd ed., pp. 432-452). New York: Wiley.

Ozonoff, S. (1998). Assessment and remediation of executive dysfunction in autism and Asperger syndrome. In E. Schopler, G.B. Mesibov, & L. Kunce (Eds.), *Asperger syndrome or high-functioning autism?* (pp. 263-289). New

York: Plenum Press.

Ozonoff, S., & Miller, J.N. (1995). Teaching theory of mind: A new approach to social skills training for individuals with autism. *Journal of Autism and Developmental Disorders, 25,* 415-433.

Piven, J., Harper, J., Palmer, P., & Arndt, S. (1996). Course of behavioral change in autism: A retrospective study of high-IQ adolescents and adults. *Journal of the American Academy of Child and Adolescent Psychiatry, 35,* 523-529.

Rimland, E.R. (1964). *Infantile autism: The syndrome and its implications for a neural theory of behavior.* New York: Appleton-Century-Crofts.

Rogers, S.J. (1991). A psychotherapeutic approach for young children with pervasive developmental disorders. *Comprehensive Mental Health Care, 1,* 91-108.

Rogers, S.J. (1998). Empirically supported comprehensive treatments for young children with autism. *Journal of Clinical Child Psychology, 27,* 167-178.

Schopler, E. (1996). Are autism and Asperger syndrome different labels or different disabilities? *Journal of Autism and Developmental Disorders, 26,* 109-110.

Schopler, E., Mesibov, G.B., Shigley, R.H., & Bashford, A. (1984). Helping autistic children through their parents: The TEACCH model. In E. Schopler & G.B. Mesibov (Eds.), *The effects of autism on the family* (pp. 65-81). New York: Plenum Press.

Schultz, R.T., Gauthier, I., Klin, A., Fulbright, R.K., Anderson, A.W., Volkmar, F., Skudlarski, P., Lacadie, C., Cohen, D.J., & Gore, J.C. (2000). Abnormal ventral temporal cortical activity during face discrimination among individuals with autism and Asperger syndrome. *Archives of General Psychiatry, 57,* 331-340.

Schultz, R.T., & Klin, A. (in press). Social systems of the brain: Evidence from autism and related disorders. *Philosophical Transactions of the Royal Society,* Series B.

Siegel, D.J., Minshew, N.J., & Goldstein, G. (1996). Wechsler IQ profiles in diagnosis of high-functioning autism. *Journal of Autism and Developmental Disorders, 26,* 389-406.

Simpson, R. (1993). Tips for practitioners: Reinforcement of social story compliance. *Focus on Autistic Behavior, 8,* 15-16.

Sinclair, J. (1992). Personal essays. In E. Schopler & F. Mesibov (Eds.), *High functioning individual with autism* (pp. 289-306). New York: Plenum Press.

Sparks, B.F., Friedman, S.D., Shaw, D.W., Aylward, E.H., Echelard, D., Artru, A.A., Maravilla, K.R., Giedd, J.N., Munson, J., Dawson, G., & Dager, S.R. (in press). Brain structural abnormalities in young children with autism spectrum disorder. *Neurology*.

Swaggart, B., Gagnon, E., Bock, S., Earles, T., Quinn, C., Myles, B., & Simpson, R. (1995). Using social stories to teach social and behavioral skills to children with autism. *Focus on Autistic Behavior, 10,* 1-16.

Szatmari, P., Archer, L., Fisman, S., Streiner, D.L., & Wilson, F. (1995). Asperger's syndrome and autism: Differences in behavior, cognition, and adaptive functioning. *Journal of the American Academy of Child and Adolescent Psychiatry, 34,* 1662-1671.

Tantam, D. (1988). Asperger's syndrome. *Journal of Child Psychology and Psychiatry and Allied Disciplines, 29,* 245-255.

Tantam, D. (1988). Lifelong eccentricity and social isolation. *British Journal of Psychiatry, 153,* 783-791.

Tantam, D. (1991). Asperger's syndrome in adulthood. In U. Frith (Ed.), *Autism and Asperger syndrome*. Cambridge, UK: Cambridge University Press.

Taylor, B., Miller, E., Farrington, C.P., Petropoulos, M., Favot-Mayaud, I., Li, J., & Waight, P.A. (1999). Autism and measles, mumps, and rubella vaccine: No epidemiological evidence for a causal association. *Lancet, 353,* 2026-2029.

Volkmar, F.R., Klin, A., Siegel, B., Szatmari, P., Lord. C., Campbell, M., Freeman, B.J., Cicchetti, D.V., Rutter, M., Kline, W., Buitelaar, J., Hattab, Y., Fombonne, E., Feuntes, J., Werry, J., Stone, W., Kerbeshian, J., Hoshino, Y., Bregman, J., Loveland, K., Szymanski, L., & Towbin, K. (1994). Field trial for autistic disorder in DSM-IV. *American Journal of Psychiatry, 151,* 1361-1367.

Wakefield, A.J., Murch, S.H., Anthony, A., Linnell, J., Casson, D.M., Malik, M., Berelowitz, M., Dhillon, A.P., Thomson, M.A., Harvey, P., Valentine, A., Davies, S.E., & Walker-Smith, J.A. (1998). Ileal-lymphoid-nodular hyperplasia, non-specific colitis, and pervasive developmental disorder in children. *Lancet, 351,* 637-641.

Warren, R. (1998). An immunologic theory for the development of some cases of autism. *CNS Spectrum, 3(3),* 71-79.

Wing, L. (1981). Asperger's syndrome: A clinical account. *Psychological Medicine, 11,* 115-129.

Wing, L. (1991). The relationship between Asperger's syndrome and Kanner's autism. In U. Frith (Ed.), *Autism and Asperger syndrome* (pp. 93-121). Cambridge, UK: Cambridge University Press.

人名索引

リンダ・アンドロン　Andron, Linda　　298
ハンス・アスペルガー　Asperger, Hans　　9, 29, 41-43, 157, 230
トニー・アトウッド　Attwood, Tony　　300
ジーン・エアーズ　Ayres, Jean　　145
サイモン・バロン - コーエン　Baron-Cohen, Simon　　87, 88, 95
エリック・コーシェイン　Courchesne, Eric　　84
アントニオ・ダマシオ　Damasio, Antonio R.　　85
ジェラルディン・ドーソン　Dawson, Geraldine　　86, 174
キャサリン・フェイアティ　Faherty, Catherine　　313, 338
スーザン・フォルスタイン　Folstein, Susan　　91, 92
エリック・フォンボン　Fombonne, Eric　　27
ゴールドスタイン　Goldstein　　301
テンプル・グランディン　Grandin, Temple　　21, 23, 144, 165, 170, 313, 334, 355
キャロル・グレイ　Gray, Carol　　211, 295, 296
スタンリー・グリーンスパン　Greenspan, Stanley　　119
サンドラ・L・ハリス　Harris, Sandra L.　　224
パトリシア・ハウリン　Howlin, Patricia　　25, 134
レオ・カナー　Kanner, Leo　　6, 7, 9, 23, 29, 42, 80, 81
アミ・クリン　Klin, Ami　　235
ジャネット・レインハート　Lainhart, Janet　　60
スタイン・レヴィ　Levy, Stine　　148, 294
キャサリン・ロード　Lord, Catherine　　301
アイヴァー・ロバース　Lovaas, Ivar　　112, 115
ラルフ・マウラー　Maurer, Ralph　　85
ロジャー・マイヤー　Meyer, Roger N.　　356
ブレンダ・スミス・マイルズ　Myles, Brenda Smith　　298
オドム　Odom　　301
サリー・オゾノフ　Ozonoff, Sally　　20, 51, 76, 178
ジョセフ・ピヴン　Piven, Joseph　　24
バーナード・リムランド　Rimland, Bernard　　81, 150
サリー・ロジャース　Rogers, Sally　　119
マイケル・ラター　Rutter, Michael　　91, 92
エリック・ショプラー　Schopler, Eric　　116

ロバート・シュルツ　Schultz, Robert　　87
スキナー　Skinner, B.F.　　130
ストレイン　Strain　　301
ピーター・ファーミュレン　Vermeulen, Peter　　313, 337
フレッド・フォルクマー　Volkmar, Fred　235
アンドリュー・ウェイクフィールド　Wakefield, Andrew　　98
リアン・ウィリー　Willey, Liane　　23, 77, 328, 340, 348
ローナ・ウィング　Wing, Lorna　　9, 27, 42
リード・ウォレン　Warren, Reed　　97

事 項 索 引

《欧 語》

ABA　110
ADA　247
ADHD　28
Americans with Disabilities Act　247
antidiscrimination laws　328
atypical autism　48
audiologist　32
autism spectrum disorders　7
behavioral intervention　129
common sense　174
comorbidity　60
competitive employment　352
CT　81
delabeling　53
delayed echolalia　17
Denver Treatment Model　119
down time　216
DSM-IV　33
Facilitated Communication　155
functional imaging　82
goals　242
Greenspan Model　119
high-functioning autism spectrum disorders　5
ICD　34
IDEA　237
IEP　240
implicit didacticism　148
Individuals with Disabilities Education Act　237
language-communication therapy　126
law of parsimony　54
least restrictive environment　244
LRE　244
measles-mumps-rubella vaccine　98

MMR　98
mood disorder NOS　48
MRI　81
narrating life　298
NLD　234
NOS　48
objectives　242
PDA　344
PDD-NOS　10
peer mediation　301
pervasive developmental disorder not otherwise specified　10
play date　290
progressive relaxation　308
pruning　84
reciprocity　269
residential care　152
secure employment　353
self-awareness　147
self-concept　336
self-esteem　336
self-management　137
self-monitoring phase　137
self-monitoring skill　204
self-recognition　98
self-regulation　137
self-worth　338
sensory integration　145
sheltered workshops　354
SI　145
speech-language　63
structural imaging　81
supervised group living　350
supplementary therapy　157
swinging　145
TEACCH　110, 116
Treatment and Education of Autistic and related Communication-handi-

capped Children program　*116*
true strength　*167*
WAIS-III　*69*
WAIS-R　*69*
Wechsler Adult Intelligence Scale, Third Edition　*69*
Wechsler Intelligence Scale for Children　*68*
WISC　*69*
WISC-III　*69*
WPPSI-III　*69*

《日 本 語》

【あ　行】

アイデンティティ　*335*
アスペルガー症候群　*4*
アラームつきの腕時計　*251*
暗黙の教訓　*148, 284*
言い訳　*328*
生きにくさ　*22*
移行期　*264*
異質感　*338*
いじめ　*310*
一貫性　*181*
一般化　*148*
一般開業医　*63*
遺伝学的検査　*68*
遺伝学的要因　*80, 91*
遺伝子の解読　*92*
遺伝的疾患　*68*
意欲　*57*
ウィスク　*69*
ウェクスラー成人用知能程度試験法第3版　*69*
内側側頭葉　*86*
うつ状態　*7, 338*
うつ病　*34, 61*
生まれながらの才能　*167*
運動技能　*43*
エコラリア　*40*
演劇クラブ　*290*
援護就労　*353*

オウム返し　*64*
応用行動分析　*110, 112*
オキシトシン　*101*
落ち着きのなさ　*24*
オペラント条件づけ理論　*130*
お招き会　*290*
音声言語　*63*
　──療法　*127*

【か　行】

海馬　*86*
会話の技能　*281*
顔の認識　*87*
顔の表情　*18*
学習障害　*34, 59, 145*
学習的側面　*9*
学習能力　*35*
学生障害センター　*342*
家族支援　*151*
家族のための支援グループ　*151*
家族旅行　*211*
課題量　*251*
学校心理士　*5*
家庭医　*63*
家庭教師　*216*
過動・多動性　*34*
からかい　*17, 310*
軽いブラッシング　*145*
考えや感情の理解　*281*
感覚統合　*145*
　──障害　*145*
　──療法　*110, 143*
感覚に過剰　*144*
環境の要因　*28*
環境における社会的手がかり　*282*
簡潔化の法則　*54*
観察記録　*64*
癲癇　*117*
感情的な反応　*306*
感情的に湧き上がってくる状態に対処する方法　*308*
関心を共有できる同年代の仲間　*180*
感染　*97*
監督下でのグループ生活　*350*

管理されたアパートでの共同生活　350
記憶力　20
気が散る　214
儀式的行動　54
キッチンタイマー　251
機能的画像診断　82
機能的行動分析　110, 136, 190
　——アプローチ　112
技能発達ホーム　350
気分障害　34, 339
気まずさ　318
奇妙な，または反復的な行動　11
偽薬　142
逆複製　94
休息時間　216
休息の保証　152
教育計画　241
教育制度　50
教育的援助　124
教育的介入　121
教育的検査　72
教育的支援　110
教育プログラム　236
共感性　12
競争的職業　352
共存症　60
きょうだい　216
強迫観念　55
強迫性障害　48, 59
強迫的行動　19
恐怖症　34
居住サービス　152
グリーンスパン・モデル　110, 119
グループ学習　256
グループホーム　350
計算能力　72
形式ばった話し方　16
継続した介入　322
ケースマネージャー　352
結節性硬化症　93
言語技能　7
言語コミュニケーション療法　110, 126
言語性IQスコア　70, 71
言語性知能指数　69

言語聴覚士　32, 63
言語的記憶　17
言語的思考者　170
言語の使い方　16
言語表現　25
限定的，反復的行動　37
語彙の発達　168
講義選択　341
高機能自閉症　4
　——スペクトラム障害　5
攻撃的　62
交際の技能　281
構造化　117
構造的画像診断　81
肯定的な感情　73
肯定的なセルフトーク　282
行動学理論　112
行動的介入　129
行動療法　60
広汎性発達障害　34
声の調子　18
国際疾病分類　34
誤診　16
個人移行計画　351
個人心理療法　110, 147
個人的差異　52
個性　328
504計画　240, 248
504項　247
504コーディネーター　248
個別障害者教育法　237
ご褒美　180
コミュニケーション　6, 37
　——促進法　155
雇用保証　353
語用論　126
孤立　7

【さ　行】

作業療法士　146
作文能力　72
差別反対法　328
支援者　323
支援体系　25

自覚　281
視覚-空間的認知能力　21
視覚的思考　170
　　——者　170
視覚的スケジュール　117
視覚的表現　170
資格をもつ専門家　63
自活　347
時間の管理　232
時間割　343
磁気共鳴画像　81
字義どおりの解釈　18
自己意識　147
思考能力　35
自己概念　336
自己価値　338
自己観察技能　204
自己観察段階　137
自己管理　124, 137
自己調節　137
自己同一性　335
仕事用の名刺に似たカード　329
自己認識メカニズム　98
自己評価　15, 163, 335, 336
自己表現　24
自己免疫反応　97
自助グループ　151
自信　15
　　——のなさ　24
施設　23
自然な間　18
シゾイドパーソナリティ障害　59
実行機能　231
CTスキャン　81
自動締めつけ機　145
児童心理学者　32
児童精神科医　31
児童用ウェクスラー知能程度試験法　68
自閉症および関連のコミュニケーション障
　害のある子どものための治療と教育プロ
　グラム　116
自閉症スペクトラム　5
　　——障害　7
社会恐怖　59

社会生活技能グループ　110
社会生活技能訓練　121, 277
社会生活スクリプト　292
社会的行動の理解　296
社会的孤立　15
社会的相互作用　11, 37
　　——技能　33
社会的手がかり　295
社会的文脈　126
社会的問題の解決と衝突への対処　281
社会的理解　328
社会不安障害　59
就学前プログラム　152
習慣化　255
就職　351
集団療法　148
集中力　21
授業のテープ録音　258
宿題チェックリスト　254
順応性　181
障害の告知　326
障害のないきょうだい　219
常識的感覚　174
常識的知識　20
情緒（情動）コントロール　85
情緒面の自己管理　306
衝動性　55
小児科医　31, 63
小児期崩壊性障害　34
少人数クラス　252
小脳　83
　　——扁桃　86
将来　23
初期症状　23
職親　353
職業　23
　　——環境　352
　　——訓練　152
　　——指導員　324
　　——選択　352
食事療法　149
職場での配慮　357
食物アレルギー　149
ジョブ・コーチ　324

自立した生活　23, 346
神経科医　63
神経学的検査　68
神経心理学的検査　72
神経伝達物質　339
診断　32
陣痛誘発　101
真の長所　167
親密さ　272
親密で共感的な人間関係　8
心理学的検査　68
心理士　50
心理社会的環境　80
睡眠障害　210
睡眠パターン　343
数学的操作　263
スクリプト　293
ストレス　26
生活を物語る　298
制限食　150
制限を極力少なくした環境　244
脆弱X症候群　93
脆弱X染色体　68
成熟することの利点　318
精神科医　50
成人期　24
成人初期　316
精神遅滞　35, 59
精神病性障害　59
精神分析　81
性的な発達　331
青年期　316
生理用品　332
セカンドオピニオン　67
セクレチン　157
セックス　331
セロトニン　140
染色体　65
漸進的リラクゼーション　308
全体像　20
全体知能指数　69
選択性緘黙　59
選択的セロトニン再取り込み阻害薬　140
剪定　84

前頭葉　85
専門的検査　65
専門的知識　64
相違点　9
早期発達　10
双極性障害　23
相互性　269
創造力　25
想像力　25
ソーシャル・ストーリー　295
疎外感　338
速聴プログラム　128
側頭葉　86

【た　行】
大学　340
退行　36
タイム・アウト　204
対立関係　234
ダウン症　27
他者とのコミュニケーション能力　33
脱ラベリング　53
他人との相互作用　11
他人の意図　42
他人の感情　12
単純疱疹ウイルス　97
遅延反響言語　17
チック　59
知能　6
知能テスト　42
チャットルーム　290
注意欠陥／多動性障害　28, 56, 59
注意散漫　58
注意力　69
抽象概念　20
抽象化能力　260
中枢神経刺激薬　140
虫部　84
聴覚障害　59
腸障害　98
挑発的な行動　190
重複する症状　54
治療法　104
治療マネージャー　153

強い圧迫　145
低酸素症　100
ディスレキシア　34
てんかん　339
　　——発作　66
デンバー治療モデル　110, 119
動機づけ　69, 125
統合失調症　34, 59
動作性 IQ スコア　71
洞察力　174
到達点　242
トゥレット症候群　59
ドーパミン　140
特殊な関心　33
特定不能の広汎性発達障害　10
特別な能力　21
独立型教室　244
友だち関係　222
友だちの輪　303

【な　行】

内的世界　58
仲間関係　15
仲間の仲介　301
二重盲検法　143
人間関係における温かさ　120
認知（思考）技能　7
認知能力　36
認知療法　149
脳研究　82
脳室の拡大　88
脳性小児麻痺　100
脳性麻痺　145
ノートのコピー　258
ノートの代筆サービス　343

【は　行】

白昼夢　124
ハグマシーン　145
はしか - 流行性耳下腺炎 - 風疹ワクチン　98
始まりと終わり　251
橋渡しする者　302
パターン　174

発生率　27
発達障害　34
発達歴　64
発話言語障害　59
発話能力　36
話し方　18
話し言葉検査　72
反響言語　40
反抗挑戦性障害　59
反応性愛着障害　59
非言語性 IQ スコア　70
非言語性学習障害　59, 234
非言語性知能指数　69
ビタミン補給　150
非中核的症状　139
筆記試験　259
非定型自閉症　48
非定型精神遮断薬　140
否定的な感情　73
否定的なコメント　7
否定的なセルフトーク　282
否定的なレッテル　265
ビデオ　287
ピトシン　101
秘密の共有　15
評価　62
平等の関心　220
不安　26, 34
不安障害　34, 61
フィードバック　288
風疹ウイルス　97
不器用　8
複雑な問題　54
副作用　60
不自然な態度　33
不自然なリズム　18
双子の研究　93
普通教育　25
普通教室　244
不特定　48
　　——な気分障害　48
プラセボ　142
フルインクルージョン　244
文脈　18

米国障害者法　247
辺縁系　83
偏見　328
妨害行動　137
保険会社　50
保護要因　29
補充療法　157
ボディ・ランゲージ　122, 275

【ま　行】
マスターベーション　332
右半球　89
妙な癖　328
無視　202
6つの長所　164
面接　356
目標　242
模倣能力　109

【や　行】
薬物療法　110, 139
役割モデル　286

友好関係ファイル　300
友情関係　15, 272
優先順位　255
融通性　124
有病率　53
揺り動かし　145
養護作業所　354
予後　104
欲求不満　21
読み書き障害　34
読み書き能力　72
読みの解釈能力　231
読みの解読能力　231

【ら　行】
理解力　24, 260
リソース・ルーム　216
両親原因説　81
両親の反応　73
レスパイトケア　152
レット障害　34
恋愛　333

訳者略歴

田中康雄 (たなか やすお)

- 1958年　栃木県生まれ
- 1983年　獨協医科大学医学部卒業後，
旭川医科大学附属病院精神科神経科・外来医長などを経て
- 1992年　北海道立緑ヶ丘病院　医長
- 2002年　国立精神・神経センター精神保健研究所
児童・思春期精神保健部児童期精神保健研究室長
- 2004年　北海道大学大学院教育学研究科　教育臨床講座　教授
児童精神科医，臨床心理士

専門は，児童思春期地域精神医学
現在，大学の業務に加えて，医療福祉教育の地域連携に奔走している。
著書：『ADHDの明日に向かって　第2版』(星和書店)，『ボクたちのサポーターになって!!』1, 2，『アスペルガー症候群の理解と対応』(以上，えじそんくらぶ，共著)
訳書：『アスペルガー症候群がわかる本』，『ADHDと自閉症の関連がわかる本』(以上，明石書店)

佐藤美奈子 (さとう みなこ)

- 1969年　愛知県生まれ
- 1992年　名古屋大学文学部文学科卒業

翻訳家。英語の学習参考書，問題集を執筆
著書：『IMPROVE 基礎英文法 Grade 1, 2』，『Touch the World Reading Series I, II』，『会話表現の演習』，『総合英語の演習 I, II』，『Word & PUZZLE シリーズ 500, 700, 1000』，『英語の研究』，『BEST シリーズ』，『センター試験問題集』(以上，中部日本教育文化会)
訳書：『食べ過ぎることの意味』(誠信書房)，『わかれからの再出発』(星和書店)

みんなで学ぶアスペルガー症候群と高機能自閉症

2004年11月9日　初版第1刷発行
2006年8月10日　初版第2刷発行

著　者　サリー・オゾノフ　ジェラルディン・ドーソン　ジェームズ・マックパートランド
訳　者　田中康雄　佐藤美奈子
発行者　石澤雄司
発行所　㈱星和書店
　　　　〒168-0074　東京都杉並区上高井戸 1-2-5
　　　　電話　03 (3329) 0031 (営業部) ／ (3329) 0033 (編集部)
　　　　FAX　03 (5374) 7186

© 2004　星和書店　　　　Printed in Japan　　　　ISBN4-7911-0561-3

自閉症の心の世界
認知心理学からのアプローチ

F. ハッペ 著
石坂好樹、他訳

四六判
272p
2,600円

虹の架け橋
自閉症・アスペルガー症候群の
心の世界を理解するために

ピーター・サットマリ 著
佐藤美奈子、
門 眞一郎 訳

四六判
404p
1,900円

わかりやすい
子どもの精神科薬物療法
ガイドブック

ウィレンズ 著
岡田俊 監訳・監修・訳
大村正樹 訳

A5判
456p
3,500円

自閉症の診療
診療の実際を具体的に紹介

安藤春彦 著

A5判
208p
3,680円

心の地図 上〈児童期―青年期〉
こころの障害を理解する

市橋秀夫 著

四六判
296p
1,900円

発行：星和書店　http://www.seiwa-pb.co.jp　価格は本体（税別）です

自閉症と発達障害研究の進歩2000／Vol. 4	高木隆郎、M.ラター、E.ショプラー 編	B5判 352p 5,800円
〈特集〉アスペルガー症候群		
自閉症と発達障害研究の進歩2001／Vol. 5	高木隆郎、M.ラター、E.ショプラー 編	B5判 360p 7,800円
〈特集〉自閉症の治療		
自閉症と発達障害研究の進歩2002／Vol. 6	高木隆郎、M.ラター、E.ショプラー 編	B5判 300p 7,800円
〈特集〉早期診断		
自閉症と発達障害研究の進歩2003／Vol. 7	高木隆郎、P.ハウリン、E.フォンボン 編	B5判 288p 7,800円
〈特集〉実行機能		
自閉症と発達障害研究の進歩2004／Vol. 8	高木隆郎、P.ハウリン、E.フォンボン 編	B5判 320p 7,800円
〈特集〉コミュニケーション		
自閉症と発達障害研究の進歩2005／Vol. 9	高木隆郎、P.ハウリン、E.フォンボン 編	B5判 292p 7,800円
〈特集〉転帰		

発行：星和書店　http://www.seiwa-pb.co.jp　価格は本体(税別)です

月刊 精神科治療学

第19巻第9号（2004年9月）　B5判　本体2,880円

特集「アスペルガー症候群 I ―思春期以降の対応―」

〈特集の内容〉

特集にあたって／アスペルガー症候群：思春期以降例における症候と診断／アスペルガー症候群―思春期以降例の診断に必要な幼児期情報―／アスペルガー症候群：統合失調症との鑑別／アスペルガー症候群・高機能自閉症：思春期以降における問題行動と対応／アスペルガー症候群：思春期における症状の変容／高機能広汎性発達障害青年の適応を決める要因／アスペルガー症候群における自殺／アスペルガー障害と社会行動上の問題

第19巻第10号（2004年10月）　B5判　本体2,880円

特集「アスペルガー症候群 II ―思春期以降の対応―」

〈特集の内容〉

アスペルガー症候群のグループワーク／広汎性発達障害における薬物療法／アスペルガー症候群とWittgenstein／広汎性発達障害と創造性―原初的知覚様態と原初的コミュニケーション―／アスペルガー症候群における認知の特徴と神経心理学／アスペルガー障害の画像研究／アスペルガー障害への早期介入が思春期以降に与える影響／アスペルガー症候群―成人症例の報告―1―アスペルガー障害（アスペルガー症候群）を持つ少年の放火事例―／アスペルガー症候群―成人症例の報告―2―破瓜型統合失調症との比較による，その妄想形成と世界観の考察―／〔研究報告〕アスペルガー症候群：思春期以降の対応―入院治療の実際―

発行：星和書店　http://www.seiwa-pb.co.jp　価格は本体（税別）です

季刊 こころのりんしょう à·la·carte

第25巻2号（2006年6月）　B5判　本体1,600円
特集「アスペルガー障害」

〈主な内容〉ボーダーラインQ＆A集／情動的な対人コミュニケーションの神経メカニズム／アスペルガー障害への早期からの療育支援／注意欠陥／多動性障害とアスペルガー障害との鑑別／高機能自閉症・アスペルガー障害における虐待の問題　ほか

第23巻3号（2004年9月）　B5判　本体2,300円
特集「自閉症理解の現在──より進んだ地平を求めて」

〈主な内容〉自閉症論の変遷─この60年を振り返って─／自閉症の対人認知／乳幼児期の発達／原初的コミュニケーションからみた自閉症のことば／幼児・児童期にみる対人的認知の発達／療育支援のあり方と心理発達にみられる変化　ほか

第23巻4号（2004年12月）　B5判　本体2,300円
特集「行為障害」

〈主な内容〉[座談会] 医療・保健・福祉の対象としての行為障害とは何か？／行為障害の定義と分類、特に少年非行との関連について／児童福祉における行為障害／行為障害と発達障害─生活を支える視点─　ほか

第20巻3号（2001年9月）　B5判　本体2,000円
特集1「トゥレット症候群─脳と心と発達を解くひとつの鍵─」
特集2「精神科リハビリテーションの最近の動向─ケースマネジメント(1)」

発行：星和書店　http://www.seiwa-pb.co.jp　価格は本体（税別）です

こころのライブラリー (2)
赤ちゃんのこころ
乳幼児精神医学の誕生

清水將之 他著

四六判
136p
1,200円

こころのライブラリー (3)
子どもたちのいま
虐待、家庭内暴力、不登校などの問題

西澤哲 他著

四六判
172p
1,300円

こころのライブラリー (5)
幼児虐待
原因と予防

レンボイツ 著
沢村灌、久保紘章 訳

四六判
328p
2,330円

こころのライブラリー(8)
ひきこもる思春期
ひきこもり問題にどう対処するか

斎藤環 編

四六判
232p
1,700円

治療をみだす子どもたち

S.ギャベル 他著
石坂好樹 他訳

四六判
288p
2,330円

発行：星和書店　　http://www.seiwa-pb.co.jp　　価格は本体(税別)です

［第2版増補］
ADHDの明日に向かって
認めあい，支えあい，ゆるしあう
ネットワークをめざして

田中康雄 著

四六判
272p
1,900円

こころのライブラリー (9)
ADHD（注意欠陥／多動性障害）
治療・援助法の確立を目指して

上林靖子、
齋藤万比古 他著

四六判
196p
1,600円

こころのライブラリー (7)
トゥレット症候群（チック）
脳と心と発達を解くひとつの鍵

金生由紀子、
高木道人 編

四六判
160p
1,500円

トゥレット症候群を生きる
止めどなき衝動

ハンドラー 著
高木道人 訳

四六判
224p
1,900円

みんなで学ぶ
トゥレット症候群

R.D.ブルーン 他著
赤井大郎、
高木道人 訳

四六判
292p
2,400円

発行：星和書店　http://www.seiwa-pb.co.jp　価格は本体(税別)です

こころの治療薬ハンドブック 第4版
向精神薬の錠剤のカラー写真が満載

青葉安里、諸川由実代 編

四六判
256p
2,600円

[増補改訂 第2版] いやな気分よ、さようなら
自分で学ぶ「抑うつ」克服法

D.D.バーンズ 著
野村総一郎 他訳

B6判
824p
3,680円

より良い親子関係講座
アクティブ・ペアレンティングのすすめ

ポプキン 著
野中利子 監訳
手塚郁恵 訳

四六判
192p
1,600円

心の健康教育
子どもを守り、学校を立て直す

山崎勝之 編著

B5判
216p
2,800円

虐待される子どもたち
子どもを虐待から守るために

ジョーゲンセン 著
門眞一郎 監訳

四六判
224p
2,330円

発行：星和書店　http://www.seiwa-pb.co.jp　価格は本体（税別）です